XIANDAI JIERU ZHENLIAO
JICHU YU SHIJIAN

现代介入诊疗
基础与实践

主 编 张根山 金 涛 宋玉昕 毕晓燕

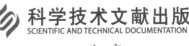

科学技术文献出版社
SCIENTIFIC AND TECHNICAL DOCUMENTATION PRESS
·北 京·

图书在版编目（CIP）数据

现代介入诊疗基础与实践 / 张根山等主编. — 北京: 科学技术文献出版社, 2018.4
ISBN 978-7-5189-4377-7

Ⅰ.①现… Ⅱ.①张… Ⅲ.①介入性治疗 Ⅳ.①R459.9

中国版本图书馆CIP数据核字(2018)第094248号

现代介入诊疗基础与实践

策划编辑：曹沧晔	责任编辑：曹沧晔	责任校对：赵 瑷	责任出版：张志平

出 版 者　科学技术文献出版社
地　　址　北京市复兴路15号　邮编 100038
编 务 部　(010) 58882938，58882087（传真）
发 行 部　(010) 58882868，58882874（传真）
邮 购 部　(010) 58882873
官方网址　www.stdp.com.cn
发 行 者　科学技术文献出版社发行　全国各地新华书店经销
印 刷 者　济南大地图文快印有限公司
版　　次　2018年4月第1版　2018年4月第1次印刷
开　　本　880×1230　1/16
字　　数　341千
印　　张　11
书　　号　ISBN 978-7-5189-4377-7
定　　价　148.00元

前　言

　　介入医学，是现代医学园地中的一朵美丽奇葩。她的神奇之处在于诊疗范围大，治疗难度高，在人体中探幽入微，几乎无所不能。它既能扭转内科药物对改变组织结构无能为力的窘迫，也能避免外科手术对机体"大刀阔斧"的伤害。它对人体损伤极小，可发挥的治疗效果却非常可靠，而且显著。

　　本书详细介绍了介入治疗的基础技术、介入技术的进展、常用介入诊疗技术、动脉疾病的介入处理、结构性心脏病的介入治疗、脑血管疾病的介入治疗、外周大血管的介入治疗、出血性疾病的介入治疗等内容；本书的作者从事本专业多年，具有丰富的临床经验和深厚的理论功底。希望本书能为医务工作者处理相关问题提供参考，本书也可作为医学院校学生和基层医生学习之用。

　　全书在编写过程中，参考、借鉴了相关文献资料，谨此向所有有关的编者和出版者表示真诚的感谢。也由于本书在编写过程中时间紧迫，难免有疏漏和欠妥之处，欢迎各位同仁及广大读者提出宝贵意见。

编　者

2018 年 4 月

目　录

第一章　介入治疗的基础技术 ………………………………………………………………… 1
　第一节　Seldinger 血管穿刺技术 ……………………………………………………… 1
　第二节　血管切开插管技术 ……………………………………………………………… 5
　第三节　常见静脉穿刺部位 ……………………………………………………………… 6
　第四节　常见动脉穿刺部位 ……………………………………………………………… 8
第二章　介入技术的进展 …………………………………………………………………… 10
　第一节　泪道介入治疗技术 ……………………………………………………………… 10
　第二节　实时三维穿刺导引技术 ………………………………………………………… 14
　第三节　磁共振介入技术 ………………………………………………………………… 22
第三章　常用介入诊疗技术 ………………………………………………………………… 30
　第一节　经皮穿刺术 ……………………………………………………………………… 30
　第二节　经导管栓塞术 …………………………………………………………………… 34
　第三节　经导管药物灌注术 ……………………………………………………………… 47
第四章　动脉疾病的介入处理 ……………………………………………………………… 51
　第一节　概述 ……………………………………………………………………………… 51
　第二节　主动脉夹层 ……………………………………………………………………… 56
　第三节　胸主动脉瘤 ……………………………………………………………………… 68
第五章　结构性心脏病的介入治疗 ………………………………………………………… 72
　第一节　动脉导管未闭和介入治疗 ……………………………………………………… 72
　第二节　房间隔缺损封堵术 ……………………………………………………………… 81
　第三节　卵圆孔未闭封堵术 ……………………………………………………………… 88
　第四节　先天性冠状动脉瘘的介入治疗 ………………………………………………… 93
第六章　脑血管介入的并发症及处理 ……………………………………………………… 99
　第一节　概述 ……………………………………………………………………………… 99
　第二节　系统性并发症 …………………………………………………………………… 99
　第三节　穿刺点并发症 …………………………………………………………………… 100
　第四节　介入治疗局部和周围血管的并发症 …………………………………………… 105
　第五节　神经系统和终末器官的并发症 ………………………………………………… 107
　第六节　造影剂相关的并发症 …………………………………………………………… 111
　第七节　如何减少介入相关的并发症 …………………………………………………… 114
　第八节　介入操作的学习曲线 …………………………………………………………… 115
第七章　脑静脉窦血栓形成的介入治疗 …………………………………………………… 116
　第一节　发病机制 ………………………………………………………………………… 116
　第二节　临床表现与影像学检查 ………………………………………………………… 119
　第三节　CVST 的治疗 …………………………………………………………………… 129
　第四节　CVST 溶栓的基本技术 ………………………………………………………… 130

第五节　并发症和预防 ··· 133

第六节　CVST 的预后 ··· 133

第八章　外周大血管的介入治疗 ··· 134

第一节　夹层动脉瘤的介入治疗 ··· 134

第二节　髂总动脉、股动脉狭窄的介入治疗 ··· 140

第三节　颈动脉狭窄的介入治疗 ··· 144

第四节　肾动脉狭窄的介入治疗 ··· 146

第九章　出血性疾病的介入治疗 ··· 148

第一节　大咯血的动脉栓塞治疗 ··· 148

第二节　消化道出血的介入诊断和治疗 ··· 152

第三节　盆腔大出血的介入治疗 ··· 160

第十章　支气管介入治疗技术 ·· 163

第一节　支气管镜下的热消融技术 ·· 163

第二节　支气管镜下冷冻治疗技术 ·· 168

参考文献 ··· 172

第一章

介入治疗的基础技术

第一节　Seldinger 血管穿刺技术

Seldinger 穿刺术是腔内血管最为常用的介入技术。该技术是瑞典斯德哥尔摩放射学家 Seldinger 教授于 1953 年率先著文介绍的经皮穿刺血管插管的方法。因其不需要解剖、切开和修补血管，简便易行、安全、损伤小，而成为介入医学的重要组成部分。Seldinger 术最初仅用于血管造影，但随着介入放射学技术的发展，已广泛应用于各种腔、道的置管引流术。

一、基本器械

1. 基本物品　如下所述。

（1）Seldinger 穿刺术手术包：各种大小的手术单、治疗巾，弯盘，小药杯，持物钳，不锈钢盆，不锈钢碗，刀片，纱布若干。

（2）药品准备：利多卡因或普鲁卡因，肝素，生理盐水。

（3）器材准备：薄壁穿刺针、J 型导引钢丝、扩张管、鞘管、注射器、注射针头。

2. 基本器材　如下所述。

（1）穿刺针：穿刺针是经皮穿刺血管的基本器具，是由硬不锈钢丝制成的针尖斜面上有两个锐利切缘的套管针。为便于持针和缓慢回撤针头，有的穿刺针尾部还有一个金属或塑料的手柄。根据其构成部件分为单构件、双构件或三构件穿刺针（图 1-1）。单构件穿刺针因其操作易掌握、穿透血管后壁率低，而被临床上广泛应用。

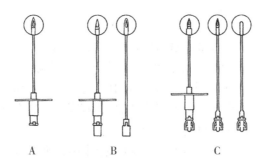

图 1-1　经皮血管穿刺针

A. 单构件针；B. 双构件针：带斜面的内芯针和外套管；C. 带斜面的内芯针、外套管和圆填充器

国内穿刺针的大小用“号”表示，号数代表穿刺针的外径。号越大，管径越粗。国外是以“G（gauge）”表示穿刺针的管径，“G”越大，管径越细。通常“G”与“号”的换算关系是：14G 相当于 20 号，16G 相当于 16 号。穿刺针型号的选择是根据患者的体型及穿刺血管的粗细而定的，一般大多数

— 1 —

成年人穿刺选择 16～19G 穿刺针，儿童穿刺选择 18～19G 穿刺针。

（2）血管鞘：血管鞘是从皮肤到血管建立的一条通道，通过鞘管可以送入或更换各种导管，是经皮介入治疗中的必要器械。血管鞘由鞘管和扩张管两部分组成（图 1－2），鞘管是导管进入体内的通道，鞘管上的侧臂可以用来冲洗、采血和测量压力；另一部分为逐渐变细的扩张管。血管鞘号数是表示鞘管内径大小，临床常用的鞘管为 5～9F，可以容许相同大小或略小的导管通过。鞘管的长度一般为10～11cm，但是对于有髂动脉扭曲者可选用 25cm 或更长的鞘管。

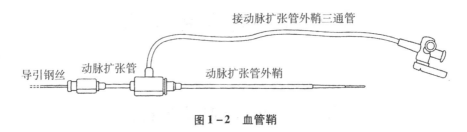

图 1－2　血管鞘

（3）导引钢丝：简称导丝，对导管插入血管起到引导和支持作用，在选择性和超选择性插管时能帮助导管定位。一般为特殊不锈钢材质，由芯轴和外套组成（图 1－3）。外套为细不锈钢丝绕成的弹簧状套管，套于芯轴外面。根据内芯钢丝是否固定分固定内芯钢丝（内芯钢丝逐渐变细，固定终止于距管尖 3cm 处）和活动内芯钢丝。活动内芯钢丝可以通过操作者调整硬质内芯位置而改变头端柔软段的长度。导引钢丝还内衬安全钢丝，焊接在导引钢丝两端，可以防止操作中导引钢丝断裂分离，并可以保证弹簧缠绕外套呈线状。

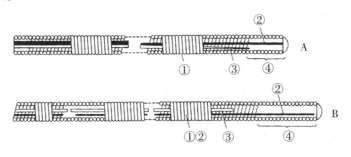

图 1－3　导引钢丝的构造
①弹簧状外套；②安全钢丝；③内芯钢丝；④头端柔软段
A. 固定内芯钢丝；B. 活动内芯钢丝

导引钢丝的长度为 50～300cm，外径为 0.15～1.6mm，前端约 3cm 的部分为柔软段。为使导丝表面光滑，减少血液黏附，导丝表面常涂有聚四氟乙烯，也有用肝素和亲水化合物处理的。根据导丝柔软段的形状分为直型（标准型）、弯型（J 型或半弧型）和可变型（活动内芯型）3 种。弯型导丝对血管内膜损伤小，宜首选。45cm 长的导丝常用作穿刺动脉时引入动脉鞘。冠状动脉介入手术常用 145cm 长的弯型导丝来传送或交换心导管。在高龄或周围血管迂曲/有病变的患者在穿刺成功后应立即放入长导丝，交换导管时保留导丝在血管内，以减少对周围血管的损伤。

（4）导管：导管种类繁多，形态各异，用途不同。操作中根据介入治疗方法和病变部位选择所需导管。

（5）其他：①扩张器：多由质地较硬的聚四氟乙烯制成，前段光滑细小呈锥形，可用于扩张皮肤切口、皮下组织（筋膜）和血管穿刺孔，以便于导管进入，减少导管端损害及对血管壁的损伤。使用方法：导丝经穿刺针进入血管后，拔出穿刺针，沿导丝送入扩张器，反复进出血管数次，使穿刺形成的创道略微扩大，再拔出扩张器送导管。②保护性袖套接头：多用于肺动脉导管和起搏导管的操作，尤其是在插管后 42h。如在插管时套上无菌性袖套接头并连接在鞘管尾端，可以保持导管约 20cm 的无菌区，前送导管不致引起污染（图 1－4）。

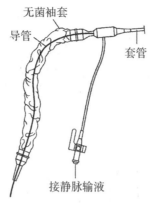

图 1 - 4　保护性袖套接头

二、基本操作

　　Seldinger 穿刺术的基本操作方法是以带针芯的穿刺针经皮肤、皮下组织穿刺血管，见图 1 - 5A；退出针芯，缓慢向后退针，退至有血液从穿刺针尾端喷出（静脉血缓慢溢出）时，立即插入导丝，见图 1 - 5B；退出穿刺针，见图 1 - 5C；沿导丝插入导管鞘，见图 1 - 5D；将导管插至靶血管，见图 1 - 5E；进行造影或介入治疗。

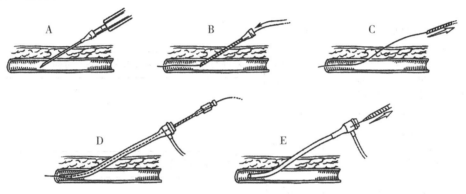

图 1 - 5　Seldinger 法穿刺血管

三、手术步骤及护理配合流程

　　Seldinger 血管穿刺术流程见图 1 - 6。

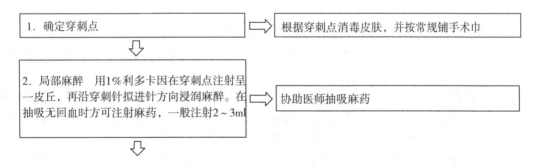

| 1. 确定穿刺点 | ⇨ | 根据穿刺点消毒皮肤，并按常规铺手术巾 |

| 2. 局部麻醉　用1%利多卡因在穿刺点注射呈一皮丘，再沿穿刺针拟进针方向浸润麻醉。在抽吸无回血时方可注射麻药，一般注射2～3ml | ⇨ | 协助医师抽吸麻药 |

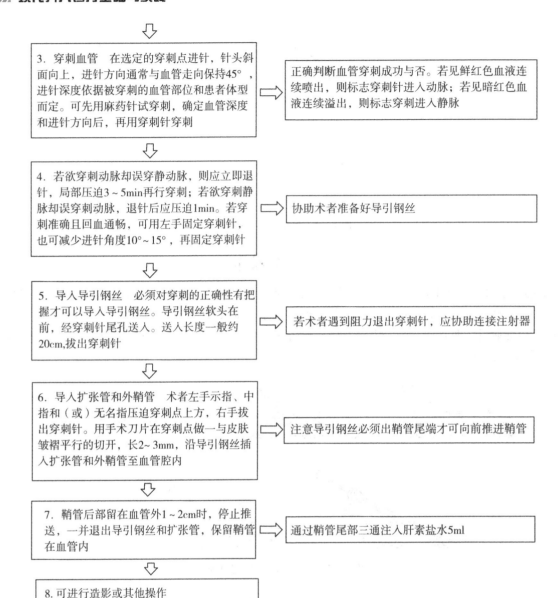

3. 穿刺血管 在选定的穿刺点进针,针头斜面向上,进针方向通常与血管走向保持45°,进针深度依据被穿刺的血管部位和患者体型而定。可先用麻药针试穿刺,确定血管深度和进针方向后,再用穿刺针穿刺

正确判断血管穿刺成功与否。若见鲜红色血液连续喷出,则标志穿刺针进入动脉;若见暗红色血液连续溢出,则标志穿刺进入静脉

4. 若欲穿刺动脉却误穿静动脉,则应立即退针,局部压迫3~5min再行穿刺;若欲穿刺静脉却误穿刺动脉,退针后应压迫1min。若穿刺准确且回血通畅,可用左手固定穿刺针,也可减少进针角度10°~15°,再固定穿刺针

协助术者准备好导引钢丝

5. 导入导引钢丝 必须对穿刺的正确性有把握才可以导入导引钢丝。导引钢丝软头在前,经穿刺针尾孔送入。送入长度一般约20cm,拔出穿刺针

若术者遇到阻力退出穿刺针,应协助连接注射器

6. 导入扩张管和外鞘管 术者左手示指、中指和(或)无名指压迫穿刺点上方,右手拔出穿刺针。用手术刀片在穿刺点做一与皮肤皱褶平行的切口,长2~3mm,沿导引钢丝插入扩张管和外鞘管至血管腔内

注意导引钢丝必须出鞘管尾端才可向前推进鞘管

7. 鞘管后部留在血管外1~2cm时,停止推送,一并退出导引钢丝和扩张管,保留鞘管在血管内

通过鞘管尾部三通注入肝素盐水5ml

8. 可进行造影或其他操作

图1-6 Seldinger 血管穿刺术流程

四、注意事项

(1)穿刺最好“一针见血”,即准确地将针插入血管腔内,避免穿透血管壁,导致插入导引钢丝造成的血管夹层分离,或者血液外渗形成血肿。

(2)插送导引钢丝应流畅无阻力:在插送导引钢丝过程中,如果遇到阻力,应退出导引钢丝,观察导引钢丝是否损伤或者变形、穿刺针尾部是否有血液流出,或用注射器抽吸证实针头是否在血管内,或注射少许对比剂在透视下观察血管显影情况,判断导引钢丝的行走路线。

(3)冲洗导管以防止血栓形成,应常规手工冲洗导管。对静脉内导管,可在抽吸后即行冲洗;对动脉内导管,抽吸后应先弃去抽吸物,然后再次用新配置的无菌肝素盐水冲洗。冲洗导管时动作应轻柔,冲洗时不应有阻力。

(4)拔管时,压迫点应准确定位在穿刺针进入血管的皮表上方,一般动脉压迫10min,静脉压迫5min。压迫点过低,易导致血肿形成;压迫点过高,则需要更长压迫时间才能止血。此外,在压迫止血过程中,有的患者会因压迫过重、时间过长、反应敏感等因素,出现血管迷走神经反射的表现,如血压下降、心动过缓、出冷汗、恶心或呕吐等。应密切观察患者表现,并做好积极的抢救护理配合。一旦出

现上述症状，应减轻压迫力度，静脉注射 0.5 ~ 1mg 阿托品，必要时使用血管活性药物提升血压。

（5）根据插入动脉鞘管的大小判定患者拔管后绝对卧床休息时间。一般情况下，6F 鞘管制动时间 6h，8F 鞘管制动时间 8h。此后，患者可在床上略微活动肢体，24h 后下床活动。过早活动会引发再出血，形成血肿、假性动脉瘤等。

（张根山）

第二节　血管切开插管技术

尽管经皮穿刺技术提供了便捷迅速的介入血管插管方法，但是，在低血容量所致的静脉塌陷和小儿静脉较细的情况下，血管切开插管仍是必不可少的。

一、基本器械

血管切开操作的基本器材和物品：手术单、治疗巾，无菌肝素盐水弯盘，小药杯，纱布若干块，手术刀片，虹膜剪、蚊式弯钳、直血管钳，利多卡因，注射器、针头若干。

二、基本操作

血管切开插管术的基本操作方法：做皮肤横切口，纵行分离皮下组织，见图 1 - 7A；用血管钳挑起显露的血管，见图 1 - 7B；在其近远端分别带线，用尖刀片在动脉壁，见图 1 - 7C；静脉壁，见图 1 - 7D；上切一小口，用扩张器帮助扩张血管切口，见图 1 - 7E；送入动脉或静脉导管，见图 1 - 7F。

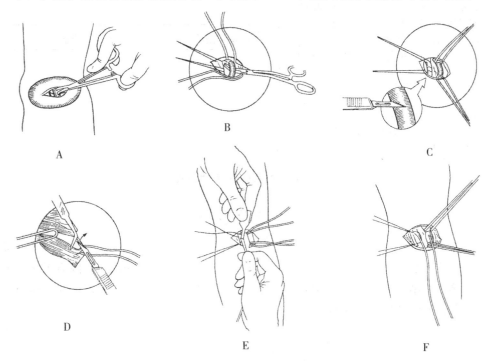

图 1 - 7　动脉、静脉切开操作

三、手术步骤及护理配合流程

血管切开插管术流程见图 1 - 8。

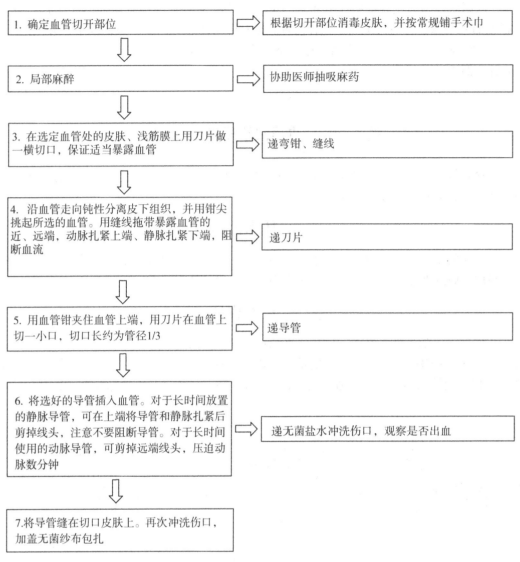

图1-8 血管切开插管术流程

四、注意事项

无论是动脉还是静脉痉挛都会影响导管插入，回撤导管20~30cm后做短暂来回推送可缓解血管痉挛；或者通过导管注入少量利多卡因；还可以撤出导管，在导管表面浸润利多卡因后再次插入；还可以皮下或血管内直接注射硝酸甘油300~400mg或血管内注射罂粟碱30~40mg，时间1~2min。如果仍旧无效，可拔出导管，换较细导管重新插入。

（张根山）

第三节 常见静脉穿刺部位

一、颈内静脉穿刺

1. 颈内静脉解剖 颈内静脉起源于颅底，下行与颈动脉、迷走神经一起进入颈鞘。颈内静脉的上部分位于颈动脉的后外侧，不利于定位和穿刺，其下部分位于锁骨与胸锁乳突肌锁骨端形成的三角内，在颈动脉外侧稍前方。该三角区是颈内静脉的最佳穿刺部位（图1-9），而且多选择右颈内静脉穿刺。

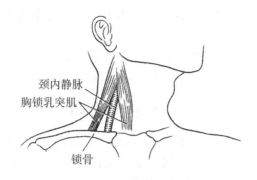

颈内静脉
胸锁乳突肌
锁骨

图1-9 颈内静脉的穿刺部位

2. 穿刺方法 消毒上半侧胸部至颈部区域，按常规铺手术巾及腹单。嘱患者取仰卧位，头转向操作者的对侧，并在患者肩下垫以圆垫或者取伸颈头低位，充分显露胸锁乳突肌。先找出锁骨与胸锁乳突肌锁骨端、胸骨头围成的颈部三角区，穿刺点就在该三角区的顶部或略偏下方处。将接有注射器的穿刺针针尖斜面向上，与颈部皮肤呈30°，沿右侧乳头方向向下、向后，向右颈动脉的外侧进针，深度因胸壁厚薄而异，一般2～5cm，边进针边回抽，溢出静脉血并畅通无阻时，即可固定针头，移去注射器，并导入导引钢丝。

3. 注意事项 如下所述。

（1）穿刺时，勿将穿刺针指向正中线或与矢状面交叉成交，否则容易进入颈动脉。穿刺不能太偏外侧容易误穿肺部，造成气胸。患者做屏气动作可扩张静脉，有利于穿刺成功。

（2）右侧肺尖较低，颈内静脉管径粗大，不会遇到大的胸导管，且上腔静脉与进针点不宜太低、太靠外侧，同时注意穿刺的角度不能太大、太深，否则可能会穿刺肺部，造成气胸或误入锁骨下动脉。肺气肿或机械通气者易发生气胸。

（3）误穿颈内动脉的处理：如果仅是穿刺针误入动脉，拔出穿刺针，局部压迫止血10min后，可继续穿刺。因颈内动脉后方有颈椎，可有效压迫止血，故可小心拔出动脉鞘，但应准确压迫止血，避免血肿。必要时请血管外科医师修补。

二、锁骨下静脉穿刺

1. 锁骨下静脉解剖 锁骨下静脉起始于第1肋外侧缘，终止于前斜角肌内侧缘，在胸锁关节后与颈内静脉会合成无名静脉。锁骨下静脉与锁骨下动脉由厚1～1.5cm的前斜角肌分开。锁骨下静脉越过第1肋骨后走行于锁骨下动脉的前下方。肺尖位于颈内静脉和锁骨下静脉交会处后方约5cm。

2. 穿刺方法 消毒上半侧胸部至颈部区域，常规铺手术巾及腹单。嘱患者取仰卧位，头转向操作者的对侧，可在患者后背两肩胛之间垫一圆垫，充分显露胸锁乳突肌，以利于穿刺。穿刺方法有两种，经锁骨上静脉穿刺和经锁骨下静脉穿刺，其中经锁骨下静脉穿刺较常用。

（1）锁骨上穿刺法：找到胸锁乳突肌锁骨端外侧缘与锁骨上缘的夹角处，对该角作角平分线，选平分线上距角尖0.5cm左右处作为穿刺点。将穿刺针套在肝素盐水注射器上，针尖指向胸锁关节，进针呈30°～40°，保持注射器负压状态下缓慢进针，一般进针2.5～4cm可达锁骨下静脉。

（2）锁骨下穿刺法：取锁骨中点内侧1～2cm或锁骨中1/3与内1/3交点处的锁骨下缘1～2cm处作为穿刺点。非穿刺手的拇指按在锁骨远端，示指按在锁骨上窝2cm处。将穿刺针套在肝素盐水注射器上，针尖指向非穿刺手的示指处，与身体纵轴约呈45°，与胸壁平面呈15°～30°，保持注射器负压状态下缓慢进针，一般进针3～5cm可达锁骨下静脉。

3. 注意事项 如下所述。

（1）穿刺时，进针点不宜太低、太靠外侧，同时注意穿刺的角度不能太大、太深，否则可导致误穿肺部，造成气胸或误入锁骨下动脉。

（2）插入导引钢丝时，应注意防止空气栓塞，最好在静脉血从穿刺针尾部溢出时将导引钢丝插入。

或在穿刺成功拿去注射器后，先迅速用手指堵住针的尾部，然后让患者稍稍屏气或低声哼唱，使静脉压增高，血液从针尾部溢出后插入导引钢丝。

（3）在血管鞘插入前，必须经透视观察导引钢丝在血管内的走向。在确定导引钢丝已在下腔静脉或右心房后，再将血管鞘插入。避免误穿锁骨下动脉而未察觉，盲目使用血管扩张器，造成止血困难。

三、股静脉穿刺

1. 股静脉解剖　股静脉位于腹股沟三角区内，在股动脉的内侧与之平行走行。腹股沟区结构。

2. 穿刺方法　消毒双侧腹股沟及外阴区域，按常规铺手术巾及腹单。用术者 3 个手指在腹股沟三角区内触诊，确定股动脉及其走向。穿刺点选在腹股沟韧带下方 2～4cm 股动脉搏动内侧 0.5～1cm 处。将穿刺针套在肝素盐水注射器上，术者一手触诊股动脉的搏动，另一手以与股动脉走向平行方向，以与皮肤呈 30°～60°对股静脉进行穿刺，并保持注射器负压状态下将穿刺针向前推送。

3. 注意事项　如下所述。

（1）穿刺点不宜过低或者过于靠近内侧，以免穿入大隐静脉，造成插管困难。

（2）穿刺不宜距动脉过近，以免损伤股动脉或误入股动脉。

（张根山）

第四节　常见动脉穿刺部位

一、股动脉穿刺

1. 股动脉解剖　股动脉起源于髂外动脉，位于腹股沟三角区内，它的外侧为股神经，内侧为股静脉。自耻骨联合到髂前上脊连线的中点向腹股沟韧带作一垂线，股动脉正好与该垂线重叠。腹股沟区结构。

2. 穿刺方法　消毒双侧腹股沟及外阴区域，按常规铺手术巾及腹单。用术者的 3 个手指在腹股沟三角区内触诊，确定股动脉及其走向。沿股动脉走行方向，选腹股沟韧带下方 1.5～2cm 处作为穿刺点。

3. 注意事项　穿刺点不宜过低或过高。过高易进入髂外动脉，会增加止血困难，发生腹膜后血肿；过低易进入浅表股动脉，造成导丝或导管不易或不能顺利进入主动脉，引起细小动脉阻塞，增加发生假性动脉瘤发生的风险。

二、桡动脉穿刺

1. 桡动脉解剖　桡动脉是肱动脉的延续，起源于肘窝，沿前臂桡骨侧向下走行至腕部，其搏动在腕部桡骨侧前缘和曲腕腱侧之间很容易触摸到。桡动脉四周没有重要的神经和血管。手掌为双重供血，桡动脉和尺动脉通过掌部的掌浅弓和掌深弓相互吻合，形成侧支循环。但是，约 10% 的患者这种侧支循环不完全，一旦发生桡动脉的闭塞，有可能导致手部缺血，该患者不适合经桡动脉行心导管造影。

2. Allen 试验　桡动脉穿刺术前应进行 Allen 试验，或采用超声多普勒、指脉仪等方法评价手掌尺、桡动脉间侧支循环情况。Allen 试验，手掌变红时间 <15s 者，方可进行桡动脉穿刺术。

Allen 试验方法：①将患者手臂抬高至心脏水平以上。②抬高的手臂握拳，用手指同时压迫该手腕处的桡动脉和尺动脉约 5min。③在持续加压下放低手臂并令患者放开握拳，此时手掌应变苍白。④放松尺动脉的压迫，观察并记录手掌、拇指和其余 4 指变红的时间。若整个手掌 <10s 不变红，且再放松桡动脉压迫，不见手掌进一步变红，为 Allen 试验阳性，不能进行桡动脉穿刺。若手掌由苍白变红时间 <10s，为 Allen 试验阴性，可行桡动脉穿刺；变红时间在 10s～15s，为 Allen 试验可疑阴性，还需要进一步判断尺、桡动脉间侧支循环情况。

3. 穿刺方法　常规消毒手掌至肘关节的手臂，按常规铺手术巾及腹单。如果两侧桡动脉均可选用时，一般多选择右侧桡动脉穿刺。选择桡骨茎突近端桡动脉搏动最明显处为穿刺点。

4. 注意事项　如下所述。

（1）穿刺前应再次对桡动脉穿刺的可行性进行评价：如果脉搏细弱，且收缩压 < 90mmHg（1mmHg = 0.133kPa），应在补液或使用血管活性药后再次评价，严格掌握指征。老年女性，体格弱小，脉搏细弱，建议改用股动脉穿刺路径。

（2）因桡动脉的远端更易痉挛，经桡动脉介入治疗时最好选用 23cm 长的鞘管，可减少因桡动脉痉挛导致的插管困难。

（3）桡动脉止血装置很多，如 Radstat、Stepby - P、Adapty、Hemoband、Radistop 等，止血方便、可靠，止血同时不影响静脉回流，患者更舒适，但是价格较昂贵。传统的包扎方法仍在临床应用。包扎时注意只压迫动脉，避免压迫静脉造成回流障碍，引起患者手部的肿胀和疼痛。通常是将两块纱布折叠成面积约 2cm^2，厚 1 ~ 2cm 的纱布垫，置于穿刺点上，用绷带或宽胶带用力将其缠绕数周，然后再用绷带条包扎数圈。术后 1h 松解外层绷带条，术后 1d 松解内层绷带，可以减少出血或血肿的发生。

三、腋动脉穿刺

1. 腋动脉解剖　腋动脉位于腋窝内，与壁丛神经和腋静脉形成神经血管束，位于腋鞘内。腋动脉被胸小肌分割成 3 部分，第 1 部分从第 1 肋外缘到胸小肌上缘；第 2 部分紧贴胸小肌后面走行至距喙突 1 指处；第 3 部分最长，在腋后肌起始处穿过，延续到胸大肌下缘。

2. 穿刺方法　患者仰卧，手臂充分外展放置在臂托上或枕于头部下。常规消毒手掌至肘关节的手臂。按常规铺手术巾及腹单。定位腋动脉搏动，选胸大肌或三角肌胸大肌肌间沟近端 3 ~ 4cm 处为穿刺点。

3. 注意事项　如下所述。

（1）腋动脉四周有臂丛神经，局麻时应避免对神经造成损伤。

（2）通常选择左侧腋动脉穿刺，一方面减少进入右颈动脉危险，减少脑栓塞的发生；另一方面对于大部分右利手患者，可以减少运动限制。

（张根山）

第二章

介入技术的进展

第一节　泪道介入治疗技术

泪道疾病包括泪道慢性炎症引起的泪道狭窄、泪石症、先天性的泪道闭塞、肿瘤压迫泪道及术后瘢痕形成等，是临床常见的眼科疾病，据统计占眼科门诊的3%。其临床表现主要为泪溢症，即俗称的迎风流泪。泪道狭窄的治疗目前并无公认的既安全又有效的方法。近年来，介入方法为该疾病的治疗提供了一条新的思路。

泪道介入包括泪道球囊扩张成形术（dacryocysoplasty，DCP）及非外科泪道支架放置术（nonsurgical nasolacrimal duct stent placement，NDSP）两种基本方法，并由此发展出介入泪道取石术治疗泪石症。泪道介入方法始见于1989年Becke的文献报道。

一、泪道介入的适应证

局限的泪道狭窄和鼻泪管阻塞为泪道介入治疗已明确的适应证。泪囊和泪小管的狭窄在各文献中观点不尽一致。泪石症目前国外亦倾向于介入方法治疗。

二、泪道介入的禁忌证

急性泪道感染和眼外科术后狭窄是泪道介入相对禁忌证，泪道畸形也不适宜行泪道介入治疗。

三、术前准备

患者先行一般的面部及鼻腔清洁。术前将肾上腺素2~4mg加2%利多卡因溶液10mL浸润棉球置于鼻前庭3~5min，以减轻术中鼻黏膜充血。面部用硼酸稀释消毒，按面部外科手术方法铺单，暴露患侧鼻和眼。

1. 手术器械　目前多采用Cook公司制造的两端为球状的泪道专用导丝，长3cm，直径为3~5mm的球囊导管，6F的带鞘扩张导管，以及专用泪道造影的套管针。常用支架材料有金属、尼龙和多聚乙氨酯等（图2-1）。

2. 麻醉方法　0.5%普鲁卡因液滴眼、2%利多卡因溶液在内眼角及泪囊上注射，局部阻滞滑车下神经。

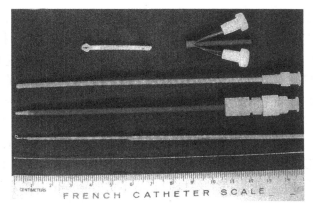

图 2 - 1　泪道器械

这是目前比较常用的一套多聚乙氨酯泪道支架器械。从上到下分别为：泪道支架（左）、支架荷载释放器（右）、支架推送导管、支架引导导管、泪道导丝勾取器、球形端的泪道导丝

四、介入操作

1. 泪道球囊扩张成形术（DCP）　术前先行泪道造影，明确泪道狭窄部位，然后经上泪点斜向上近20°送入前述专用泪道导丝，透视观察下将其送至泪小管，然后根据泪道走行方向，将导丝转至水平，同时绷紧眼睑，将导丝送至泪囊上端，再在透视下调整方向至近垂直，轻柔通过狭窄段直至送入鼻腔，再用导丝钩将导丝拉出鼻孔，剪去导丝的球状端，经导丝端插入一抽空球囊导管［3cm ×（2 ~ 5）mm］，逆行沿导丝送导管经鼻泪管开口入泪道，使球囊标记跨过狭窄段，用造影剂扩张球囊，并保持一定时间后抽空球囊（保持时间各文献报道不一致，由20s 到5min 各异）。扩张可反复2 ~ 3 次，然后拔出导管，抽回导丝，术后造影检查。术后可用生理盐水及地塞米松滴眼液行泪道冲洗（图 2 - 2）。

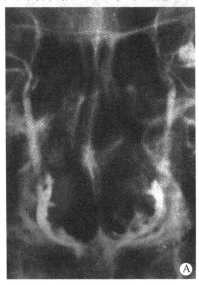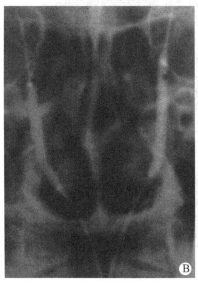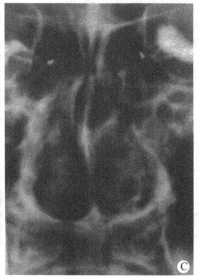

图 2 - 2　对泪道进行球囊扩张

A. 术前泪道造影，该病例双侧均存在狭窄，仔细观察可以发现左右泪道闭塞的部位并非完全一样，左侧狭窄部位于泪囊管，右侧位于泪囊上端；B. 正在进行球囊扩张，使用的是 3mm ×4cm 的球囊，注意两侧球囊置入的部位略有不同，同时双侧球囊凹陷的部位亦不一样，左侧可见于球囊末端1cm 处一明显凹陷。不用球囊中部而用球囊的一端对泪道狭窄部位进行扩张，原因在于泪道的球囊扩张中，应特别注意的是保护泪小管和泪点，球囊扩张要以不撕裂泪点为前提，使用球囊中部扩张是不科学的；C. 扩张后的造影，可见正常泪道解剖结构完全恢复，造影剂能够顺利地从泪点通过泪道进入鼻腔

2. 支架种类　泪道支架质量对介入治疗至关重要。当前有三种泪道支架，即改进的 Cianturco 金属支架、尼龙支架和聚氨酯支架。金属支架为 0.25mm 不锈钢丝制成的有 10 个折的圆柱形 Z 形支架，完全撑开时直径 4mm、长 10mm，用表面 24K 金的相同钢丝将两支架前后连接起来。置入后易被阻塞也难以取出，现在很少采用。尼龙支架为 5F 尼龙管，其近端呈蘑菇状，蘑菇头直径为 5～6mm、长为 6～9mm。通过带扩张器 6F 的 Teflon 鞘放置，但此支架较硬，置入后其下端接触到下鼻道时，患者感到不舒服，需将支撑器下端剪下一段。1995 年 Song 在塑料支撑器的基础上设计了聚氨酯支架（Song 鼻泪管支架），在技术与疗效方面又有了明显改进。其长度为 35mm，头端为 0.5mm，不透光，支架头部有三种形态，头部为锐角蘑菇形、椭圆蘑菇形和延伸形。整套设备包括 6F 聚氨酯支架、6F 输送系统（扩张器、鞘、支撑器载体和推送导管、珠头导丝及针沟），适用于泪囊与鼻泪管交界处以下泪道阻塞和管道治疗，是目前较好的选择。

3. 放置方法　第一步基本同泪道球囊扩张成形术的方法，扩张完毕后，保留导丝，拔出球囊导管，在透视引导下沿导丝逆行送入一 6F 的带鞘扩张导管直至导管末端在泪囊内 3mm 左右，然后撤出扩张导管，保留导管鞘，将支架荷载鞘紧密连接在导管鞘的末端，用推送器推送鞘内支架使支架的蕈状头露出导管鞘，然后去除空的支架载鞘，用推送器边推送支架边使导管鞘撤出，注意保证支架位置不随导管鞘回撤。然后拔出导丝行造影检查，明确放置支架后泪道是否通畅，术后于第 7 天、6 个月和 1 年各进行一次造影复查。应指出的是：复查时发现支架内阻塞时，可拔除支架，必要时再行 DCP。由于泪道支架置入后本身在泪道内可以起到持续扩张泪道的作用，故部分患者不需再置入支架也可以获得较好的中远期疗效。所以，泪道支架与血管内支架的作用有一定的区别：在支架置入后，它一方面防止了 DCP 后再狭窄，另一方面支架本身其起到持续扩张狭窄泪道的作用。同时因为放置后可以回收，影响长期疗效的因素中不必考虑支架内堵塞（图 2-3）。

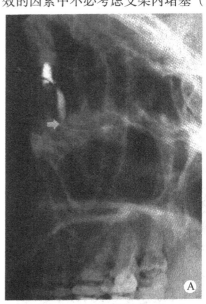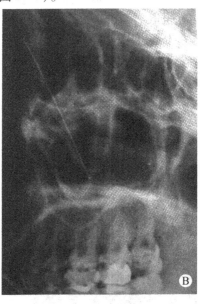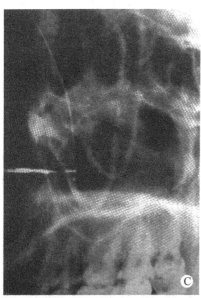

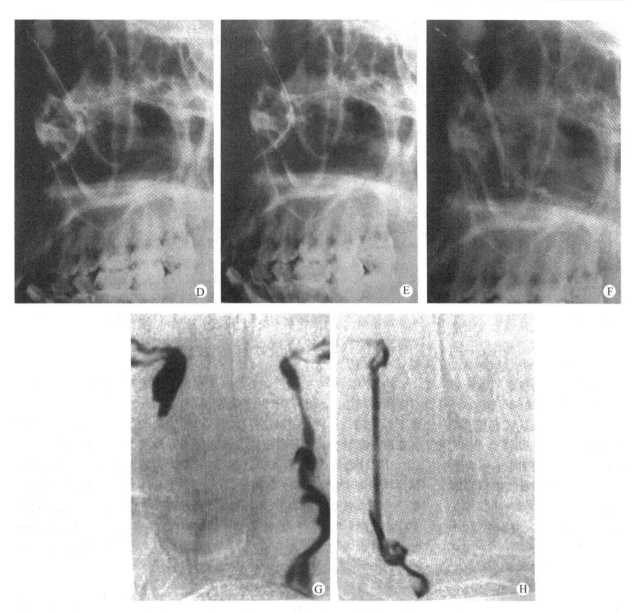

图2-3 进行泪道架放置的侧位照片和操作示意图

A. 术前造影示泪囊鼻泪管交界处狭窄，造影剂难以通过狭窄段；B. 将导丝通过狭窄送入鼻腔；C和D、E. 说明了如何将导丝经过泪点、泪小管、泪囊、鼻泪管的过程；F. 用导丝勾取器将导丝勾出鼻腔；G. 经导丝置入支架引导导管；H与G的唯一不同是在导管的末端多了一点，这一点便是支架位于导管末端的标记

五、术后有关事项

1. 并发症 目前尚未见严重并发症的报道，仅少数患者术后有可忍受的轻微不适。近年文献中仅见一篇关于DCP后导致泪道水肿严重，使手术难度增加的个案报道。

2. 疗效评价 可从客观和主观两方面来评价。客观方面，常用的手段是泪道引流试验和泪道造影。主观方面常用的评价是Munk分级，以0～1级为显效。术后复查的时间一般可定在术后2个月、6个月、12个月。12个月后根据主客观指标可确定是否治愈。

3. 复治和外科手术的选择 1年内主客观指标有一定的改善，但疗效尚不满意者，可考虑再次介入治疗。1年内主客观指标均无改善，或客观指标改善不明显，主观指标有加重者，应考虑改用泪囊鼻腔吻合术。

六、疗效及对疗效影响因素的研究

1. 技术成功率　大致为 89% ~95%。

2. 疗效　各文献报道不一。但从客观指标来评价，1 年后复查有效率在 66% ~85%，而其中非完全性狭窄或局限性闭塞与完全性长段闭塞疗效差别较大，前者有效率可达 94%，后者普遍低于 80%。同时，病变部位对疗效亦有较大影响，在鼻泪管处及鼻泪管与泪囊交界处的狭窄放置支架后，再狭窄发生率明显低于泪囊部放置支架的发生率。各文献一致地认为，与眼外科手术作为初治手段疗效比较，泪道介入治疗更安全和有效。

3. 影响疗效的其他因素　如下所述。

（1）球囊扩张时间的选择：Munk 和 Janssen 用 3mm 的球囊导管，扩张时间维持 30s，反复 2 ~3 次，其统计的有效率为 72% ~86%，而韩国学者采用 3 ~5mm 的球囊导管，一次扩张时间为 5min，其有效率仅 50% ~60%。

（2）支架放置术的支架选择：由于蕈状支架放置准确，不易脱落，故目前多采用该型支架，但也存在一些不足。对支架材料的选择，综合近期疗效、成功率、复发率、并发症的发生率，三者并无显著差异。部分放置金属或尼龙支架患者诉有轻微不适，可能与该两种材料的质地较硬有关。

七、发展前景

由于近年来介入治疗技术的快速发展，内支架制作材质、工艺改造及器械的更新，产生了三种新型的支架。药物释放性支架及支架表面内皮的植入：前者在支架表面涂一层药物膜，进行持久的局部释放。后者是较为有效的治疗方法，即"人造内皮"植入术。它可以像正常内皮细胞一样，生长覆盖受损的血管内壁，从而最大限度地减少血管内膜增生，保证内支架的长期开通性。目前在体外实验中，已成功地实现内皮细胞的移植和生长。内照射性血管内支架：置入血管内支架所致的血管损伤，用内照射的方法来抑制平滑肌细胞的增生，是一种较新的预防再狭窄的方法。常用的 β 射线，具有易于投递、半衰期适中、射程短（2 ~4mm）、易于防护等优点。将其牢固地结合在血管内支架上，用于抑制置入术再狭窄的形成，有可能取得突破性进展。聚合物腔内涂膜术：其作用机制是将经导管注入狭窄血管处的生物聚合物，进行局部热成形处理，使其在靶部位原位定型，继用扩张球囊造型，于靶部位获一薄层，与下管壁组织表面密切顺应、紧密粘连，形成有支撑作用的腔内聚合物衬垫。

总之，介入治疗泪溢症不必切开或撕裂泪点，克服了泪囊鼻腔造孔术常需要全麻和手术影响面容的缺点，同时避免了外科探通术所采用硬质探针盲目探穿所引起的假性通道、泪道内出血、诱发感染等危险。由于其安全、有效，在国外已作为门诊小手术处理。即使该技术的成功率还有待从器械和方法上进一步改进，但许多作者明确指出该技术是替代外科手术治疗泪溢症最安全而有效的方法。

（张根山）

第二节　实时三维穿刺导引技术

经皮穿刺介入技术是经皮非血管介入技术的一个分支。传统的经皮穿刺介入手术，经常需要借助 CT、B 超等影像设备来完成定位和引导，这种技术在美国已经成为一种常规技术，在日本开展得也很普遍，我国于 1985 年由中日友好医院首次应用于临床工作并取得了宝贵的经验。CT 导引下的穿刺介入手术能实现穿刺器械与组织的准确定位，获取足够的病理标本，从而得到满意的病理结果以指导临床治疗，但是由于其缺少在穿刺过程中的实时引导，需要多次扫描、进针、确认的过程，耗费时间多且辐射剂量大；B 超导引下的介入穿刺虽能实现实时引导，但由于 B 超有耦合剂的影响，不利于无菌操作，且对空气、骨骼等组织的成像有限制，以及图像的清晰度差、分辨率低、伪影多、对医生的临床经验要求高等诸多缺点，大大限制了 CT、B 超引导的穿刺技术在临床上的广泛应用。

因此，临床医生和血管造影机研发人员均提出设想：如果能将血管机的二维透视的实时引导与 CT、

MR 的清晰成像结合起来并运用到经皮穿刺介入手术中，将大大提高穿刺介入手术的准确性，减少手术的创伤和医患辐射剂量，同时节约手术时间，提高治疗效率，减少患者痛苦。此技术将较 CT 或 B 超导引下的穿刺介入技术更安全、有效、经济。

2005 年 3 月 4~8 日，在奥地利维也纳举办的欧洲放射年会（ECR）上，西门子医疗系统集团首次向人们展示了 XperCT。该产品使得血管造影 C 形臂系统的用户能够根据 CT 扫描的原理得到软组织的图像。这些类似 CT 扫描结果的图像能够显示软组织的差别，比如可探测出颅内出血及清晰显示脑组织，从而令医生在做介入治疗时能迅速地做出判断。它的问世完全得力于西门子先进的平板探测（FD）技术的运用。

血管造影 C 形臂系统专为投照图像而设计。几年来，旋转血管造影及其相应重建技术的使用，使投照图像能够以三维的方式生成和显示。这一技术已在医院得到广泛应用，它专为呈现高对比图像（骨、利用造影剂显示血管等）而设计。而结合了平板探测技术的 XperCT 如今还能对软组织进行区分。与 CT 扫描仪生成的图像相比，这些临床图像能清晰显示器官、血管或出血情况。Artis 系统均可申请对其进行升级。XperCT 拥有 FDA 颁发的在美使用许可。随后，国外其他厂家也相继推出了具有该功能的 DSA，虽然不同的厂家对该技术有不同的称呼，如 DynaCT、XperCT 和 InnovaCT 等，但实际上都是利用 C 形臂的旋转运动和平板探测器的采集，计算机重建的 CT 图像。目前国内比较一致的翻译为 "XperGuide"，即三维穿刺引导技术，此技术基本满足了上述临床需求，全球近 7 年的临床实践证明：此技术可大大提高穿刺介入手术的准确性，减少手术的创伤和医患辐射剂量，同时节约手术时间，提高治疗效率，减少患者痛苦，同时此技术较 CT 或 B 超导引下的穿刺介入技术更安全、有效、经济。

实时三维穿刺引导技术是将传统的实时透视图像与 XperCT 软组织成像或者其他影像设备如 MR、CT 影像数据精确融合，动态显示在导管床旁的同一显示器上，对复杂的经皮穿刺活检手术进行术前穿刺路径、靶位精确定位、术中穿刺过程实时引导、确认的创新性非血管介入穿刺引导工具，可以广泛应用于全身各部位多种病变的射频消融、组织活检和穿刺引流等复杂经皮介入穿刺手术。

利用血管造影系统得到的这些新图像为神经放射学及腹部或肿瘤介入治疗开拓了许多新的应用领域。如血管系统的清晰显示，对出血和血管畸变的探测到对引流的监控及指导，肿瘤栓塞和射频消融等。许多病例过去都是采用计算机断层扫描来进行成像，XperCT 及 XperGuide 的出现，使本应接受血管造影的患者不再因为这种技术的高难度和高风险（因为这一原因过去很少采用）退而求其次，再回到 CT 机跟前。而后者所需花费的时间也常常足以打消人们采用这种方法的念头。

C 形臂系统分层图像的生成非常容易：医生只需旋转 C 形臂对患者进行扫描，并根据操作规则进行一些数据采集。然后，图像就如在 CT 系统上一样以同样的方式进行重建，接着传输到血管造影系统的监视器。3 分钟内，医生便可接收到以断层图像格式呈现的检查结果，可以看到 10Hu、10mm 的组织。在这些断层图像中可以检查出头颅出血，看清脑室和头颅结构。此外，肿瘤也能和健康组织区别显示。

在日本千叶肿瘤中心工作的 Kunio Takano，是第一个在临床应用中使用 XperCT 及 XperGuide 系统的医生，他要求一台成像系统所采集到的信息能尽可能达到最高水平，以便做出正确的判断，快速地对肿瘤患者进行正确的介入治疗。他简单地强调了自己对这种设备的期望："我们看到了 XperCT 及 XperGuide 令人难以置信的卓越表现。不久的将来，它将成为介入治疗领域必不可少的工具。"

XperCT 及 XperGuide 是与平板探测技术完美结合的结果："平板探测器的出现，激发我们从全新的角度去看待这一技术，而不仅仅是将它作为图像增强器的替代品。XperCT 及 XperGuide 的出现无疑是介入放射学历史上的一块里程碑。"

XperCT 及 XperGuide 可与所有造影系统及平板探测器配合使用。它还可以与 Axiom Artis dFA 单向系统相结合，医生也可在 Axiom Artis dBA 双向系统和 AxiomArtis dTA 悬吊式系统中使用。XperCT 及 XperGuideo 已经安装 Artis 系统的均可申请对其进行升级。XperCT 及 XperGuide 拥有 FDA、SFDA 颁发的使用许可。

一、实时三维穿刺引导（XperGuide）的工作流程

执行每日校准扫描：XperCT 需要每天以及在开始每次检查之前进行校准以确保最佳影像质量。因

此，有两种类型的校准程序：①日常校准，即在每天的第一个采集之前执行；②扫描前校准，最好在每次 XperCT 照射行程前执行，以改善影像质量。

要点：①两种校准类型都必须在 C 形臂远离患者和扫描床的情形下执行，也就是说，X 射线和探测器之间没有任何物体；②两种校准程序都不需要水模，但是防散射格栅滤片（由服务人员安装）必须保持安装；③校准程序可以在安装床侧支撑器选配件的情形下执行。

1. 日常校准　如下所述。

（1）在 Xper 模块上，选择"Tools"（工具）主功能。"Tools"功能主菜单将会打开。

（2）在"Tools"功能主菜单上，选择"XperCT"功能按钮，"XperCT"功能子菜单将会打开。

（3）在"XperCT"功能子菜单上，选择"Daily Calibration"（日常校准）。

（4）然后按照屏幕上的说明进行操作。要在校准进行中停止校准，可选择"Abort Calibration"（中止校准）按钮。按住采集手控或脚踏开关。

（5）当系统指示校准程序已完成时，释放采集手控或脚踏开关。

（6）按"Close"（关闭）按钮返回"Tools"主菜单。

2. 扫描前校准　如下所述。

（1）在 Xper 模块上，选择"Tools"主功能。"Tools"功能主菜单将会打开。

（2）在"Tools"功能主菜单上，选择"XperCT"功能按钮，"XperCT"功能子菜单将会打开。在"XperCT"功能子菜单上，选择"Prescan Calibration"（扫描前校准），然后按照屏幕上的说明进行操作。

（3）按住采集手控或脚踏开关，系统将会自动执行校准程序。

（4）当系统指示校准程序已完成时，释放采集手控或脚踏开关。

（5）按"Close"按钮返回"Tools"主菜单。

3. 日常校准过期　日常校准的有效时间为 18h，之后它将会过期。当日常校准已经过期并选择了一个 XperCT 程序时，一则消息将会显示在 XtraVision 系统消息栏上，状态栏中也会显示一个警告符号。如果决定在 XperCT 照射行程之前不进行校准就继续操作，请确保已确认介入工具工作站上的消息。否则，其将不接受 Allura 系统的照射行程。确认过期后，您可以选择执行日常校准，然后更新日常校准数据，或使用过期的日常校准数据继续采集。

4. 执行 XperCT 扫描　如下所述。

（1）使用 AP 和侧面视图，将患者定位在视野的中间。

（2）为获得最佳影像质量，可使用支撑器和扣带固定患者。

（3）确定视野中没有楔形块或遮线器。

（4）在 Xper 模块上，选择正确的 XperCT 程序。

（5）如有必要，在 Xper 模块上，打开"Surgica lView"（外科手术视图）。

（6）确认结束和起始位置。

（7）提供适当的患者指示。

（8）按下采集手控或脚踏开关以启动采集。

5. XperCT 成像过程　在 Allura Xper FD 系统中完全自动化，XperCT 容积将自动显示，3D 容积可以在检查室和控制室中查看。

6. 执行 XperGuide 导引下穿刺　如下所述。

（1）在 XperCT 采集组织体数据的基础上确定靶部位，选择最佳穿刺路径（图 2-4 和图 2-5）。

（2）C 形臂自动定位至与穿刺路径垂直的角度，在透视模式下显示"牛眼视图"，确定皮肤穿刺点（亦可通过定位灯辅助确定）（图 2-6）。

（3）确定穿刺方向，用固定器固定穿刺针（图 2-7）。

（4）XperCT 图像与实时透视图像融合叠加，实时监控穿刺进针过程，直至准确抵达靶部位（图 2-8）。

（5）以 XperCT 扫描验证穿刺结果（图 2-9）。

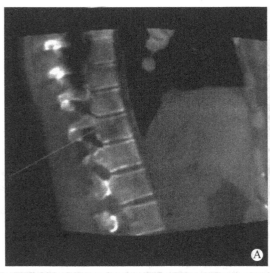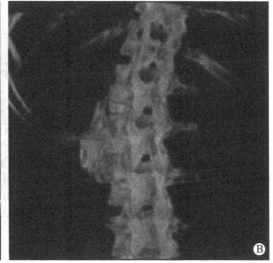

图 2 - 4   确定穿刺途径
A. 定位靶部分的穿刺途径；B. 靶部位环视图

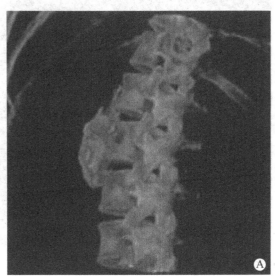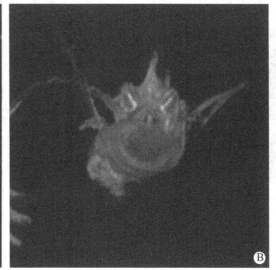

图 2 - 5   确定靶部位
A. 靶部位侧视图；B. 靶部位轴位视图

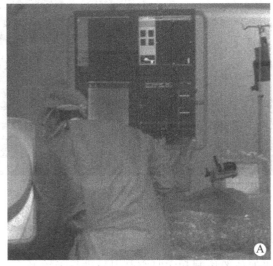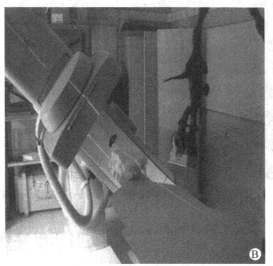

图 2 - 6   C 形臂自动定位至与穿刺路径垂直的角度，在透视模式下显示"牛眼视图"，确定皮肤穿刺点

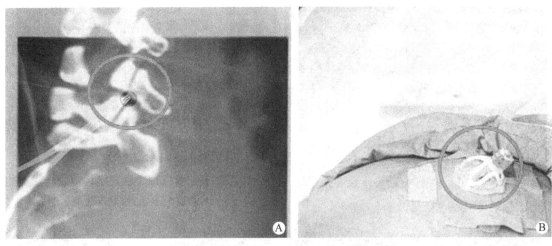

图 2-7 确定穿刺方向，用固定器固定穿刺针

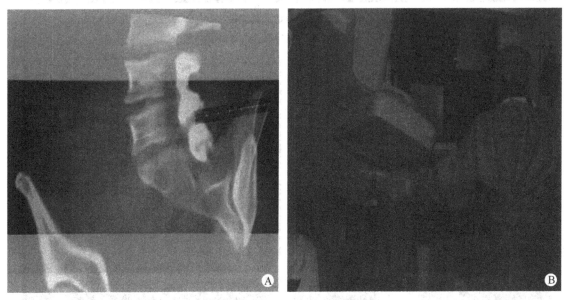

图 2-8 XperCT 图像与实时透视图像融合叠加，实时监控穿刺进针过程，直至准确抵达靶部位

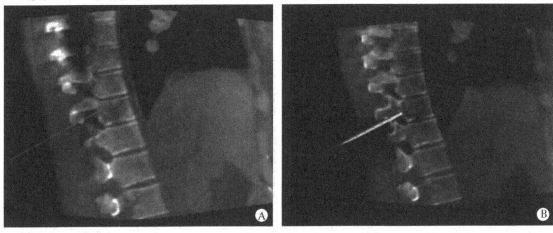

图 2-9 以 XperCT 扫描验证穿刺结果

二、实时三维穿刺引导的技术特点

（1）XperGuide 将全方位穿刺路径设计、全自动机架位置控制和实时穿刺引导进行无缝融合，建立

了高效、简捷、精准的穿刺引导工作流程，极大地提高了穿刺引导精确度和手术效率。

（2）基于快速 XperCT 软组织成像重建，与实时二维透视图像精确融合、动态指导穿刺过程。

（3）配合灵活的机架旋转和定位，支持多角度、大范围的穿刺引导。

（4）在 XperCT 软组织图像上仅仅通过设计穿刺路径、定位皮肤穿刺点、透视下推进穿刺和快速检验位置这样简单的 4 步，就可以精确高效地达到手术目的，特别适合高风险部位的精准经皮穿刺治疗。

（5）XperGuide 提供互动式穿刺路径精确设计，在穿刺定位器的辅助下确保进针角度，术中对穿刺针的位置、方向和深度进行实时调整，准确直观地到达穿刺目标。

（6）XperGuide 能够利用 CT 或 MR 的影像数据与实时透视相融合，进行穿刺路线确定、穿刺引导，充分发挥 CT/MR 不同成像特点的作用，多种成像模式的不同信息相互补充，做到更精确的穿刺引导。

（7）方位受限，机架运动的角度非常有限，手术环境无法达到无菌操作，而且没有实时透视功能。而超声导航介入穿刺，穿透组织的范围有限，无法针对骨组织，对比度和空间分辨率比较有限，而且超声耦合剂有干扰。Xper FD20 上提供 XperGuide 实时介入穿刺导航技术，在透视条件下完成穿刺。

三、实时三维穿刺引导的技术优势

（1）节约时间，提高效率。

（2）在三维图像上快速精确地设计穿刺路径。

（3）全角度的覆盖，可以方便地到达患者任何部位。

（4）实时穿刺针路径监控，完成传统 CT、B 超引导无法完成的穿刺。

（5）床旁简单操作。

（6）自动计算最佳工作角度。

（7）利用 XperCT 可以在任意阶段进行结果验证。

（8）快速的学习曲线，通常情况下只需要 2 ~ 3 天的学习即可独立操作，适合在基层医院开展。

四、实时三维穿刺引导的典型病例

实时三维穿刺引导因其简捷、高效、精确的特点，可广泛应用于全身多个部位的复杂经皮穿刺介入手术，如穿刺活检、引流、射频消融等（图 2 – 10 ~ 图 2 – 16）。

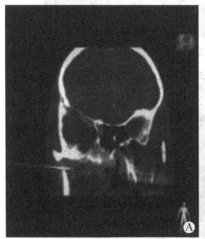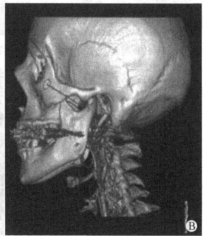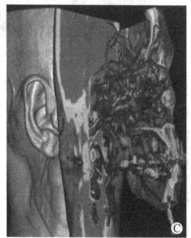

图 2 – 10　XperGuide 头部穿刺路线制定，多个角度和平面观察，精确制定穿刺路线

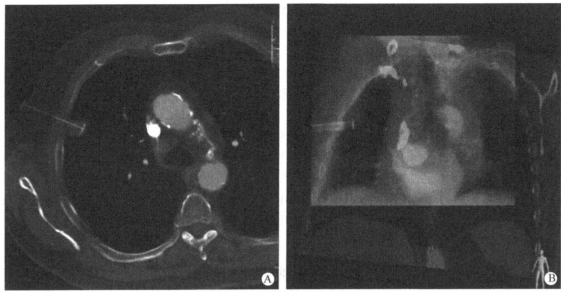

图 2-11　术前在 CT 影像数据上进行胸腔肿块定位，穿刺路线及靶位的确定；术中将 CT 影像数据与透视图像匹配融合，穿刺器械沿着预设好的虚拟穿刺路线行进

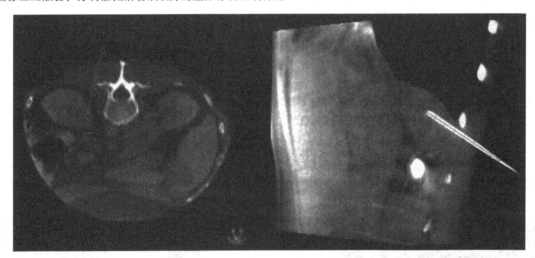

图 2-12　XperGuide 腹部穿刺路线制定，多个角度和平面观察，精确制定穿刺路线

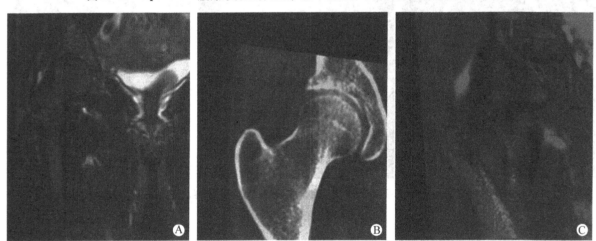

图 2-13　术前在 MR 影像数据上进行股骨头上附着肌腱定位，制定模拟穿刺路线，术中将 MR 影像数据与透视图像匹配融合，穿刺针沿着模拟穿刺路线准确进针、穿刺到靶部位

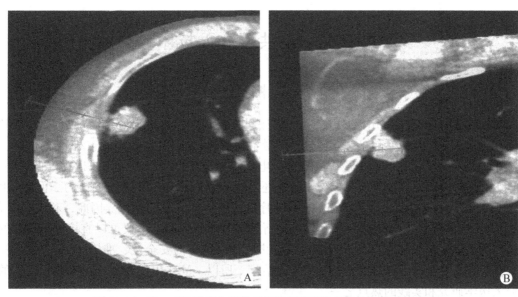

图 2-14 XperCT 影像上设计虚拟穿刺路径及定位皮肤表面穿刺点

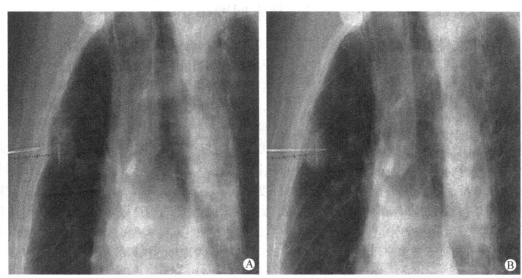

图 2-15 XperCT 影像与二维透视实时融合，穿刺针沿虚拟穿刺路径推进穿刺

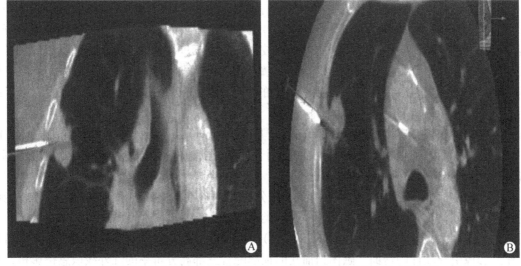

图 2-16 穿刺针头进入靶目标后，再行 XperCT 快速检验穿刺位置（冠状位、轴位）

（张根山）

第三节　磁共振介入技术

一、概述

磁共振介入（interventional MRI, iMRI）是指在磁共振成像（magnetic resonance imaging，MRI）技术引导下进行的各种介入操作，包括穿刺活检、消融术、血管成形术、内镜检查、外科手术等。在所有的成像方法中，MRI 的软组织分辨率最好，并且无电离辐射危险。目前多采用快速梯度回波序列，扫描速度接近 1.0 ~ 1.5 秒/层，接近实时成像。MRI 还具有多维成像和检测血流的能力。促使 MRI 成为一种引导介入治疗工具的一个重要因素是一些 MRI 序列具有温度敏感的特性。因此，利用 MRI 的上述特点，作为一种引导手段，对全身不同部位均可进行精确的介入操作。不仅可以直接进行病灶的定位，对病灶邻近正常组织的损伤可降至最低程度。这意味着介入操作的安全性、准确性和有效率进一步提高，能够在微小创伤的情况下进行更为复杂的介入治疗。所以，MRI 引导为介入治疗开创了新的局面，成为目前介入医学研究和实践的热点之一。

二、技术回顾

常规 MRI 扫描仪，特别是早期的 MRI 扫描仪是密闭式构造，采用长圆柱形的封闭式磁体，在扫描中不能接近患者，不能提供足够的介入操作空间。因此，MRI 引导的介入操作必须在磁体外进行，然后送患者回磁场内进行 MRI。也就是说，只能在每次操作之前或之后进行间断式的 MRI，这十分费时和复杂，极大地妨碍了 MRI 引导在介入上的广泛应用。常规 MRI 扫描机与 C 形臂透视机相连，虽可获取较好的 MRI 图像，但是无法做到 MRI 的实时引导和监控。这方面的问题现在已经解决，开放式构造的 MRI 扫描仪打破了这些空间方面的制约。初期开放式 MRI 是以永磁体或电磁体制造，两磁体之间以一宽 35 ~ 50cm 的水平间隙分开，这在一定程度上可以接近患者。第一台具备这种结构的开放式系统是由 Toshiba 公司在 1987 年提供的，应用 0.067T 的低强度磁场，上方的磁体以一垂直圆柱支撑，在四个方向上均有通路接近患者。Siemens 公司提供的开放式磁共振扫描系统的构造原理与前相同，但具有 0.2T 的稍高磁场强度，并且在 260° 的范围内有一 44cm 宽的水平间隙。这些类型的扫描系统均以低强度磁场为特征，信噪比低而且不能像高强度磁场（0.5 ~ 1.5T）的超导 MRI 扫描系统那样能够进行快速和高质量成像。

GE 公司开发的 0.5T 超导开放式磁体系统，克服了以前的许多缺陷。它使用一垂直放置的"双油炸圈样"磁体，患者位于两磁体圆孔的中心。其间有 56cm 宽的间隙，操作者可以站立在患者旁，于垂直和水平方向均可进行介入性操作。这种全新的设计具有三个重要的技术特点：①无须液氦冷凝，因磁线圈为铌罐制造，而不是常规应用的线圈，可以在较高的温度下进行超导。缩小了超导线圈和低温维持系统之间的空间，扩大了介入操作区域；②梯度线圈隐藏于"双油炸圈样"磁体结构内，使成像范围不受影响；③以灵活的发射—接受线圈取代了固定的体部射频线圈，使线圈能更好地适应患者的成像部位。

此外，还有一种靶视野磁场系统磁体（targeted FOV magnet），采用微小垂直型超导磁体，能提供一段 15cm 长的 MR 影像。这种靶视野磁体目前应用于神经介入，但是大大增加了介入操作的空间。

1. 追踪设备与 iMRI 相关器材　如下所述。

（1）追踪设备：追踪设备是 MRI 介入的重要部分之一，它不仅能够准确地进行定位，还能监测活检针、内镜等器械的位置。目前所提供的设备有两类。

一类是闪点跟踪系统（flashpoint tracking system），操作者可根据需要选择成像的层面，但需利用控制室内工作站影像引导软件的帮助。磁体扫描孔的顶部配置三部高分辨率的红外线敏感摄影机，利用三角定位测量法，对安装有发光二极管的探测器进行定位。探测器紧密附着在穿刺针的远端把柄上，用来帮助选择穿刺层面或位置。在垂直面或斜面之间进行快速成像转换，可以寻找最佳的穿刺位置。根据探测器的不同定位，它还可以经投影转换成为"虚拟穿刺针"。"虚拟穿刺针"在组织结构中勾画出穿刺针的路径，这对穿刺针的精确置入非常有价值。通过不间断监视穿刺针的位置，可以直接而准确地穿中软组织病变。在穿刺的同时，扫描的图像可以每1.5s更新一次，实时显示穿刺针的实际运动路径。

另一类是 MRI 追踪（MRI tracking）系统。此系统采用细小的被动性射频线圈（直径＜1mm），可以与导管、穿刺针和内镜等器械顶部结合在一起。利用梯度脉冲进行线圈位置的频率编码，利用特定的追踪软件进行计算，然后将其坐标定位在实时 MR 影像上。文献报道了这种追踪技术的实验研究，特殊设计的穿刺针对组织模型内的病变进行了准确穿刺。实时 MRI 追踪技术在如血管内介入、内镜成像等重要领域有很大的潜力。在血管模型的初步研究工作中，能够成功追踪灵活地穿过弯曲结构的器械。已有应用这种具有多头追踪线圈的血管支架导管技术对患者进行股动脉血管成形术的报道。

（2）iMRI 相关器材：在磁场环境下进行介入操作所使用的器材必须具备 MRI 兼容性。MRI 兼容性包括两层含义：一是此类器材虽在磁场环境使用，但不会因电磁感应产生过多的热量，对患者造成伤害；二是此类器材不会影响 MRI 的图像质量。制备材料包括金属、钛、镍铝合金以及各种塑料、陶瓷、碳素等，其中以钛金属的器械最为理想，但生产成本也高。

2. 其他方面的要求　包括：进行磁共振介入操作的单元应该是一个 MRI 兼容性的手术室。室内安装有磁体，必须进行磁屏蔽；麻醉、抽吸、通风和激光等设备配置的管线必须通过地下管道进入 MRI 机内；麻醉、监视器以及外科手术器械必须是特制的，能够在磁场下使用而且不引起伪影和图像变形失真。为了更加灵活地给患者定位，扫描床在水平和垂直的两个方向上均可移动，甚至可以完全移开；液晶监视器可以放置在线圈的孔内，使操作者能够在操作过程中观察 MR 影像；操作室和控制室之间以双向通话系统联系。

三、临床应用

磁共振介入的根本核心是利用高软组织分辨率的 MR 成像引导介入诊断和治疗，现阶段的临床应用主要集中在 MRI 引导穿刺活检、血管性介入、消融术、外科和内镜等方面。

（一）穿刺活检

早在 1986 年已有文献报道应用常规 MRI 机进行 MRI 引导经皮穿刺活检，研究者认为发展 MRI 引导下的经皮介入技术是有必要的，并且探讨了应用 MRI 兼容穿刺针进行穿刺活检的可行性。初期的常规 MRI 系统不能像 US 和 CT 那样便捷地对介入操作提供影像的引导，操作复杂且费时，在临床的广泛应用和进一步发展一直受到限制。此外，US 及 CT 引导细针穿刺安全、可靠和准确，在临床上的应用十分广泛。但是，MRI 成像也具有其独特的优势，可以显示 US、CT 等其他影像方法不能显示或显示不佳的病灶，如乳腺肿瘤、位于肝顶部病灶及颅底部的病灶等。随着 MR 成像技术和设备的不断发展，高场强 MRI 不仅能够提供十分优异的软组织分辨率，具有良好的组织特征鉴别能力和解剖结构显示能力，并且可以进行多平面成像和实时扫描。介入性 MRI 扫描仪多为开放式构造的磁体，与整合式的可视追踪器联用，进行无框架立体定位引导，使非常精确的组织病变穿刺成为可能。因此，MRI 有望成为一种引导穿刺活检的理想影像工具。另一方面，MRI 影像引导穿刺技术也为其他的经皮介入操作，特别是热消融术奠定了重要的基础。

MRI 引导穿刺活检可用于头颈部、纵隔、腹部、后腹膜、乳腺、四肢软组织及骨骼系统等各部位的原发及转移病灶。与 CT 或 US 引导穿刺活检相比，大多数患者可以安全地获得诊断。1995 年 Silverman 等报道对 28 例患者的腹部或骨骼病灶应用 MRI 引导进行穿刺活检，初步评价认为该项技术是安全和准确的。1998 年 Kollias 等报道 21 例颅内病灶 MRI 引导下的活检，其中包括 5 例病灶位于颅底部，所有活检均成功完成，未出现明显的并发症。文献报道利用此项技术成功穿刺小至 1.5cm 的病灶，穿刺路径可以长达 14cm。

1. 病例选择　患者在 MRI 引导穿刺前一般都经过一种或一种以上的影像学检查，虽然 US、CT 或 MRI 已经发现了病灶，但临床还需要获得组织学诊断。这些可以是怀疑为恶性肿瘤的病例，也可以是需要确诊为良性病变的病例。因此，对决定一个病变是否需要穿刺，取决于临床医生的判断和需要。因心脏起搏器、脑动脉瘤夹及其他体内金属植入体和异物可能影响 MRI 图像,此类病例不能进行 MRI 引导下穿刺。此外,有活动性缺血性心脏病病史(ECG 提示心肌缺血或近期心绞痛症状)者也需除外,这是因为 ECG 上的 T 波和 ST 段的变化在 MRI 扫描时会有误报,不能在扫描检查中察觉心肌梗死的发作。

2. 穿刺程序　如下所述。

(1)术前计划和患者准备:根据已有的影像资料,准备患者和相关器材,如选择穿刺点、确定包含病变的成像范围(病变尽可能靠近成像中心区域)、使探测器保持在追踪系统视频感应器的 FOV 内、放置表面线圈于合适的位置。根据不同的解剖位置,选择相应的成像序列(梯度回波序列、扰相梯度回波序列、T_2 加权快速自旋回波序列、T_1 加权自旋回波序列等),以提供病变和其周围结构之间的最佳组织对比。

(2)定位和瞄准:初步成像显示病灶位置后,将一未消毒、附有测量器的穿刺针成像(固定)在穿刺区域。应用快速梯度回波序列,MRI 影像可以 1.5 秒/帧的速度更新。通过显示穿刺针在三维图像上经过病灶的投影,确定病变的最佳穿刺点及进针角度。在皮肤标记位置,介入手术区域消毒后覆盖表面线圈。磁体的侧面也需要消毒和铺巾。

(3)进针的监测、控制和穿刺:穿刺区域局部麻醉后,使用一陶瓷 MRI 兼容的手术刀(显微外科用),做 3~5mm 小切口以利于穿刺针通过。测量在所预计的路径上病变的深度,根据能够穿到病变的有效长度来选择合适的穿刺针。在三维的成像层面上观察穿刺针,沿着预计的路径进针,直至可以观察到其顶端已进入病变内部,且在三维的成像层面上均可观察到穿刺针顶端位于靶组织内。穿刺针可为前后式或同轴式。

3. 与操作相关的一些问题　如下所述。

(1)关于活检穿刺针:前面所述的闪点追踪设备,在穿刺途径的选择以及穿刺操作的实施中都非常有价值,穿刺针可以安装在追踪器的尾部,在 MRI 图像上投影出"虚拟穿刺针"与实际穿刺针尖端相对应。这样操作者可任意选择层面方向,在实时影像的帮助下,准确引导器械进行穿刺活检。

由于控制及相关设备的 FOV(观察视野)范围有限,在部分病例的操作中,探测器上的发光二极管可能超出了视频的范围。这时需要将穿刺针从探测器上分离出来,并沿着穿刺路径向上拔出 2cm。当穿刺针将发光二极管带入视频范围时,再将穿刺针与探测器固定,重新监测穿刺针。

当穿刺针与探测器相连时,引导图标应与穿刺途径一致,其穿刺途径的实线末端与穿刺针的尖端一致。当探测器与穿刺针分离时,不能再观察到引导图标。当穿刺针位置不变,探测器装置部分后撤时,最后引导图标所显示的针尖端要比实际的针尖端更接近病灶。另外,在使用细针穿刺时,穿刺针弯曲,可能导致引导偏差。在穿刺针进入后,应用 T_2 加权快速自旋回波序列,可以更好地显示穿刺针尖端与病灶的位置关系。

由于探针一般是与穿刺针固定在一起,呼吸运动可能导致固定的穿刺针切割而损伤组织。当随着呼吸的运动对靶目标进行穿刺时(如对肝、肾),可以使用活动性的探测器—穿刺针装置。在控制呼吸的间隔,其中一个探针与穿刺针分离,或者穿刺针(仍然与探测器相连)的中心部分后撤,可以让穿刺套管随着呼吸而自由运动,以减少对正常组织的切割损伤。目前设计穿刺探针除了进一步改进易弯曲的缺点外,还要求探针既可固定,又可分离,易于随呼吸自由移动。

(2)关于交互式引导(interactive MRI - guided)操作:高场强的 MRI 图像可以以 1.5 秒/帧的速度更新,接近实时成像。操作者可以选择包含操作器械、靶目标的成像平面,并且随着操作程序的进行而改变。因此,操作者在 MRI 的同时进行介入操作,影像反馈更接近于实时,操作过程是交互式。能否进行交互式 MRI 引导介入要求系统具备以下三个特点:一是开放式系统,可以让操作者在操作中接近患者;二是图像的反馈更新可以在多维平面上接近实时地显示穿刺针;三是交互式定位和瞄准靶目标。这意味着操作者在穿刺前和穿刺时均可主动选择成像层面。可以通过手动改变探测器角度,也可以直接从设定的穿刺点选择成像层面而不需要移动穿刺针本身。

(3)关于无框架立体定位系统:无框架立体系统为神经外科手术过程中利用影像信息引导器械

（如穿刺针等）的操作提供了方法。将 MRI 与无框架立体引导操作的方法相结合是有价值的，这有两个原因：第一，对于只能在 MRI 上显示，而不能在其他影像上显示的病变的穿刺活检来说，MRI 引导是必需的；第二，MRI 是唯一能在组织坏死之前观察组织随温度变化而出现改变的影像方法。MRI 引导技术有助于直接进行热消融治疗实施和监控。

实验表明，系统在中心位置是最准确的，随着与中心位置距离的增大，定位的准确性逐渐下降。误差分为整个系统的误差和几个可能部分的误差，包括视频追踪系统误差、MRI 成像误差及操作者本身测量误差。测量误差由器械固定部分的机械不稳定性误差和对器械在影像上成像的范围估计误差所组成。与 MRI 机器相关的误差是磁体磁化系数、线圈误差、梯度场误差、梯度振幅误差和涡流影响等。

（4）关于穿刺的空间准确性：应该说，空间准确性对介入操作十分重要。例如，如脑组织穿刺活检时，操作中只能使用一根穿刺针，穿刺针准确的实际途径必须与预计的途径一致。为使穿刺操作准确和安全进行，引导系统必须具有很高的空间准确性。穿刺前要选择合适穿刺点和最佳穿刺路径；穿刺时在技术上必须保证实际穿刺准确地沿预计的途径进行。但在身体多数的部位，存在多个安全的穿刺通道。另外，在穿刺针进入后，对显示穿刺针、路径、靶目标和周围结构的图像可以实时反馈更新，能够连续监测进针过程，并以靶组织的图标引导，通过显示穿刺针尖端是否在病灶内部来证实穿刺过程的准确性。

在垂直于穿刺针轴线的平面上瞄准靶组织是最佳的选择。瞄准过程类似于射箭，目的是穿中目标的中心。在 MRI 引导下经皮穿刺活检，与其他的影像引导介入一样，瞄准病灶中心是技术上的难点。如果穿刺针不是直接对准靶目标，在穿刺过程中就需要改变穿刺的方向；而穿刺的距离则并十分不重要。如果穿刺针的轨迹正确，但是穿刺针超出了靶目标的范围，可以回撤穿刺针。如果穿刺针进入靶目标较浅，可以继续进针（此时靶目标深部没有不能被穿刺的结构）。因此，穿刺的最大困难是给穿刺针选择正确的角度和轨迹，故能显示所有穿刺轨迹的垂直面是最佳的，操作者可以直接观察到是否穿中靶目标的中心。

（5）关于与其他影像引导手段的比较：与透视、US 和 CT 比较，MRI 引导既有优越性，也存在局限性。一个重要的优越性是 MRI 引导可以交互式进行，直接而准确地定位和瞄准。透视和 US 引导也具有这个优点，CT 和常规 MRI 则无此优点。US 可以进行交互式引导，但是不移动传感器（探头）就不能改变成像的层面。X 线透视有辐射的危险，而且要求改变投照体位，才能得到多维成像定位。MRI 引导可以让穿刺针固定在探测器上，无须改变探测器的位置或移动穿刺针，即可在多维平面上显示穿刺途径和周围结构。对于 US，由于探头位置和方向的改变，成像平面也常常随之改变。MRI 引导的一个局限性是图像的反馈不像 US 和 X 线透视那样实时。尽管不是真正的实时成像，但这并不妨碍引导穿刺的操作，而且在某些操作中也并不需要实时成像。另一个局限性是不能像 X 线透视那样在 X 线束行程上显示所有的组织结构，而是仅仅针对一个特定的层面。开放式 MRI 成像系统所成像的是一清楚的层面，其包含的结构也只是局限于此层面内，这不利于显示弯曲的器械如穿刺针、引导线等。层面较厚时有利于显示弯曲的器械。

（6）关于术中麻醉和监护：在操作中对患者实施麻醉是必要的。首先，镇静和无痛可以让操作者有更多的时间，特别是在初期操作经验相对不足时更有必要；其次，操作中使用特制的 MRI 兼容监视设备，介入护士及医生需要专家的培训，熟悉设备的性能和使用；再次，对于麻醉医生来说，也可在这个方面获得更多的特殊设备的使用知识，以适应将来全麻在介入与外科进一步合作的需要。

在 MRI 介入室进行 MRI 引导穿刺活检的操作，需要对患者进行特别的监护。患者的面部不能向常规介入（US、透视、CT）那样易于连续观察。除了操作部位在头部，一般情况下，医护人员都不能看到患者的面部，所以，除操作者之外，还需要两位医护人员。一位巡回护士负责供应器械和材料；另一位是内科医生或麻醉科医生或护士负责监护患者，观察所有 MRI 兼容的监护设备。

总之，MRI 引导介入技术正处于一个快速发展时期，常规 MRI 扫描机的磁体孔径狭长，穿刺操作尤其是体部穿刺，受到封闭的筒式磁体影响，使接近患者和穿刺部位明显受限，并且很难保持穿刺部位的无菌；Marconi 公司在开放式 0.23T 磁共振基础上推出了 ipath200 光学引导设备，成为开展 MRI 介入活检和治疗新的引导手段。ipath200 系统能自动跟踪穿刺平面示以实时地显示 MRI 解剖图像,同时又能让术者实时了解在三维空间内进针方向是否正确,大大提高了操作的准确性,解决了穿刺过程中精细定位的困难,从而提高疗效和减少并发症。Floery 等认为,MRI 可以发现某些 X 线和超声不能发现的乳腺癌病灶。Yamagami 等对 9 例乳腺癌患者进行前哨淋巴结活检,有 7 例患者获得病理诊断,其中 6 例被精确诊断,没有发现有任何严重的并发症。

(二)消融术

消融术(thermal ablation)在近年取得了很大的进展,这是以影像技术发展和成像质量提高为基础。消融术的基本原理是,通过可控的方式将热能或其他形式的能量直接导入靶组织,引起病变组织特别是肿瘤组织的不可逆损伤,而周围正常组织损伤微小。现在可提供的热源有几种不同的形式,其中激光应用最为广泛,它以一光纤探针将相对较低激光的能量(0.5~10W)直接导入靶组织内。其他的方法包括冷冻治疗、聚焦超声和射频消融术。由于这些治疗方法在操作中不能直接控制和监测热效应,故在临床上虽早已有所应用,但一直未能广泛开展。如果对热效应没有实时监控,热效应所引起组织损伤的范围将难以估计。利用开放式 MRI 扫描仪,在 MRI 引导下,经过细小的入路实施这些消融治疗,在操作中不仅能实时监测靶组织和其周围的正常组织,还可以运用热敏感序列评价激光-组织间效应,消融治疗的安全性、准确性和有效率均有进一步提高。

1. 间质激光热消融术 MRI 引导间质激光消融治疗(interstitial laser thermotherapy,ILTT)已有几组评价结果,引入软组织的理想的激光能量波长在光谱上位于红外线区域,多数单位使用钕-钇-铝深红激光(neodymium - yttrium - aluminium - garnet,Nd:YAG),当靶组织的温度达到 60℃ 时,主要表现为凝固坏死形式的组织损伤,激光能量经过经皮或经手术中置入的细光导纤维引入靶组织。早期应用裸露的光导纤维,炭化的组织极易附着在光导纤维的顶端,影响能量继续透入周围组织,只能引起小范围的反应(1.0cm×1.0cm)。因此而发展的间质纤维(interstitial fibers)在顶端被覆一玻璃层,使激光能量可以继续传播。这种光导纤维顶端没有炭化组织附着,不易受损,而且可以产生较大范围的组织损伤(3.0cm×3.0cm)。组织损伤的形态为椭圆形,中央为一空洞,周围由凝固坏死带包绕,其边缘为炎症浸润和水肿,与正常组织界限不清。在 6 周之后演变成为局限坏死区,周围环绕瘢痕组织。在对动物模型的 MRI 引导间质激光治疗研究中,关于组织损伤演变的范围,MRI 征象与组织学具有良好的相关性。

MRI 引导间质激光治疗已经成功应用于许多种类的软组织肿瘤的治疗。Vog 等研究小组在肝转移癌、原发肝细胞癌、胰头癌、乳腺癌、鼻咽部肿瘤的消融治疗方面积累了丰富的经验。最初由于没有开放式 MRI 扫描仪,利用 CT 引导激光探针穿刺靶组织,随后将患者送入 MRI 室应用热敏感序列(thermo - turbo FLASH,Siemens)进行治疗。在对动物脑组织 ILTT,应用 MRI 进行激光-组织效应的监测也积累了较多的经验。德国 Ulrich 等的研究小组 1994 年报道成功地对脑肿瘤患者进行 MRI 引导下的间质激光治疗,而且没有引起神经系统方面的并发症。应用 MRI 进行乳腺肿瘤的间质激光治疗前后的对比,影像与病理有着良好的一致性。MRI 在检查乳腺疾病方面非常敏感,加上快速扫描和实时监测的功能,使其成为一种引导微创治疗的理想影像手段。在临床上还可能应用于以下疾病的治疗,包括子宫肌瘤,前列腺、肾、胰腺和肾上腺肿块及椎间盘脱出等。

根据 MRI,操作者可以及早判断治疗是否彻底,及时调整激光能量。当组织温度超过 60℃ 时,信号强度几乎以直线方式下降,也就是说信号强度非常低,已不能再用于评价。信号的丢失是由于组织学改变引起。利用热敏图的专用热敏感序列还在进一步发展之中。目前主要应用的序列是测量 T_1 延长值或相位改变,虽然受运动影响非常大(特别是应用相位位移技术时),但还是取得了初步的成功。随着这些序列的进一步完善,操作者可以以实时而敏感的方式监测热能在组织中的集聚情况。

激光能量的吸收取决于个体的组织特性,差异非常大。虽然可以控制所给能量的剂量,但还是不可能精确估计组织损伤的范围。因此,能否监测组织在治疗过程中的改变是极其重要的。在这方面,超声和 CT 都曾有应用,但是均有不足之处。超声虽然可以进行实时监测,但是对于热效应的早期改变不是特别敏感。而 CT 不具备多维成像和实时扫描的能力,也不能显示热效应的急性期改变。MRI 对热效应敏感,并且可以在治疗中显示靶组织不可逆改变,成为热消融治疗的理想影像引导手段。

2. 冷冻治疗消融术　冷冻消融是一种用低温冷冻肿瘤组织的消融方法，目前应用于临床的是根据Joule - Thomson 效应设计的氩氦靶向手术系统，又称氩氦刀。冷冻治疗的原理是对有限体积的组织进行快速冷冻从而导致组织坏死。关于冷冻损伤的确切机制目前仍有争议。如果冷却率很高（即迅速降温），细胞内的冰可直接引起细胞内结构的损伤。如果冷却率低，细胞外的冰可以引起周围细胞脱水。由于冷冻引起渗透压的改变，小血管的正常直径可扩张 2 倍。这就破坏了血管系统结构的完整性，使那些没有受到直接冷冻损伤的细胞失去血供。此外，冷冻治疗可以诱发小血管血栓形成，进一步印证了缺血损伤的机制。另一假说为组织结构的直接机械破坏。低温削弱了膜蛋白与细胞支架的联结，冰晶作用在细胞膜上的压力促进了破坏。

该系统利用常温高压氩气突然释放进入低压区可以产生超低温和常温高压氦气突然释放快速升温的原理调控温度的快速变化，设计范围为 - 180 ~ + 35℃。MRI 是非常适合于冷冻消融导引和监测的成像方式，以针尖为球心形成冰球，在 MRI 的许多成像方式中冰球是没有信号的，可以清楚地显示冰球的边界，冰球界面的慢慢变化可以用 MRI 来实时监测。但需要强调的是，文献也有一些治疗后出现严重系统并发症的报道，并发症包括肌红蛋白血症、肌红蛋白尿、不明原因凝血病等。

3. 聚焦高能超声消融术　聚焦高能超声（focused high - energy ultrasound，FUS）是最具潜力的高温热消融技术，与间质性激光外科和冷冻疗法不同，超声聚焦加热技术不涉及使用创伤性探针。聚焦超声波束通过体外放置探头实现，并且可在体内局部病灶中产生组织致死性能量，而对周围组织不造成任何损害。应用该技术不需要进行皮肤切割，其空间定位控制可通过探头移动实现。在目前可供使用的影像引导系统中，MRI 是唯一能为超声聚焦加热疗法提供温度敏感性监测的技术。目前已有集成 MRI 扫描仪及超声消融设备的专门设备，应用于子宫肌瘤、乳腺肿瘤及脑肿瘤的 FUS 消融治疗，取得良好的效果。MRI 可以提供靶肿瘤的三维解剖信息，显示治疗中超声束途径的结构，实时监测治疗中的热效应，以获得最佳的疗效。

4. 射频消融术　射频能量是神经外科、心血管科等领域的消融治疗中应用较多的一种能量。近来有报道将射频能量应用于治疗前列腺肿块、骨样骨瘤、月经过多等。射频（radiofrequency，RF）消融包括将射频电极直接穿刺至靶组织，480 ~ 500kHz 的射频能量经发生器进入，在探针顶端产生 80 ~ 90℃的温度。1995 年 Anzai 报道在局部麻醉下，利用常规 1.5T 的 MRI 对脑肿瘤患者进行立体定位 MRI 引导下射频消融治疗取得了良好效果。对于存活的肿瘤组织和早期坏死的组织超声影像不能准确地区分，而CT 和 MRI 在这方面则较为可靠。射频消融后病变的变化在术后立即可以清楚显示出来。当操作在实时MRI 引导下进行时，应用射频能量可能会引起一些干扰的问题。但如果将扫描和射频脉冲间隔开来，会减少这种干扰。

5. 微波消融术　微波技术最早应用在军事领域，冷战后发现聚焦微波可以治疗癌症，使用超高频（2 450MHz）微波振动和旋转水分子，产生热能致靶组织热凝固。聚焦微波利用乳腺癌细胞和正常乳腺细胞中水含量的不同，乳腺癌细胞含水量较高，大约 80%，而健康的乳腺组织有较多的脂肪，含有20% ~ 60% 的水。能量优先加热含水量高的癌细胞，可以使肿瘤温度达到 46℃而无皮肤烧伤。微波消融操作设备只需一台微波电疗机和可重复使用的电极针。常以超声作为导引设备，电极经探针插入肿瘤内，依据电极针的能量和患者耐受度一般设定为 60W 功率持续 60s，单次消融造成一个椭圆形凝固区域，反复进行直至整个肿瘤被消融。患者平躺在治疗床上，在治疗期间用两根细针监测治疗参数。Kurumi 等在 2000 年就成功地用 WMA 治疗肝脏肿瘤，2007 年总结治疗的 184 个患者，均取得成功，没有严重的并发症出现。

（三）血管性介入

MRI 不仅具有极高的软组织分辨率，无须使用对比剂即可进行血管成像，无创地显示血流的情况，并且可以进行任意视角的三维重建。当前，快速梯度回波（fast gradient echo，FGE）序列或回波平面成像（echoplanar imaging，EPI）等快速扫描序列的应用使得 MR 实时成像成为可能，再加上导管和导丝技术的发展，使得血管 MRI 介入具有广阔的应用前景，可应用于经导管栓塞、球囊阻断、经皮经腔血管成形、经颈静脉肝内门体静脉穿刺（TIPSS）等操作。磁共振成像不仅能获得解剖学而且能获得功能学的信息，使 MRI 引导下的血管内介入成为一个非常有价值的课题。流动效应使 MRI 在非侵入状态下无论是动脉还是静脉均可获得任意平面的良好空间分辨率的图像，可以三维方式显示图像以及 MRI 能提供血流的量和速度方面的信息。近来发展的超快速成像序列，如 GRE、EPI 等使 MRI 图像达到接近实时显示。这些特性和新技术使 MRI 引导下的血管内介入成为真正的可能。导管的可视性是经皮血管内介入成功和安全的保证，因此必须在进入血管的磁兼容性器材（如导管、穿刺针等）上放置示踪标记物，这个标记物在插入的不同组织甚至空气时，在对比增强状态及各种成像序列中均应可见，并不引起伪影和图像的扭曲。一般在该器材的近尖端（如 5mm 处）放置一个小线圈（可用铜制）在进行非选择性射频激励后，采用快速成像序列如 GRE 对标记物进行编码，速度可达 20 次/秒，几乎可以达到实时显示。同时，采用腔内线圈不仅能显示该器械在体内的位置，还可获得高分辨率的血管壁影像，因此还可对动脉硬化作出评价。在临床操作中，使用开放式磁体，先由外部线圈获得一个三维高分辨率血管路径图，再由血管内线圈获得经皮穿刺进入血管内器材的位置，经过软件工作站的整合，将血管内线圈的位置以光标的形式标注在先前获得的血管图上显示于磁兼容性监视器。在手术效果方面，通过对比术前、术后被栓塞区注射对比剂后信号增强程度和速度的差别，以及该血管血流量和血流速度的差别来评价栓塞的效果；球囊的膨胀在 MRI 上容易显示，对狭窄血管的扩张效果可通过对比治疗前后血压及血流量和速度的变化来评价。在 TIPS 中，由于 MRI 能同时清晰显示门体血管和穿刺所要经过的肝实质，因此穿刺更为精确。Mueller 报道了 18 例 TIPSS 操作，9 例为 MRI 引导，9 例为 X 线引导，结果显示在穿刺次数、手术时间、并发症的发生率方面均具有明显优势。磁共振导引下血管内介入目前正处于研究阶段，所报道的大多是动物实验，虽然有上述方面独特的优势，但是由于成像过程较复杂、并非真正实时、对细小迂曲血管显示不佳、对术后疗效评价不够直观，故效果远不如 DSA，还有待进一步完善。

（四）外科和内镜

MRI 扫描在开放手术操作的引导中也有重要的作用。MRI 室的设施经过特殊设计，可以在磁体内进行外科手术，同时有高清晰度影像设备在线监视。微侵袭外科和介入技术的发展产生了对更精确的影像引导及监视手段的需要，术中 MRI 的应用可以确定肿瘤的切除范围，减少并发症，缩短住院时间；在神经外科方面，功能磁共振对术前、术中、术后功能检测及手术引导和定位起了重大的作用；在骨外科方面，动态关节成像开创了全新的关节病理生理研究领域。除了开放式磁体、磁兼容性监视器、手术显微镜、穿刺针、头架、麻醉机、手术灯外，手术床经过改装，可以在几秒钟之内与 MRI 检查床方便地对接和分离，便于进行术中检查。另外，还需要一些常规的手术设备，研究表明，标准手术设备在磁场边缘、场强 5～10G（$1G = 10^{-4}T$）时，功能正常且不为磁力所吸引。使用手术操作者所熟悉的常规手术设备，增加了手术的安全性和手术效率。

通过目前的多维高质量影像来全面显示术中操作过程，使得微小通路的手术，特别是内镜术等有了进一步的发展。以内镜（如胃镜、腹腔镜、胸腔镜、膀胱镜等）进行诊断和微创性治疗已广泛应用于临床。但由于内镜的视野仅局限于镜头前方近距离成像，临床医师常不能观察到深部及镜头前较远处结构，而超声内镜的解剖结构不够清晰。基于良好的软组织分辨率与三维成像，MRI 与内镜联合使用，通过光导纤维和断面图像以及 MR 三维成像了解研究部位的解剖，精确定位，增加了手术的安全性与准确性，同时也可在操作中进行监控，术中和术后成像增加了手术成功率，完成普通内镜不可能完成的复杂、微创手术治疗。Germer 等已成功地进行了 2 例 MRI 引导下的腹腔镜胆囊切除术，1997 年 Hill 等报道 MRI 引导下鼻旁窦内镜操作，内镜镜头端的准确定位误差不超过 2mm，提高了疗效，并且缩短了操作时间。MRI 引导下的胸腔镜、膀胱镜等操作也已应用于临床，而与 MR 兼容的 4mm 颅脑内镜也在研制之中。

四、磁共振介入的安全性问题

MRI 自 1980 年开始应用于临床，至今已有 30 多年。对其安全性的研究表明，现有的医用磁场对人体的生物效应是无害的、安全的。但是，人体带有铁磁性植入体时，磁场对人体可能造成一定程度的伤害。安全性包括磁场的生物学效应、磁场的物理效应、局部加热问题、心理效应及其他安全问题等几方面。

1. 磁场的生物效应 动物和人体的许多组织结构会受磁场的影响。许多学者利用对单细胞生物、培养剂和动物的研究来显示磁场是否存在有害作用，对高、低磁场（地球磁场水平）和其大量的潜在生物学效应也进行了研究。迄今尚无研究显示磁场对多系统和有机体能产生任何有害作用。

2. 磁场的物理效应 铁磁性物质暴露于外磁场中能产生很强的内磁场，如常温下的铁、镍、钴等。磁场环境内以及人体内的铁磁性金属异物在磁场中可产生巨大的冲力，对患者和工作人员造成危害。故必须注意工作环境中铁磁性物质以及患者体内的颅内动脉瘤夹、体内金属植入体（包括血管内过滤器、支架、内耳金属植入体、眼睑植入体、阴茎植入体等）、金属异物、假体以及体内或体表的磁性敏感仪器等。

3. 局部加热效应 MRI 扫描过程中导致患者 I 度、II 度甚至 III 度烧伤均有报道，这几乎都与在导体间形成传导环有关，主要原因是使用 MRI 兼容性监护设备不恰当，如心电导联和电极、脉冲血氧计等。因此，必须彻底测试并确定监护设备是否安全；操作监护仪的人员必须经过正规的培训；患者在检查中诉有异常热、烫感觉时，应立即中止操作。

4. 心理效应 幽闭恐惧症及其他心理问题（包括压抑、焦虑、恐惧）在 MRI 检查过程中可能出现，占 5% ~ 10%。但是，MRI 有害的心理反应通常是短暂的。使用磁铁孔宽而短的设备，可以降低幽闭恐惧症的发生率。必要时使用适量的镇静药物。现阶段，介入 MRI 机多为开放式设计，有效解决了这类问题。

5. 其他安全问题 包括梯度磁场产生的噪声对听力的影响、液态冷却剂泄漏等。

五、不足之处与发展方向

磁共振介入的临床应用目前刚刚起步，虽有许多优点，但尚不完善，如磁兼容性设备较昂贵，不易普及；对有金属植入物的患者不宜使用；对钙化病变不能显示；对细小迂曲血管的分辨率不及数字减影血管造影；对栓塞、经皮经腔血管成形术后效果的评价不够直观等都限制了磁共振介入的应用，但不可否认，iMRI 融介入治疗和 MRI 技术于一体，具有磁共振的多方向切面成像、任意平面重建、无 X 线辐射、不用对比剂即可显示血流等特点，在临床各个方面，如穿刺活检、热消融术、血管介入等都有着广阔的应用前景。随着开放式磁场的不断改进，如专用于颅内介入的局部小磁场等，其紧凑的磁场设计大大拓宽了介入操作空间；各种超高速扫描序列的开发和各种磁场兼容性更好的器材的发明，使得 iMRI 日益得到发展，有理由相信，随着介入 MRI 系统硬件和软件的开发，介入性磁共振在临床的应用将越来越广泛、越来越便利。

（张根山）

第三章

常用介入诊疗技术

第一节 经皮穿刺术

经皮穿刺术是介入放射学的基础,主要目的是建立通道,包括血管与非血管性通道,进而完成诊断和治疗过程,也可穿刺实体器官,进行活检诊断和治疗。

一、基本技术

(一)器材与药物

1. 穿刺针 是经皮穿刺术的主要器械,分为血管穿刺针和 Chiba 针等,常用 14~23G。

2. 活检针 根据穿刺针头的形态和抽取组织细胞的方式不同,可分为细胞抽吸针和组织切割针两大类;前者多为细针,主要用于获取细胞学和细菌学材料,后者包括自动或弹射式活检枪,取材较多,可供组织学检查。另一类特殊的活检针是锯齿状的旋切针,常用于骨活检。

3. 治疗针 包括 21~22G 千叶针和套管针,主要用于实体肿瘤经皮消融治疗。

4. 定位针 主要用于小的乳腺病变的术前定位,常用者为 Kopans 针和 Homer 针。

5. 药物 经皮穿刺消融术的常用药物包括无水乙醇、醋酸、热生理盐水或热造影剂。

(二)操作方法

1. 血管穿刺术 穿刺的血管包括动脉和静脉,一般采用局部麻醉,对不能配合操作的患者需作全身麻醉。方法包括 Seldinger 穿刺法和改良穿刺法,目前多采用后者。

2. 活检术

(1)导向手段:包括透视、超声、CT 和 MRI 等,各有优点和不足,应根据病变所在的部位、大小、深度、范围和患者的经济能力综合考虑。

(2)术前准备:选定穿刺点后,对穿刺点及其周围皮肤进行消毒,铺洞巾或无菌单,用 1%~2% 利多卡因作穿刺点局部麻醉。

(3)根据影像检查结果,确定穿刺的路径,在影像设备的引导下穿刺病灶,进行活检。

(4)对取材标本及时进行涂片、细菌培养或固定,然后送检。

(5)并发症:根据不同穿刺部位主要有疼痛、出血、气胸、感染、邻近组织器官损伤和肿瘤沿针道种植转移等。

3. 肿瘤消融术

(1)影像导向手段与活检术类似,超声和 CT 是最常用的手段,MRI 引导可能是今后发展的一个方向。

(2)操作方法与活检基本相同,注射药物时要注意观察其在瘤体内的弥散情况,必要时可行病灶多点穿刺与注射,同时注意防止药液进入血管。

(3)不良反应与并发症:除了与穿刺活检类似的一些并发症外,另有一些与药物有关的反应,如药物刺激引起的疼痛、肿瘤坏死引起的发热等。

（三）应用范围

（1）建立血管通道，进而进行经血管内的诊断与治疗。

（2）进入非血管管腔，如经皮肝穿刺胆管造影与引流术、经皮肾穿刺肾盂造瘘以及经皮胃造瘘等。

（3）穿刺实体器官，进行肿瘤等占位性病变的活检、肿瘤消融治疗、囊肿的抽吸硬化、脓肿穿刺引流等。

二、胸部疾患经皮穿刺

（一）适应证

（1）肺部原发性肿瘤。

（2）肺部转移性肿瘤。

（3）胸壁肿瘤。

（4）胸膜肿瘤。

（5）纵隔肿瘤。

（6）肺部病因不明的局限性或弥散性病变。

（二）禁忌证

（1）血管性病变如动脉瘤、动静脉畸形等。

（2）广泛性肺纤维化病变。

（3）无法控制的剧烈咳嗽及严重肺气肿患者。

（4）心肺功能不全者。

（5）有凝血机制障碍者。

（三）注意事项

（1）严格掌握适应证，积极控制影响穿刺的咳嗽等症状。

（2）穿刺点选在相邻肋骨的上缘与病灶应呈水平或垂直方向，进针路线应避开叶间裂。

（3）穿刺时患者应全身肌肉放松，平静呼吸，必要时机械屏气，穿刺针从胸壁进入肺组织的速度应快捷，以免针尖划破脏层胸膜。

（4）纵隔穿刺时为便于穿刺针尖进入病灶，可先用针体弯曲的穿刺针，也可根据需要自行屈曲。

（5）进针过程中，应及时透视或 CT 观察穿刺针行进方向和所在位置。

（6）抽吸或切割标本时，应注意多位置、多方向性，肿瘤中心有坏死时，针尖应尽量靠近肿块边缘部，以提高病变穿刺的检出率，但针尖应始终在病灶内活动。

（7）取完标本，穿刺针退出肺组织边缘部位时，经穿刺针导入自体血凝块或明胶海绵条可预防气胸或血胸的发生。

（8）穿刺结束后，患者应留在放射科观察 1~2 小时，若出现并发症应及时处理，门诊患者应留院观察。

（9）若穿刺失败，可间隔 4~5 天后再次穿刺。

（10）若病变在两侧肺时，不能同时穿刺，应间隔 3~5 天再行另一侧穿刺。

三、腹部脏器经皮穿刺

（一）适应证

（1）肝脏恶性肿瘤、囊肿和脓肿。

（2）胆囊和胆管的良、恶性肿瘤。

（3）胰腺肿瘤、囊肿以及脾脏肿瘤。

（4）肾脏肿瘤。

（5）盆腔脏器的良、恶性肿瘤。

（6）肾上腺肿瘤。

（7）原因不明的腹腔肿大淋巴结。

（二）禁忌证

（1）疑为血管性病变或病变与大血管有密切联系者。

（2）胃肠道病变。

（3）有凝血机制障碍者。

（4）有全身性感染者。

四、骨关节病变穿刺

（一）适应证

主要适用于各种良、恶性肿瘤及肿瘤性病变的诊断和鉴别诊断，也用于注入骨水泥行成形术或对骨样骨瘤进行射频消融术。

（二）禁忌证

患骨的进针途径被大血管或重要脏器所阻挡，穿刺易引起严重并发症和有凝血机制障碍者。

（三）注意事项

（1）扁骨穿刺时，穿刺针应与骨板或骨轴成斜行方向进针，以免穿透骨质引起骨下组织损伤。

（2）椎体穿刺时，麻醉不宜过深，当穿刺针碰到神经时，患者能够感觉出来，便于术者及时调整穿刺针入路，避免损伤神经。

（3）椎体穿刺后应严密观察患者，发生血肿或神经受压症状，应及时处理。

五、腹腔神经丛阻滞术

经皮腹腔神经丛阻滞术治疗上腹部癌痛的基本原理就是采用较大剂量的乙醇溶液或苯酚注入腹腔神经丛处，使神经节及神经元变性、脱髓鞘，从而阻断神经的传入途径，解除来自上腹部脏器的疼痛。

（一）适应证

胰腺癌、慢性胰腺炎、肝脏肿瘤、肾上腺转移瘤和克罗恩病引起的上腹部顽固性疼痛。

（二）禁忌证

（1）凝血机制障碍。

（2）心、肝、肾功能严重衰竭。

（三）并发症

经腹穿刺途径一般很少引起并发症，经背侧穿刺可引起如下并发症。

（1）瘫痪。

（2）单侧肢体麻痹。

（3）一过性血尿。

（4）椎间盘损伤。

（5）腹腔内注射引起化学性腹膜炎。

（四）注意事项

（1）注射酒精时，由于阻滞剂可弥散到膈肌、背部肌肉和神经等可引起疼痛，加入局部麻醉剂后可明显缓解上述症状。

（2）经腹穿刺后一定得行 CT 扫描，以寻找针尖位置，如针尖位于腹主动脉壁内或膈肌脚等组织器官内，决不能贸然注射阻滞剂，否则将产生不良后果。

（3）注射阻滞剂后部分患者可出现一过性低血压，同时伴有心率增快。低血压状态一般不超过24 小时，通过加快输液即可纠正患者低血压状态。

（4）由于交感神经被阻滞后，副交感神经兴奋性相对增强，引起肠蠕动增强，故术后患者可出现轻度腹泻，一般数日内即可恢复正常。

六、肿瘤消融术（化学、温热）

肿瘤消融术是指在影像系统的引导下进行的局部杀灭肿瘤的治疗方法，临床上以射频消融和无水酒精注射较为常用，影像引导系统为 B 超和 CT，用于治疗肝、肾及肺的实体恶性肿瘤。

射频消融术是将射频电极针插入肿瘤组织，通过射频电磁波激发组织细胞发生离子振荡和摩擦，产生热效应杀灭肿瘤；无水酒精注射是通过细针穿刺，直接将无水酒精注入肿瘤体内，利用无水酒精的细胞毒性作用使肿瘤组织细胞坏死。目前，对于直径小于 3cm 的小肝癌，射频消融可以作为治愈性的治疗手段，在选择适应证、影像引导系统以及穿刺手段等方面两种治疗方法较为相似。

（一）适应证

（1）直径 ≤5cm 的单发肿瘤，因肝硬化或心、肾功能不全等原因无法进行手术切除。

（2）最大直径 ≤3cm 的多发肿瘤（单叶 3 个以内）。

（3）肝功能 Child - Pugh 分级 A ~ B 级；血 TBIL $< 50\mu mol/L$。

（4）PTA $>50\%$；PLT $>50 \times 10^9$。

（二）禁忌证

（1）肝功能 Child - Pugh 分级 C 级，血 TBIL $> 50\mu mol/L$，大量腹腔积液。

（2）全身情况差，多脏器功能衰竭。

（3）心脏、肺、脑、肾脏等脏器有严重的器质性病变。

（4）严重出血倾向（PTA $<50\%$；PLT $<50 \times 10^9$）。

（5）门静脉主干癌栓。

（6）弥散型肝癌。

（三）不良反应与并发症

1. 射频消融术的不良反应与并发症

（1）常见：疼痛、发热、一过性肝功能损害、包膜下出血、胸腔积液、气胸。

（2）少见：皮肤灼伤、膈肌损伤、胆管损伤、胆囊穿孔、肠管穿孔、心包填塞等。

2. 无水酒精注射的不良反应与并发症

（1）常见：疼痛、发热、一过性肝功能损害等。

（2）少见：肝肾功能衰竭、胆管损伤、肝梗死、胆汁血症、酒精中毒等。

（四）注意事项

（1）射频消融的范围应完整覆盖肿瘤，尽量超出肿瘤边缘 0.5 ~ 1cm，确保完全杀灭肿瘤。

（2）对位于肝表面、肝门部、膈肌下、胆囊和肠管旁的肿瘤，射频消融达到肿瘤坏死的程度即可，肿瘤边缘可以进行无水酒精注射治疗。

（3）射频电极针经肝组织的厚度应超过 1cm，避免直接穿刺肿瘤。

（4）消融治疗后应充分灼烧针道，减少出血及肿瘤种植转移风险。

（5）部分 B 超或 CT 看不见的微小肿瘤，可以先进行 TACE 治疗，通过碘油显出病灶后再行消融治疗。

（6）在局部麻醉下接受 CT 引导下射频消融治疗的患者，术前应充分进行呼吸屏气训练。

（7）注射无水酒精时，速度应缓慢，有利于无水酒精在肿瘤组织内充分弥散。

（张根山）

第二节　经导管栓塞术

一、总论

经导管血管栓塞术是介入放射学的最重要基本技术之一，是指在 X 线透视下将某种栓塞材料通过导管选择性输送到靶血管内而使局部阻塞，从而对靶血管、靶器官和局部血流动力学造成不同程度的影响，以达预期治疗目的的技术，故常也被称为栓塞疗法，具有微创、准确性、可重复性强、可控性强、疗效高、见效快、并发症发生率低等优点。

（一）栓塞材料

通常按物理性质将栓塞材料分为固态和液态栓塞剂；也可按照栓塞血管的时间长短分为短效、中效、长效三类。

液体栓塞材料：无水乙醇、碘化油、凝胶、骨水泥。

无水乙醇：主要机制是造成血管内皮损伤，蛋白凝固。继发性毛细血管内凝血，供血障碍，周围组织坏死，可经过导管内注射直接进入肿瘤供血动脉。亦可经皮穿刺肿瘤组织，局部注射直接引起肿瘤细胞凋亡和局部组织坏死。栓塞后血管破坏严重，循环不易恢复，侧支循环较难建立，属于永久性栓塞治疗。缺点是造成组织坏死无特异性，可能影响肿瘤周围正常组织和器官。剂量较大时可能出现酒精中毒反应（醉酒反应），重症者可能出现肺动脉痉挛引起的肺动脉高压。

碘化油：主要经导管注射到肿瘤血管内，闭塞肿瘤的毛细血管网。常用于原发性肝癌的介入栓塞治疗。碘化油进入肿瘤组织的末梢血管后，选择性地存留其中，阻断和影响肿瘤的血供，碘化油可在瘤体内保留数月甚至数年。

固体栓塞材料：明胶海绵、聚乙烯醇（PVA）弹簧钢圈、真丝线段等

明胶海绵：为蛋白基质海绵，明胶海绵粉剂可在毛细血管前水平产生栓塞，明胶海绵条可栓塞直径较大的血管，明胶海绵能备组织吸收，闭塞血管时间为几周至数月。明胶海绵的优点是无抗原性，易得，价廉，能消毒，可按需要制成不同的大小和形状，摩擦系数低，用一般的血管造影导管即可快速注射，闭塞血管安全有效。

聚乙烯醇（PVA）：为合成的海绵样物质，遇水时很快膨胀，作用和用法与明胶海绵相似，但不被机体吸收，可造成血管的长期阻塞，生物相容性好，可压缩性和再膨胀性优于明胶海绵，利于栓塞较大口径血管，但摩擦系数较大，易引起导管堵塞。

弹簧钢圈：多以不同粗细的螺旋形弹簧丝夹带羊毛、丝线或涤纶线制成，放在导管内，钢圈伸长成直线状，脱离导管后，因弹簧的力量在血管内卷曲成团，从而阻塞血管。根据螺旋直径的不同可阻塞不同大小的血管，弹簧钢圈的优点在于能闭塞较大的血管。

真丝线段：最早由我国学者马廉亭提出，真丝线段具有良好的生物相容性、能有效的闭塞血管、取材及加工容易、易推注等优点。使用时将线段与造影剂混合推注使用。

（二）适应证

（1）通过局部血管栓塞对局部血流动力学造成影响，用于异常血流动力学的纠正或恢复。如全身各部位 AVM、动静脉瘘（外伤、肿瘤、手术等引起或先天性的血管畸形）静脉曲张（主要指食管胃底静脉曲张和精索静脉曲张）动脉瘤。

（2）止血，包括动脉性出血和静脉性出血，前者如外伤性盆腔和内脏出血、泌尿系统出血、消化道出血、严重鼻出血和颌面部出血、大咯血、手术后出血等；后者主要指保守治疗无效的食管胃底静脉曲张出血。

（3）血流再分布：在栓塞或灌注化疗过程中为避免不必要的不良反应和并发症，对难以避开的非靶血管可进行保护性栓塞，使局部血流重新分布，特别注意的是不能造成被栓塞血管供养器官的缺血性

坏死。

（4）富血性肿瘤的治疗：可以通过栓塞其供养血管，使肿瘤组织缺血坏死，达到缩小肿瘤体积，减轻或消除由肿瘤引起的症状，以改善患者生存质量和延长生存期。肿瘤栓塞治疗还可作为术前辅助性栓塞治疗，以减少术中出血，提高肿瘤切除率。适合于栓塞治疗的恶性肿瘤主要有：肝癌、多血性肝转移瘤、肾癌、肾上腺癌、盆腔内各种富血性恶性肿瘤、颌面部恶性肿瘤、四肢、脊柱及骨盆恶性肿瘤等。良性肿瘤适合于栓塞治疗的有：脑膜瘤、鼻咽血管纤维瘤、肾脏平滑肌脂肪瘤、骨巨细胞瘤、椎体血管瘤、症状性子宫肌瘤、肝血管瘤等。

（5）内科性器官切除，主要目的是消除或抑制器官亢进的功能、减少体积或使之彻底清除。主要包括脾功能亢进或巨脾、肾病引起的顽固性高血压和大量蛋白尿，在透析和器官移植的支持下栓塞治疗、异位妊娠可通过栓塞术并灌注甲氨蝶呤而终止妊娠。

（三）禁忌证

（1）血管造影的一般禁忌证。

（2）难以恢复的靶器官功能衰竭（靶器官灭活除外如肾病引起的顽固性高血压和大量蛋白尿，在透析和器官移植的支持下栓塞治疗）和恶变质患者。

（3）导管未能深入靶血管，在栓塞过程中随时有可能退出者。

（4）导管头端部前方有重要的非靶血管如脊髓动脉等不能避开，误栓可能发生严重并发症者。

（四）操作方法

（1）经皮穿刺插管，根据靶血管部位作选择性或超选择性血管造影。

（2）根据造影结果，确定靶血管。

（3）将导管尖端尽可能插入或靠近靶血管。

（4）选择适当的栓塞材料，全程在透视监视下，缓慢释放栓塞材料于靶血管内，防止误栓。

（5）栓塞剂导入后，再次造影，观察栓塞效果，达到预期目的后，拔除导管。压迫止血，包扎穿刺点。

（五）栓塞后反应及并发症

（1）疼痛、发热、消化道反应（恶心、呕吐、食欲下降和腹胀等）。

（2）过度栓塞引起的并发症，如肝功能衰竭、胃肠道或胆管穿孔、皮肤坏死等。

（3）误栓非靶血管或器官。

（4）感染或脓肿形成，常发生于实质器官栓塞时。

（六）注意事项

（1）必须明确病变性质、部位、范围及程度，切忌盲目栓塞。

（2）合理选择栓塞剂，要根据病变的性质、栓塞目的、靶血管的粗细、靶血管的解剖特点和侧支循环情况，选择适宜的栓塞剂。如栓塞止血和手术前栓塞，宜选用短、中期栓塞剂；肿瘤姑息治疗和血管畸形栓塞，宜选用永久性栓塞剂；盆腔病变以止血为目的作栓塞治疗时，应使用明胶海绵条或颗粒栓塞靶血管，而不宜选用液态或过小的颗粒栓塞剂，以免造成脏器缺血坏死；在栓塞效果相同的情况下，应尽量选用不易反流、疗效确切、操作简便、价格低廉、不透X线的栓塞剂。

（3）掌握好释放栓塞剂的压力和速度，头颈部动脉栓塞时应严格防止栓塞剂反流和栓塞剂通过"危险吻合"。

（4）导管应尽量接近靶血管，在释放栓塞物质的过程中严禁导管退出，在充分栓塞病变组织的同时，尽量保护健康组织，应准确估计栓塞范围及程度，防止过度栓塞造成器官功能衰竭或严重并发症。

二、消化道出血栓塞术

（一）适应证

药物保守治疗无效或内镜下诊断治疗失败的消化道大出血适合进行血管造影和栓塞治疗，具体包括憩室出血、血管发育不良、活检后出血、外科手术后出血、AVM、静脉曲张、肿瘤、血管炎、肠管炎性疾病及溃疡出血、Meckel's 憩室、贲门黏膜出血（Mallorr – Weiss 撕裂综合征），肝胆、胰腺、脾因外伤、炎症或动脉瘤破裂导致的消化道出血。

（二）禁忌证

采用栓塞术治疗消化道出血，虽然没有绝对禁忌证，但核素扫描未发现活动性出血时应慎重对待。

（三）操作方法

对糜烂、溃疡或憩室所致的出血，采用可吸收性栓塞材料（如明胶海绵、自身血凝块等）进行止血。对动静脉畸形、血管瘤等出血采用永久性栓塞材料，如金属线圈、聚乙烯醇等。

操作步骤如下。

（1）动脉穿刺，置入动脉鞘。

（2）在无核素扫描的情况下，先行肠系膜上动脉造影（SMA）能观察较多的肠道。

（3）如果图像不能包括整个腹部，先观察右下腹部肠管，再看其余肠系膜上动脉（SMA）供血区。

（4）SMA 无出血，置管于肠系膜下动脉（IMA），可能需要两次造影才能包括整个（IMA）分布区肠管，注意显示直肠。

（5）（IMA）无出血，行腹腔干造影。

（6）如果发现出血部位，作出出血原因的诊断。

（7）决定治疗方案。

（四）并发症

（1）过度栓塞导致胃肠道坏死或穿孔。

（2）插管损伤肠系膜血管。

（3）栓塞或血管加压素造成肠缺血、血管加压素造成其他部位缺血（冠脉、肢体动脉等）。

（五）注意事项

（1）栓塞后观察肠缺血征象。

（2）使用血管加压素时注意有无肠缺血、绞痛、心律失常。

（3）注意保持液体通畅；避免采用灌肠和泻药，应保持肠道在几天内处于休息状态。

（4）一般来说，下消化道出血的病例在动脉置管后不主张采用栓塞止血方法，原因是栓塞近端血管容易引起肠管的缺血坏死，尤其是结肠。

（5）对外科术后或有血管解剖变异的患者，栓塞时应注意栓塞范围和程度，防止胃肠道坏死穿孔；近期做过消化道造影的患者，钡剂会掩盖微小的出血病变。

（6）止血后，应及时纠正生命一般状况，及时治疗原发病灶。

（7）对各种原因引起的门静脉主干血栓或瘤栓导致的门静脉高压引起食管胃底静脉曲张破裂出血者，不应单纯栓塞曲张静脉，应考虑门静脉支架置入或 TIPSS，否则会加重门静脉高压。

三、肾动脉栓塞术

（一）适应证

（1）经皮肾穿刺后出血，如活检、肾造口、取肾石等。

（2）创伤性出血。

（3）肾脏恶性肿瘤术前栓塞或晚期的姑息性栓塞治疗。

（4）出血性肾血管平滑肌脂肪瘤。

（5）严重的难控制的肾病综合征。

（6）由肾内动脉的小分支狭窄引起的肾性高血压。

（7）肾动脉动脉瘤、动静脉瘘等血管性病变。

（二）禁忌证

主要有碘过敏和心、肝、肾功能严重不全。

无法纠正的出血倾向。

（三）操作步骤

（1）股动脉穿刺，置入5F鞘。

（2）主动脉造影，检查肾动脉直径和数量，是否异常，如假性动脉瘤、AVF和造影剂溢出。

（3）使用5F端孔导管作选择性肾动脉造影。

（4）可以用此导管栓塞治疗。

（5）如需要，可用微导管选择更远端的血管。

（6）肾动脉容易痉挛，使用导丝时手法要轻。

（7）选择适当直径和长度的钢圈

1）弹簧钢圈展开后的直径要大于靶血管1mm。

2）弹簧钢圈太小会滑向远端。

3）钢圈太长可能突出甚至滑落到主动脉。

（8）将钢圈插入导管，用导丝硬头端向导管内推送30cm。

（9）然后反转导丝用软头推送。

（10）用导丝软头一点一点向前推慢慢推送钢圈

1）推送时稳定导管，钢圈容易成形。

2）如果钢圈被直线推出，导管可能被顶出血管，钢圈不易盘曲成形。

（11）可以用导丝推挤帮助钢圈成形以促进血栓形成。

（12）可使用明胶海绵补充栓塞血管。

（13）注射造影剂检查栓塞效果。

（14）也可以增加钢圈或加用明胶海绵栓塞。

（四）并发症

（1）肾动脉痉挛。

（2）导丝引起的肾动脉穿孔。

（3）非靶肾栓塞引发肾实质梗死。

（4）非靶肾上腺栓塞（常见于乙醇反流引起）。

（5）非靶器官栓塞（肠坏死，如乙醇反流到腹主动脉后进入肠系膜下动脉）。

（6）钢圈移位，反流入主动脉；钢圈移位通过AVF引起肺栓塞。

（7）急性肾功能衰竭。

（8）高血压。

（9）栓塞后综合征：恶心、呕吐、发热、疼痛和白细胞增多；大的肾肿瘤栓塞比局部出血栓塞更容易出现。

（10）肾梗死后形成脓肿。

四、肝动脉栓塞术

（一）适应证

（1）治疗无手术机会的原发或转移性肝脏恶性肿瘤如类癌、胰岛细胞瘤、眼黑色素瘤，结、直肠腺癌肝转移，栓塞可使部分原不能切除的肿瘤缩小，从而降低分期，使之可以被切除。

（2）肝内动静脉瘘，动静脉畸形。

（3）肝脏海绵状血管瘤或腺瘤、局灶结节样增生等良性肿瘤。

（4）外伤、手术、穿刺等引起的肝脏和胆管出血。

（二）禁忌证

（1）高危患者：肿瘤占据肝脏 50%，严重肝功能不全 LDH > 425IU/L，AST > 100IU/L，TBIL > 2mg/dl，肝性脑病或黄疸。

（2）门静脉主干完全阻塞时不宜栓塞；门静脉分支阻塞时为相对禁忌证。

（3）严重肝硬化基础上发生的巨大肝癌或弥漫性肝转移癌，一般应行分次栓塞并控制栓塞程度。

（4）肝脓肿。

（三）操作步骤

（1）经股动脉穿刺，置入导管鞘。

（2）腹腔动脉造影——显示肝动脉的解剖和间接门静脉造影。

（3）肠系膜上动脉造影——肝动脉变异（右肝动脉变异），看门静脉血流。

（4）如果门静脉闭塞，仍有可能栓塞，但只能谨慎地在小区域内栓塞。

（5）尽量插管肝动脉靶血管分支。

（6）尽可能超选择插管。

（7）选择栓塞材料，对于肝癌等恶性肿瘤可将化疗药和碘油、微球混合使用。

（8）注意防止栓塞剂反流入非靶血管。

（9）点片观察栓塞剂分布的区域，重复造影。

（四）注意事项

（1）肝动脉解剖变异和侧支循环较多，若癌肿有边缘性显影不全，应考虑到副肝动脉、膈下动脉、肾上腺动脉等侧枝供血的可能，应注意寻找并栓塞。

（2）应尽量超选择插管，导管头应尽量接近或直接进入靶血管。

（3）肝动脉的侧支循环容易建立，故栓塞治疗肝癌时，应先注入微球或液态栓塞剂，以破坏更多的癌肿毛细血管床，再注入粗颗粒栓塞剂以提高栓塞效果。肝外伤出血时宜选择粗颗粒栓塞剂或弹簧圈。

（4）栓塞术后，应积极的保肝、抗乙肝病毒治疗。

（五）并发症

（1）常见栓塞后综合征：发热，腹痛，恶心。

（2）肝功能一过性损伤，肝功能衰竭，死亡。

（3）肝脓肿、胃十二指肠穿孔、胆囊穿孔、胆管缺血性损伤等。

（4）非靶组织栓塞——胆囊、胃、小肠。

五、支气管动脉栓塞术

（一）适应证

（1）支气管动脉畸形、结核、支气管扩张、肿瘤等原因引起的大咯血，尤其对反复咯血而原因不明或心肺功能差、内科治疗无效或不能进行外科手术的患者更为适用。

（2）治疗原发性或转移性肺癌。

（二）禁忌证

（1）凝血功能障碍难以纠正者。

（2）严重碘过敏者。

（3）心、肝、肾功能严重不全者。

（4）非咯血引起的全身衰竭者。

（5）肺瘀血、肺动脉先天性缺如或严重狭窄者。

（6）支气管动脉与脊髓动脉共干，不能成功或难以避开者；对脊髓功能不全者应严格掌握。

（三）并发症

主要的严重并发症是高浓度的对比剂或栓塞剂进入脊髓动脉造成脊髓损伤，引起横断性脊髓炎横断性截瘫、感觉障碍和尿潴留。其他还有误栓导致的小肠坏死、肋间皮肤坏死等。

（四）注意事项

（1）选择插管"冒烟"时，应使用稀释的对比剂低速注射，导管不能完全阻塞支气管动脉和肋间动脉，以防造成可能共干的脊髓动脉损伤。

（2）支气管动脉的数目和位置变异较多，要对各支气管动脉逐一造影，必要时需对胸主动脉、锁骨下动脉、腹腔动脉等进行造影，以便发现变异的支气管动脉和侧枝供血动脉。凡参与病变供血者，都应一一进行栓塞。

（3）释放栓塞剂时，导管尖应稳定深入支气管动脉，推注栓塞剂的压力要低、速度要慢，以防栓塞剂反流。

（4）支气管动脉与脊髓动脉共干时，应采用微导管越过脊髓动脉进行栓塞，否则应视为禁忌证。

（5）栓塞治疗后，积极治疗原发病，预防咯血复发。

六、肺动脉栓塞术

（一）适应证

（1）少数来源于肺动脉供血的大咯血。
（2）肺动脉瘤、肺动静脉瘘。
（3）肺动静脉畸形。
（4）肺转移性肿瘤证实由肺动脉供血者。

（二）禁忌证

（1）两肺弥漫性小动静脉瘘。
（2）严重肺动脉高压。
（3）严重心、肝、肾功能衰竭及凝血机制不全。
（4）碘过敏及全身衰竭等。

（三）并发症

主要是局限性肺梗死，继发感染可形成肺脓肿。存在肺动静脉瘘时，栓塞剂或不慎引入的空气可进入体循环，从而引起心绞痛、脑栓塞等严重后果，应尽量避免。

（四）注意事项

（1）行肺动脉栓塞时，导管要经过右心房和右心室，有时可出现心律失常，甚至发生心搏骤停。故应事先准备好心电监护、心脏除颤和心肺复苏设备和急救药品。对有完全右束支传导阻滞的患者，应准备临时起搏器。操作过程中要有专人监护、严密观察，一旦出现心律异常，首先要使导管尖离开心壁，并采取其他对症处理措施。

（2）肺动脉造影拍摄侧位片时，应两侧分别注射造影剂摄片，避免相互重叠，影响观察。

（3）用不锈钢圈栓塞动脉瘤、动静脉畸形时，其直径要等于或略大于血管直径。一般应释放2枚以上，甚至充满整个瘤腔。

（4）动静脉瘘有多个瘘口时，应逐一将其栓塞。若多个病灶分散在两侧肺叶，一次栓塞有困难时，可分期栓塞。

（5）使用可脱性球囊栓塞时，应使用等渗造影剂充盈球囊，并要注意压力和容量，以防球囊破裂。

七、脾动脉栓塞术

（一）适应证

（1）外伤性脾破裂出血。

（2）门静脉高压和（或）充血性脾肿大并有脾功能亢进，具有上消化道出血史及出血倾向者、经颈静脉肝内分流术失败者。

（3）各种原因所致的脾肿大并脾功能亢进，具有外科手术指征者。

（4）脾功能亢进导致全血细胞显著减少者；脾脏肿瘤、骨髓纤维化、真性红细胞增多症及免疫抑制等疾病的辅助治疗。

（二）禁忌证

（1）肝硬化伴有严重黄疸和大量顽固性腹腔积液者。

（2）凝血机制不全者；为相对禁忌。

（3）继发性脾功能亢进，其原发病已达终末期，有恶变质及器官功能衰竭者。

（4）肝、肾功能严重不全者；碘过敏者。

（5）全身衰竭或血浆白蛋白过低者。

（6）严重感染及脓毒血症，脾栓塞有发生脾脓肿的高危患者。

（三）并发症

（1）栓塞后综合征：左上腹疼痛和发热、恶心、呕吐。

（2）脾脓肿。

（3）反应性胸膜渗出和肺部感染、肺不张；胰周围炎。

（4）其他脏器误栓。

（5）脾 – 门静脉血栓形成。

（6）脾包膜破裂。

（四）注意事项

脾栓时应使胰腺动脉显影，以避免误栓。

通常认为脾栓塞 50%～70% 疗效为佳，针对肝癌并发脾功能亢进以 40%～60% 为佳，但 DSA 下判定栓塞范围和随访 CT 检查及临床效果不完全符合。

八、髂内动脉栓塞术

（一）适应证

（1）盆腔肿瘤外科手术前辅助性栓塞和姑息性治疗栓塞。

（2）盆腔脏器外伤性出血和手术后出血。

（3）妇科或分娩后大出血。

（4）骨盆骨折大出血。

（5）盆腔脏器的血管性疾病，如动脉瘤或动静脉畸形、动静脉瘘等。

（二）禁忌证

（1）全身情况不能耐受麻醉者。

（2）造影剂过敏。

（3）患者和家属拒绝介入治疗。

（三）并发症

主要是过度栓塞引起的脏器组织坏死、臀部剧烈疼痛等。

（四）注意事项

（1）栓塞水平面在小血管和毛细血管前水平，栓塞材料过细则可能引起组织缺血坏死。在栓塞时应注意止血效果与栓塞范围兼顾考虑，大范围的栓塞可栓塞髂内动脉所有分支，避免侧支循环引起再出血，然而增加了盆腔脏器缺血坏死的机会。故具体栓塞时要把握出血情况的不同。

（2）导管应尽可能超选择性地插入出血动脉或病变脏器的供血动脉分支，万一超选择性插管有困难，也应尽可能使导管尖端超过髂内动脉的臀上动脉分支，以免引起臀部剧痛。

（3）髂内动脉栓塞一般不采用无水乙醇、丁氰脂等液态栓塞剂，因其有引起脏器缺血坏死的危险。但对毛细血管瘤、动静脉畸形的供血动脉能够作超选择性插管时，亦可选用。

九、精索静脉曲张栓塞术

（一）适应证

临床症状明显，经保守治疗不能缓解，伴有精液异常影响生育者。

（二）禁忌证

（1）无症状或症状较轻且有生育功能者。
（2）对比剂过敏。
（3）深静脉血栓高风险人群。
（4）由肿瘤或者迷走血管压迫髂静脉或肾静脉而引起的继发性精索静脉曲张，应根据不同原因进行手术治疗，不宜栓塞。

（三）操作方法

顺行栓塞常规可经股静脉穿刺，左肾静脉造影，利用导管导丝进入睾丸静脉，再次造影了解扩张静脉情况，若造影剂可达阴囊内则可适于栓塞，并根据情况采用栓塞材料如异丁基-2-氰丙烯酸盐（IB-CA）聚乙烯醇、可脱球囊、不锈钢圈等栓塞。

（四）并发症

主要是栓塞剂反流或脱离引起的肺栓塞，其他同一般血管造影。
使用热对比剂、无水乙醇或硬化剂栓塞时可能造成蔓状静脉丛静脉炎和股部感觉异常。

（五）注意事项

（1）术前给患者讲清栓塞治疗的优缺点及可能出现的并发症，以取得患者的积极配合。
（2）操作过程中应用铅橡皮遮盖患者阴囊部位，以免X线过多照射睾丸。
（3）导管一定要插至适当部位才能释放栓塞剂。推注栓塞剂一定要缓慢，以防止栓塞剂反流引起肺动脉栓塞。
（4）选用可脱离球囊或弹簧圈作栓塞物时，球囊或弹簧圈的直径要略大于曲张的精索静脉，以防脱落后引起肺栓塞。
（5）术后患者要平卧2~4小时，1周内避免剧烈活动或重体力劳动。

十、颅内动脉瘤栓塞术

（一）适应证

破裂或未破裂的颅内动脉瘤。
（1）有瘤颈结构并且供血动脉没有其他分支。
（2）前交通、基底环及鞍旁动脉瘤。
（3）大脑中动脉动脉瘤常常适合于外科手术夹闭，并常有其他分支血管。

（二）禁忌证

（1）动脉瘤形态和部位不佳、目前介入技术不能达到治疗目的。

（2）近端血管闭塞无法接近动脉瘤。

（3）肾功能衰竭（相对禁忌）。

（4）无法纠正的凝血障碍（相对禁忌）。

（5）全身情况不能耐受麻醉。

（三）操作方法

（1）全身麻醉，放置 Foley 管。

（2）常规右侧股动脉穿刺，基础造影，测量动脉瘤大小，选取工作路径图，最能显示瘤颈和周围血管与供血动脉的关系。

（3）如果动脉瘤未破裂，全身肝素化（ACT 值 2 倍）；动脉瘤破裂，在第一枚弹簧钢圈放置后进行肝素化或不作肝素化。

（4）分别用导丝、导管选择颈外动脉，将交换硬导丝放置在颈外动脉内，并将 5F 或 6F 导引导管放置在颈动脉分叉下方。

（5）并将导引导管放入颈内动脉，同时使用三通给予肝素及加压盐水。

（6）制作路径图。

（7）送入微导管和微导丝，将导丝头端放置在动脉瘤内，接着小心地将导管放入动脉瘤内，导管的头端应接近动脉瘤的中心，如果导管头端顶到瘤壁上，释放弹簧钢圈时容易破裂。

（8）放置直径及长度合适的 3D 弹簧钢圈，然后造影，如果造影显示弹簧钢圈释放正确，即可释放弹簧钢圈（电解或水解）。

（9）动脉瘤被弹簧钢圈填充变小，第一枚弹簧钢圈释放后，随下来弹簧钢圈释放就不须再造影。

（10）最后颅内动脉造影，除外栓塞并发症。

（11）当 ACT 小于 180 时，停止使用肝素并拔出鞘管。

（12）窄颈动脉瘤可采用瘤体囊内栓塞，宽颈动脉瘤可采用球囊塑形保护技术；还可采用支架辅助技术对宽颈动脉瘤、梭形动脉瘤等进行栓塞。

（四）并发症及处理

（1）脑血管痉挛：可动脉内缓慢推注罂粟碱（15mg 加 10mL 等渗盐水）。

（2）血栓形成，脑缺血：按急症溶栓常规溶栓，应在动脉瘤完全致密填塞后进行溶栓，尽量采用微导管超选择溶栓。溶栓药的剂量尽可能减小，应以影像上血管通畅为标准。对于机械性压迫者，给予升压、抗凝、扩容治疗；血循环代偿不足者，若升压、抗凝、扩容治疗无效时，可行急诊搭桥术。

（3）动脉瘤破裂：保持镇静。中和肝素，给予止血药物。降低体循环血压，减少破口出血。迅速致密填塞动脉瘤。减少载瘤动脉内造影剂的注射。降低颅内压。栓塞术后常规 CT 扫描。

（4）弹簧圈断裂、移位：①一旦发生，尽可能将弹簧圈从血管内拉出。②无法取出者，尽可能将弹簧图解旋，拉至降主动脉内。③取出失败后可给予升压、抗凝、扩容治疗。④取出失败时，也可用支架将弹簧圈游离部分贴附至动脉壁上。

（五）注意事项

（1）高度怀疑颅内动脉瘤时，应行全脑血管造影，包括双侧颈内动脉和双侧椎动脉。椎动脉要显示双侧小脑下后动脉。必要时加行颈外动脉和脊髓血管造影。

（2）一侧颈内动脉的动脉瘤，考虑治疗时有可能闭塞载瘤动脉时，应该同时做交叉循环实验，观察 Willis 环的代偿能力。

（3）理想的动脉瘤栓塞，需要达到囊内的致密填塞，疏松栓塞不能达到防止动脉瘤再出血的目的。

（4）需要利用各种技术和技巧进行致密填塞动脉瘤颈，尽量防止动脉瘤的再生长。

（5）在动脉瘤栓塞过程中，要尽量预防血栓形成，一般要求完全全身抗凝和同轴系统的持续滴注。在出血的急性期不能抗凝者，应尽可能缩短操作时间，并保证同轴系统的持续滴注。

十一、子宫动脉栓塞术

（一）适应证

（1）妇科恶性肿瘤方面可应用于子宫颈癌、子宫内膜癌、卵巢癌、侵蚀性葡萄胎、绒癌等姑息性治疗及恶性肿瘤所致出血的止血。

（2）妇产科良性疾病主要用于妇科出血（产后出血、外伤后出血、手术后出血等）子宫肌瘤、子宫腺肌症、异位妊娠等。其中适宜于有症状的子宫肌瘤，且明确影响到日常生活，尤其肌瘤压迫膀胱、肠管，有出血症状（月经过多、月经期延长，并有贫血、尿频、便秘、下腹部和腰部疼痛等）。

（二）禁忌证

（1）心、肝、肾等重要器官严重功能障碍。

（2）严重凝血机制异常。

（3）存在血管造影的禁忌证。

（4）妊娠期。

（5）无症状的子宫肌瘤患者。

（6）盆腔急、慢性炎症。

（7）带蒂的浆膜下 UF、阔韧带 UF，不推荐首选介入治疗。

（8）患有免疫缺陷性疾病、曾接受过盆腔区放疗者为相对禁忌证。

（三）并发症

（1）栓塞后综合征：发热、恶心、呕吐、食欲缺乏等。

（2）下肢深静脉血栓形成、肺栓塞。

（3）闭经：分暂时性闭经和永久性闭经。

（4）最严重的并发症：子宫坏死，感染引起死亡。

（5）其他：如穿刺处血肿、假性动脉瘤、夹层形成、动静脉瘘、局部动脉血栓形成、异位栓塞、肠粘连及腹部并发症、坐骨神经损伤等。

（四）注意事项

常常需要栓塞双侧子宫动脉。

有时出现增粗的卵巢动脉供应子宫肌瘤，栓塞可能增加卵巢功能不全的危险，事前要告之患者危险性并征求同意后进行。

十二、外伤性颈内动脉海绵窦瘘（TCCF）栓塞

任何原因致使海绵窦段颈内动脉或其分支破裂都会导致直接动静脉瘘，TCCF 的治疗主要目的是消除颅内血管杂音，使突眼回缩，防止视力进一步下降，纠正脑出血，预防脑出血及严重鼻出血。理想的治疗方法是可靠地封闭瘘口，同时保持颈内动脉通畅。

（一）适应证

发现动静脉瘘，均需治疗。

急诊适应证：①视力在短时间内急剧下降、眼部症状逐渐加重、眼内压 >40mmHg。②急性脑缺血造成偏瘫、意识障碍。③颅内血肿。④海绵窦假性动脉瘤伴有或不伴有鼻衄。⑤伴有皮质引流。

（二）禁忌证

全身情况不能耐受治疗，或患者和家属拒绝介入治疗。

（三）操作方法

全脑血管造影，了解瘘口的位置、大小、数目、导流及侧支循环情况。治疗途径：通过动脉、静脉、动静脉联合进行治疗。

（1）经动脉途径：首选可脱性球囊。一般选择经股动脉入路。特殊病例，可选择经颈动脉入路。

栓塞要点：①全身肝素化，根据瘘口大小及海绵窦状况，选择适当型号的球囊。②必须确认球囊位于海绵窦内，方可解脱。③瘘口过大，需选用多个球囊闭塞瘘口时，第1个球囊应尽可能放远，给第2个球囊留出空间。④避免栓塞球囊移位，由于引流方向的改变，引起眼部或脑部症状急剧加重。⑤只有单支引流静脉者，海绵窦腔过大时，可将球囊置于引流静脉近端。⑥若瘘口过小，可选择适当微弹簧圈栓塞，最好选择带纤毛弹簧圈。

（2）经静脉途径：适用于由脑膜垂体干和海绵窦下动脉与海绵窦交通、由颌内动脉和咽升动脉的分支供血或上述混合供血的CCF；经动脉途径导管无法到位者。

栓塞途径：①颈内静脉→岩下窦→海绵窦。②眼静脉→海绵窦。

栓塞要点：①双侧穿刺，预备动脉通道，造影观察，全身肝素化。②操作轻柔，避免静脉壁损伤。③弹簧圈填塞力求致密。④血流速度快，致弹簧圈不稳定时，可经颈内动脉放置不可脱球囊，以阻断血流。⑤若弹簧圈填塞不够致密，造影显示还有残余引流时，可使用NBCA在弹簧圈间隙内注射。⑥如果选择眼上静脉作为栓塞途径，条件是眼静脉要充分动脉化，一般距病变形成至少3个月。⑦直接穿刺眼上静脉一般较困难，需要有经验的医师直接切开暴露。⑧穿刺成功后要快速操作，在最短的时间内完成栓塞，避免眼静脉结扎后眼内压的急剧升高。

（3）动静脉联合治疗：对于复杂的病变，可能要联合两种方法，才能达到治疗目的。

（四）并发症

（1）脑神经瘫痪。

（2）假性动脉瘤。

（3）球囊早脱、脑梗死、误栓。

（4）过度灌注。

（5）栓塞球囊移位。

（五）疗效判定

以患者临床症状体征消失、脑血管造影未见造影剂漏入海绵窦、瘘口闭塞为治愈标准。

十三、头颈部高血运肿瘤的术前栓塞

（一）适应证

头颈部血供丰富肿瘤，造影证实有明显的肿瘤血管染色且以颈外动脉为主要供血者，均可在血管造影的同时进行选择性颈外动脉栓塞术。如脑膜瘤、鼻咽血管纤维瘤、副神经节瘤、动脉瘤样骨囊肿及血运较丰富的恶性肿瘤

（二）禁忌证

（1）全身情况不能耐受麻醉者。

（2）造影剂过敏。

（3）患者和家属拒绝介入治疗。

（4）肿瘤供血动脉不适合栓塞。

（5）难以纠正的凝血障碍。

（三）并发症

（1）脑血管痉挛。

（2）栓塞非靶区血管，造成脑卒中或脑神经麻痹。

（3）局部反应。

（4）头皮坏死。

（5）副神经节瘤栓塞时可出现高血压危象等并发症。

（四）注意事项

（1）颅内肿瘤占位效应明显，栓塞应慎重，因栓塞后可加剧瘤周水肿及占位效应，严重时可引起脑疝或神经功能障碍。必要时先给予适当脱水剂。

（2）一般使用局部麻醉，利于栓塞术中观察神智肢体活动变化。

（3）栓塞时如果考虑栓塞有造成脑神经损伤的危险，应先用利多卡因作激发试验。

（4）栓塞时导管头端尽量远离颈内外动脉分叉部，以免栓塞剂反流误栓颈内动脉。

（5）多用颗粒栓塞剂，小于 $100\mu m$ 的栓子或液体栓塞剂易通过颅内外血管"危险吻合"应该慎重。

（6）栓塞的应是瘤床血管，以减少术中出血，单纯栓塞供血动脉主干达不到止血效果，甚至由于血供再分配反而增加出血及手术难度。

十四、脑动静脉畸形（AVM）栓塞术

脑动静脉畸形 AVM 是一种先天性局部脑血管发生上的变异，可发生在脑的各部位，在病变部位脑动脉与脑静脉之间缺乏毛细血管，是由互相缠绕并沟通、管径不同的异常血管构成的团块状结构，产生一系列脑血流动力学上的紊乱，临床上可表现为反复的颅内出血，部分性或全身性抽搐发作，短暂脑缺血发作及进行性神经功能障碍等。

（一）适应证

微导管能够到位的颅内 AVM，均可行栓塞治疗。

（二）禁忌证

（1）全身情况不能耐受麻醉者。

（2）微导管无法到位。

（3）患者和家属拒绝介入治疗。

（三）栓塞材料

（1）微弹簧圈，用于栓塞直接的动静脉瘘。

（2）液体栓塞剂：α–氰基丙烯酸正丁酯（NBCA）。

（3）新型液体栓塞剂：ONYX 胶。

（四）并发症

（1）颅内出血。

（2）脑血管痉挛、脑缺血。

（3）微导管断裂或微导管前端黏着在血管内。

（4）脑过度灌注现象。

（五）注意事项

（1）术前有癫痫病史者，术后继续服用抗癫痫药物。

（2）术中闭塞大的动静脉瘘、高血流病变及巨大动静脉畸形，一次栓塞超过30%者，应该控制性降低血压24~48小时。

（3）微导管到位后，行超选择造影，反复多角度观察，确认被栓塞区域内无正常供血动脉，然后方可栓塞。

（4）ONYX 是非黏附性栓塞剂，可避免微导管与血管的粘连，允许一定距离的反流，使病灶栓塞结束后撤出微导管相对容易，使病灶完全栓塞的可能性得到提高。而 NBCA 是黏附性栓塞剂，在注射后会迅速凝固使导管与血管的迅速粘连，所以不允许反流。

十五、硬脑膜动静脉瘘（DAVF）

硬脑膜动静脉瘘是指发生在硬脑膜及与其相连的大脑镰、小脑幕、静脉窦的动脉和静脉直接交通的一种血管性疾病，该病也被称为硬脑膜动静脉畸形。栓塞方法参照外伤性颈内动脉海绵窦痿（TCCF）。

（一）适应证

有以下情况需要积极治疗：①有脑出血史。②难以忍受的颅内杂音。③进行性神经功能障碍。④有局部压迫症状。⑤颅内压增高。⑥有潜在颅内出血、神经功能障碍风险。

急诊处理适应证：①有皮质静脉引流伴出血。②伴有多发静脉窦和静脉血栓形成或明显扩张。③海绵窦、颅中窝、颅前窝病变，引起视力恶化。④颅内压增高或渐进性神经功能障碍。

（二）禁忌证

（1）全身情况不能耐受麻醉。

（2）目前介入技术不能达到治疗目的。

（3）患者和家属拒绝介入治疗。

（三）并发症

（1）眼静脉血栓形成及其延续使眼部症状加重。

（2）脑出血。

（3）脑缺血。

（4）脑神经麻痹。

（5）脑肿胀或静脉性脑梗死。

（6）颈外动脉栓塞后局部疼痛。

（7）正常脑灌注压突破。

（四）注意事项

动脉途径栓塞：①微导管尽可能靠近痿口，栓塞痿口，达到解剖治愈；姑息治疗，可以闭塞供血动脉。②颈外动脉的分支容易痉挛，导丝、导管要尽量柔软，操作要轻柔。③注意危险吻合及血管变异。

静脉途径栓塞，靶区要致密、充分地填塞，防止有残余引流；尽量保持正常引流静脉通畅；经颈静脉途径无法到位者，可以采用切开眼上静脉、钻孔上矢状窦、横窦直接穿刺技术。

十六、脊柱脊髓血管畸形栓塞

（一）适应证

目前微导管能够到位的脊柱脊髓血管畸形，患者全身情况可耐受麻醉，并征得患者和家属的同意，均可行栓塞治疗。

（二）禁忌证

（1）全身情况不能耐受麻醉。

（2）目前介入技术不能达到治疗的目的。

（3）患者和家属拒绝介入治疗。

（三）操作方法

脊髓动静脉畸形操作方法如下。①在局部麻醉下进行，患者无法配合或不能平卧者，需要全身麻醉。②首先选择脊髓后动脉、根软膜动脉进行栓塞。③脊髓前动脉栓塞时，导管一定要进入畸形血管团内，造影显示无反流时，方可栓塞。④理想的栓塞材料是液体胶。⑤先栓塞的目标为畸形团内动脉瘤或大的动静脉痿。⑥以颗粒栓塞时，应遵循缓慢、少量、多次及勤于观察的原则，一旦发现循环变慢，应立即停止，并造影评估。栓塞材料可以选择丝线、微粒（颗粒直径必须 > 150μm）。⑦大的动脉瘤和动静脉痿的栓塞可以使用弹簧圈。

髓周动静脉痿：Ⅰ型，一般栓塞较困难，若导管能够到位，可使用少量 NBCA 或小弹簧圈将痿口闭塞即可。Ⅱ型，痿口较大，应反复研究每支供血动脉是否向同一痿口供血。若为同一痿口，可选择一支易到达的供血动脉进行栓塞。材料可以使用适当浓度的 NBCA 或微弹簧圈。若痿口较大，微球囊（0 –

1 号）可以通过供血动脉，可使用可脱性球囊闭塞瘘口。Ⅱ型，一般使用弹簧圈或可脱性球囊。若血流速度极快，弹簧圈或可脱性球囊不稳定时，可选择不可脱性球囊，也可经静脉途径栓塞。

硬脊膜动静脉瘘：要求微导管头端要尽量靠近瘘口处，栓塞材料只能使用液态栓塞剂。栓塞剂一定要弥散到引流静脉起始端 2mm 处。

其他（椎体、椎旁血管瘤、Cobb 综合征）：①动静脉瘘和血管畸形团：可以使用 NBCA 进行栓塞。②动静脉瘘：可以使用 NBCA、球囊、弹簧圈进行栓塞。③椎体、椎旁的血管畸形：可以经皮穿刺栓塞和（或）行椎体成形术。

（四）注意事项

脊髓血管畸形栓塞的余地很小，因而栓塞要精细、准确。脊髓血管一般较细弱、纤曲，要求微导管和微导丝细而柔软。

（五）并发症

（1）误栓致脊髓功能障碍。

（2）脊髓血管破裂。

（3）脊髓血管痉挛。

（4）脊髓静脉栓塞或血栓性闭塞。

（5）腰、肋部痛。

（张根山）

第三节 经导管药物灌注术

经导管动脉内药物灌注术是通过介入放射学的方法，建立由体表到达靶动脉的通道（导管），再由该通道注入药物以达到局部治疗的一种方法。与静脉全身给药相比，这种方法可以提高疗效、减少不良反应。

一、总论

（一）器材

（1）常规器材：与选择性血管造影所用相同，主要有穿刺针、导丝、导管鞘和导管等。

（2）特殊器材：包括同轴导管系统、球囊阻塞导管、灌注导丝、灌注导管、全植入式导管药盒系统、药物注射泵等。

（二）方法

（1）常规行选择性血管造影了解病变的性质、大小、血供、侧支循环等情况。

（2）一次冲击性动脉药物灌注，适用于恶性肿瘤化疗、溶栓治疗等。

（3）长期药物灌注分为普通导管留置法和经皮导管药盒系统植入术，前者适用于消化道出血和溶栓治疗，后者主要用于肿瘤的姑息性化疗。

（三）适应证

（1）肺、肝、胃、盆腔原发性恶性肿瘤及骨肉瘤的姑息性治疗或外科手术前辅助治疗以及与放疗协同治疗。

（2）转移性肿瘤的治疗。

（3）治疗肝、脾、肾、消化道及盆腔脏器的出血。

（4）溶解血栓。

二、恶性肿瘤的动脉灌注化疗

（一）适应证

全身原发性或转移性恶性肿瘤的手术前辅助化疗或晚期姑息性治疗。

（二）禁忌证

（1）一般介入治疗禁忌证。

（2）全身严重衰竭，不能耐受药物不良反应者。

（三）并发症

（1）恶心呕吐等胃肠道反应。

（2）脊髓损伤，常见于支气管动脉和肋间动脉灌注时。

（3）抗癌药物不良作用，如骨髓抑制、心肾毒性等。

（4）其他：一般介入治疗并发症。

（四）注意事项

（1）一般情况下，导管尖应尽量接近肿瘤，尤其是四肢骨肿瘤灌注治疗。多分支供血者，应先将一些小分支栓塞，再将导管选择性插进主要供血动脉，尽可能减少抗癌药进入远侧正常动脉，引起动脉内膜增生，造成肢体远端供血不足。胃肠道及胰腺的癌肿因侧支供血丰富，可不必作超选择性插管。

（2）应用抗癌药一次性灌注治疗时，宜选用大剂量冲击治疗或较大剂量间断脉冲治疗（间隔 2～4 天）。留置导管联合用药连续灌注时，细胞周期非特异性药物宜较大剂量脉冲治疗，细胞周期特异性药物宜用动脉输液泵持续滴注。

（3）留置导管时，穿刺口外的导管应缝合固定牢靠，防止引起导管尖移位，导管留置期间如果患者出现不适，怀疑导管移位时应造影观察导管尖位置，如有移动，应及时调整。

（4）导管留置期间，注入药物后应及时使用肝素生理盐水封管，之后应将导管尾端的三通开关关严固定包好，防止漏血，避免导管内凝血阻塞或引起感染。

（5）导管留置灌注时间一般为 5～7 天，最长者可达 12 天。

（6）在导管留置期间应及时进行血液检查，如发现有白细胞下降等骨髓抑制现象，应及时停止灌注。

（7）灌注期间应积极处理恶心呕吐等药物不良反应。

（8）及时观察相邻脏器或远侧肢体有无缺血、疼痛等不良反应。

三、脏器出血的药物灌注治疗

（一）适应证

（1）胃肠道出血：包括食管贲门黏膜撕裂、炎症等原因引起的弥散性胃黏膜出血、溃疡出血、吻合口出血、憩室出血、血管性疾病破裂出血、肿瘤出血、外伤出血等。

（2）脾脏外伤引起的渗血或弥散性小动脉出血。

（二）禁忌证

灌注血管收缩剂治疗出血，并没有绝对禁忌证，但下列情况应慎重。

（1）胰腺动脉出血时，因胰腺动脉对血管加压素等血管收缩剂不敏感，除非导管超选择性插入出血的胰腺动脉分支内，否则会因相邻脏器动脉收缩而加剧出血。

（2）较大动脉血管破裂出血时，因血管收缩剂不能立即奏效，应配合栓塞或手术治疗措施，以免延误。

（3）慢性十二指肠溃疡周围的炎性血管无正常的肌层组织，对血管收缩剂不敏感，出血时加压素灌注治疗常无效果。

（4）肝、肾及盆腔脏器的血管床对血管收缩剂不敏感，应以栓塞为首选。

（三）并发症

（1）抗利尿反应：如尿潴留、脑水肿、电解质失调等。

（2）心血管系统反应：常见者包括心律失常、高血压、心肌梗死等。

（3）内脏缺血反应：如腹痛、腹泻等，常见于腹腔动脉和肠系膜上动脉灌注时。

（四）注意事项

（1）导管位置必须准确，除胃十二指肠动脉、肠系膜动脉不必作超选择性插管，在其主干灌注药物即可达到控制出血目的外，其他部位的出血，超选择程度越高，控制出血的效果越好。尤其是血管有变异时，仔细寻找出血点的直接供血动脉支是非常必要的。

（2）出血点成连供血结构时，应低压推注造影剂显示出血点使导管尖尽量接近或插入直接供血动脉支，或连拱的两支动脉均灌注加压素，但灌注的剂量和速度均应减少 $1/3 \sim 1/2$。

（3）灌注血管加压素的常用速度为 0.2U/min，一般灌注 15 ~ 20 分钟可收到止血效果，若 30 分钟后仍继续出血，或止血后再次出血，应造影仔细检查导管尖的位置是否正确。如果导管位置准确无误，可增加血管加压素量的灌注速度为 0.4U/min，持续 20 ~ 30 分钟，再造影观察，若仍有造影剂外渗，则应考虑到局部血管床对加压素不敏感，应及时更换血管收缩剂或改用其他止血方法。

（4）结肠脾曲是由肠系膜上、下动脉供血的交界部位，灌注一条动脉多不能控制出血，常需要在两支动脉内同时灌注。

（5）行肠系膜动脉主干内加压素灌注时，常有肠壁收缩引起的腹痛，一般程度较轻，多在 30 分钟内缓解。若腹痛长时间持续，或有程度加重之势，应考虑到加压素过量或导管尖端进入细小相关分支，使局部血管高度收缩而缺血。应及时降低血管加压素灌注速度或后退导管尖，必要时可先经导管推入少量血管扩张剂，再后退导管至肠系膜动脉主干继续灌注。

四、动脉血栓的溶栓药物灌注治疗

（一）适应证

（1）由于血液高凝状态，血流黏滞或动脉粥样硬化病变等原因引起的病理性血栓形成，造成冠状动脉、脑血管或周围动脉栓塞。

（2）由于心脏附壁血栓脱落引起的血管栓塞。

（3）由于外伤、手术或血管介入治疗中出现的意外凝血引起的血管栓塞。

（4）血管修补、移植或人工透析引起的血管栓塞。

（5）周围静脉栓子脱落引起的肺动脉栓塞。

（二）禁忌证

（1）有凝血功能障碍难以纠正者。

（2）有近期脑血管或其他内脏出血者。

（3）有近期消化性溃疡出血者。

（4）心肾功能严重不全者。

（5）妊娠期、产后 10 天内和女性月经期。

（6）严重高血压、控制不佳者。

（7）颅内肿瘤、动脉瘤、动静脉畸形患者。

（三）并发症

主要为出血，多发生于穿刺部位、消化系统和中枢神经系统。

（四）注意事项

（1）血栓的部位及范围应造影诊断明确。

（2）导管尖应尽可能接近血栓，并随血栓溶解速度及时前移。

（3）及时检验观察溶栓药物反应，造影观察溶栓效果。

（4）如血栓并发动脉粥样硬化等器质性改变时，应在溶栓之后采用球囊扩张成形、支架置入或外科手术等措施，以消除形成血栓的潜在因素，巩固溶栓效果，防止栓塞复发。

（5）灌注时严密观察病情，如有病情恶化或出现严重出血时应及时停止灌注。

（6）如灌注 24 小时不见血栓溶解，应及时低压造影检查导管尖位置，若导管尖位置无误，可继续灌注 24 小时，血栓仍不溶解时，应考虑更换其他血管再通措施，以免延误治疗时机。

五、缺血性病变的灌注治疗

（一）适应证

（1）蛛网膜下隙出血所引起的脑血管痉挛，经静脉内或其他途径给药治疗效果不佳者。

（2）急性非闭塞性肠系膜血管缺血。

（3）由动脉粥样硬化、糖尿病和雷诺病等引起的肢体缺血性病变。

（4）由药物、损伤和冻伤等引起的周围血管痉挛。

（5）血管介入操作中引起的血管痉挛。

（二）禁忌证

同一般血管造影。

（三）注意事项

（1）尽可能用细小的导管，操作应熟练、轻柔，以减少对血管内膜的损伤。

（2）灌注期间需连续监测生命体征和液体出入量。

（3）脑血管痉挛治疗后补液中加用脱水剂、激素、右旋糖酐－40 和钙离子拮抗剂等。

（4）肠缺血灌注治疗后出现腹膜刺激征者，说明肠壁已发生坏死穿孔，应及时剖腹探查，切除坏死肠管。

（5）四肢缺血灌注治疗后口服烟酸、阿司匹林或双嘧达莫 4 周左右。

（张根山）

第四章

动脉疾病的介入处理

第一节 概 述

一、历史追溯

常见主动脉病变有主动脉夹层、胸主动脉瘤、腹主动脉瘤、主动脉狭窄（先天性、多发性大动脉炎、动脉粥样硬化）、主动脉假性动脉瘤等，本章重点介绍前三种常见的疾病。

在医学影像学新技术的支持下，血管介入技术的发展为主动脉病变提供了新的治疗途径。1991 年阿根廷外科医生 Parodi 首次报道采用腔内修复术（endovascular aortic repair，EVAR）治疗腹主动脉瘤（abdominal aortic aneurysm，AAA）获得成功，成为腔内血管外科治疗史上一块重要的里程碑。1994 年 Dakc 等将这一技术应用于胸降主动脉瘤，1999 年 Niembvr 与 Dake 又将这一技术用于治疗 B 型主动脉夹层。此后，该技术在世界各地各大型医院和研究中心相继开展，其安全性和有效性得到进一步证实，尤其是肾下 AAA 的治疗。然而，在解剖学上因部分 AAA 患者的瘤颈较短，或瘤体累及重要脏器动脉的开口，只有约 40% 的患者适合 EVAR 治疗。为解决近端瘤颈短及保证邻近瘤体或瘤体累及的重要脏器动脉的血流灌注问题，1996 年 Park 等首次报道成功应用开窗型覆膜支架（fenestrated stent grafts，FSG）腔内修复 2 例 AAA，并分别重建腹腔干、肠系膜上动脉及右肾动脉。以后，此项技术不断得到改进，并成功应用于主动脉瘤修复，取得了良好的临床效果。

二、覆膜大支架的进展

1. 直型覆膜支架　尽管 Parodi 等最早报道用直型支架治疗腹主动脉瘤，但实际上直型支架并不常用。大多数患者需要一端分叉的主动脉支架，所以目前分叉支架是最常用的。AAA 支架现在有好几个品牌供选择，有些带有近端稳固作用的裸支架段如 Zenith（Cook）和 Talent（Medtronic）、Endurant（Medtronic）等（图 4 - 1）。有些支架无裸支架段，近端固定在肾动脉下如 AneuRx（Medtronic）和 Excluder（WL Gore）等。有些研究显示带有肾动脉上稳固支架的 AAA 支架抗移位能力较好，能减少术后延迟性内漏的发生。但各品牌的支架均有其各自的特点及置入方法，选择不同的品牌与医生的个人习惯、操作偏好、信任及其公司对产品的技术支持等相关。

2. AAA 覆膜支架（分叉型腹主动脉瘤支架）　腹主动脉腔内隔绝术目前的常用产品有 Talent、AneuRx、Zenith、Endologix、Ancure、GORE - Tex 等覆膜支架。Talent、AneuRx、Zenith 等分叉型移植物是当前治疗腹主动脉瘤的主流产品（图 4 - 2），这些移植物材料及结构各不相同，释放及固定方式也各有独到之处。随着手术经验的积累及支架类型的改进，对近端瘤颈长度的要求有所降低，近端瘤颈钙化和附壁血栓对于 EVAR 能否获得预期效果及发生术后漏、支架移位等并发症密切相关。近几年国产腹主动脉覆膜支架已经应用于临床。

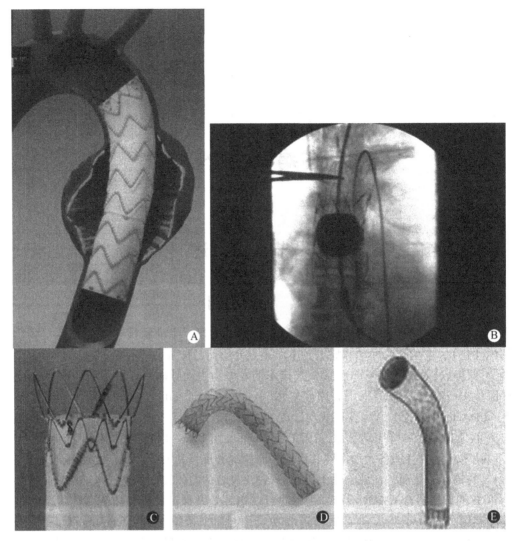

图 4 - 1　直型覆膜支架

A、B. 早期的 Talent 系统（Medtronic），近端为没覆膜的裸支架，支架内已配有大球囊，因此整套推送系统外径较粗（＞28F）、较硬和推送困难；C. 后期的 Talent 系统（Medtronic），支架钢丝更细，柔顺性更好，推送系统直径更小；D. Valiant 覆膜支架；E. Txl 覆膜支架（Cook）

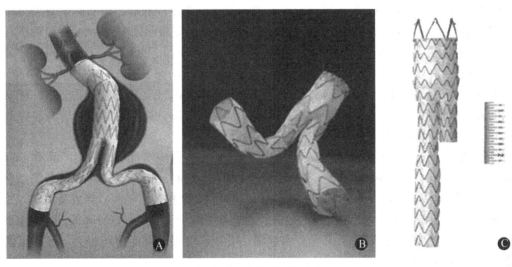

图 4 - 2　分叉型覆膜支架

A. Zenith 系统（Cook 公司）；B. Talent 支架；C. Endurant 支架（Medtronic，USA）

3. 带反刺覆膜支架 为了减少支架置入后的移位，近期的大动脉覆膜支架在近端甚至包括远端都设计了锚或倒钩。这种支架当近端完全放开后，不能再人为向下移动支架，否则会引起动脉壁损伤（图4-3）。

4. 后释放覆膜支架 由于许多覆膜大支架设计有倒钩以防止支架置入后移位，因此，万一支架释放后由于各种因素引起位置不当而需要调整时就相当危险。由此又产生了后释放型支架系统，例如 Endurant（Medtronic）、Zenith（Cook）、Excluder（WL Gore）等都具有后释放功能，它们可以在支架近端完全放开前调整好位置，然后通过后释放系统让近端完全张开贴壁（图4-4）。

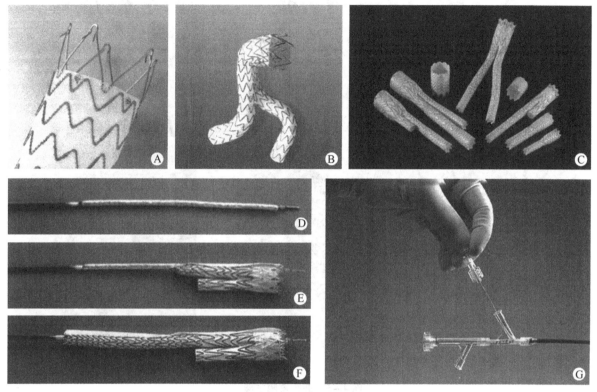

图4-3 带反刺覆膜支架

A、B. Endurant 支架近端的锚；C～G. Excluder（WL Gore）AAA 支架系统，具有所有 AAA 支架推送器外径最小、长度最短、操作简便的特点。其近端也设计有倒钩，该系统仅需拉动一根丝线即可完成整个支架的释放

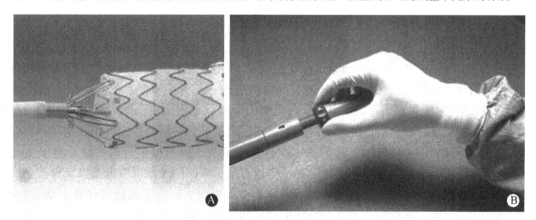

图4-4 后释放覆膜支架

Endurant（Medtronic）覆膜大支架的后释放情形，通过旋转控锁使支架近端完全张开

5. 带分支（开窗）覆膜支架 目前分支支架在主动脉病变中的应用是一种趋势。COOK 公司研发的带多个分支的覆膜支架（Fenestration）已经应用在胸腹主动脉瘤、主动脉弓部病变，据报道治疗效果不错，但国内尚无此类产品，目前正在申请国内注册。国内生产厂家也开始了分支型支架的研制和应用（图4-5）。

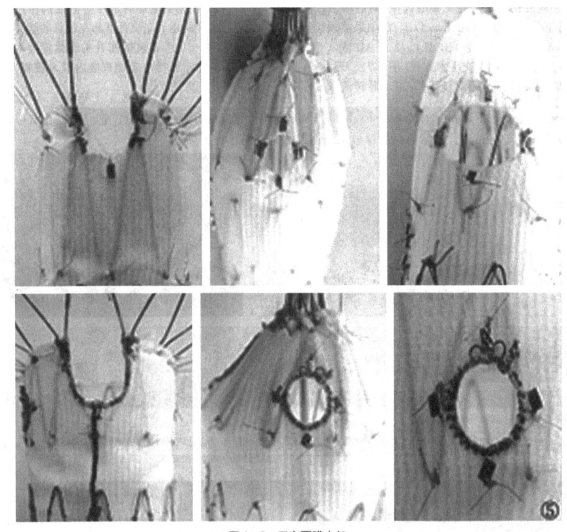

图 4-5 开窗覆膜支架

三、主动脉病变腔内治疗技术的进展

伴随分支型支架、开窗型支架等新型介入材料的研制,腔内治疗出现了很多新的介入技术,如内膜下技术、吻合技术、烟囱技术、去分支技术等,从而极大促进了腔内治疗的发展。

1. 腔内修复术(endovascular aortic repair,EVAR) 腔内修复术曾是腔内隔绝术的另一种称谓,但现在已经是包括治疗大动脉病变的各种腔内技术手段的总称。其主要的技术覆膜支架腔内隔绝术对于 AD 来说,主要目的是封闭夹层裂口,带膜血管内支架能够有效地覆盖主动脉内膜裂口,隔绝真假两腔之间的交通,从而降低动脉血压对假腔外壁的压力,使闭塞的动脉夹层假腔血栓化,主动脉真腔血流量得到有效恢复,从而使夹层假腔破裂的危险因素减轻乃至消失,脏器血供得以恢复。对于主动脉瘤来说,目的是把病变段大动脉壁与血流、血压隔离,防止有结构缺陷的大动脉壁继续膨大导致破裂。近年来随着腔内器具的发展和导管技术的进步,腔内隔绝术正逐步向更近端主动脉弓和升主动脉病变拓展。国内外大量临床实践证明,腔内隔绝术在即时结果和早期结果上明显优于传统开放手术,但是随着时间的推移,该技术也出现了许多新的问题,如内漏、持续性瘤囊内压力增高、支架移位等,因此其远期耐久性有待进一步检验。此外,有人尝试采用腔内隔绝术治疗急性主动脉夹层也获得了较好的早期结果,但其也同样存在远期结果不明确的问题。

2. 烟囱技术(chimney technique) 在破裂口非常靠近主要的动脉分支(例如头臂动脉开口等),换言之,瘤颈长度小于锚定需要长度(通常是 1.5cm)时,为避免 EVAR 治疗时发生重要动脉开口封闭而引起重要器官缺血，通常可采用所谓的烟囱技术，即在 EVAR 的同时，在上述重要动脉开口段放置前端与覆膜大支架前端平行的支架，通常使用裸支架（图 4 - 6）。

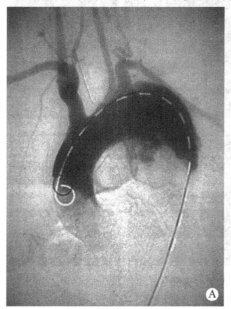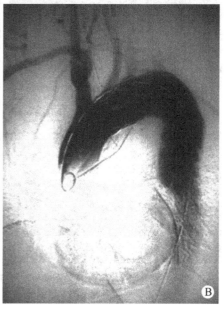

图 4 - 6　烟囱技术示意图
B 型 AD 破裂口在弓降段与左锁骨下动脉开口垂直距离平齐，为防止内漏将覆膜支架
前移，避免左颈总动脉受封闭，采用在左颈总动脉放置烟囱支架

3. 封堵器技术（occluder technique）　血管腔内支架已作为复杂 B 型主动脉夹层（TB - AD）的一种有效、微创的治疗手段，并取得了满意的近中期疗效。但是，足够锚定隔绝区域、较少的主动脉弯曲段、与髂动脉分叉的关系、在腹腔大血管分支附近的破裂口等因素限制了其广泛应用。此外，血管腔内支架技术还有截瘫、上下肢缺血等风险。这些限制导致了支架置入和杂交手术在特定患者身上的应用。为了解决这些问题，我们采用了封堵器，包括 VSD 封堵器（ventricular septal defect occluder）和 PDA 封堵器（aorticopulmonary fistula occluder）代替带膜支架治疗 B 型主动脉夹层，取得初步的经验，详见后文。

4. 杂交（复合）手术技术　杂交（复合）手术技术是指开放性手术与腔内修复术分期或同期进行，以达到最好的治疗效果和出现最少的并发症。以前单独应用腔内修复技术主要是针对裂口位于左锁骨下动脉开口远端降主动脉的慢性 Stanford B 型和逆行性 Stanford A 型夹层，且强调近端锚定区有足够的长度，即近端裂口距离左锁骨下动脉开口远端 1.5cm 以上；但如果瘤颈长度小于 1.5cm 的 B 型 3 区 AD、B 型 1~2 区 AD 或 A 型 0 区 AD 等，就必须应用杂交手术方式（图 4 - 7）。现在，先期或同期的左锁骨下动脉转流术、左椎动脉转流术或左颈动脉转流术、无名动脉转流术等方法的采用，使得近端锚定区已经跨越了左锁骨下和左颈总动脉甚至到达 0 区。当然，杂交手术也包括在升主动脉置换术的同时，通过开放的主动脉弓向远端真腔内置入覆膜大支架治疗 B 型 AD 的方法。

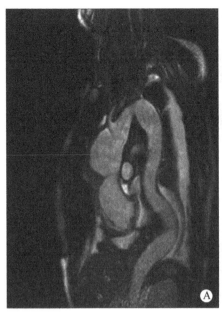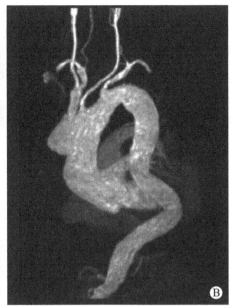

图 4 - 7　CTA 显示夹层

CTA 显示夹层破口位于无名动脉之前

四、腔内隔绝术后内漏的分型及处理原则

内漏是指腔内隔绝术后血液从不同途径继续进入瘤腔的现象。内漏的存在可以使 AD 或真性动脉瘤继续发展增大甚至破裂。腔内隔绝术后，如果 AD 假腔或动脉瘤的远端已被隔绝，内漏可以使瘤腔压力进一步增大，因此必须对内漏进行评价和处理。内漏分为四型：

Ⅰ型内漏：其定义为支架放置后支架周围动脉瘤囊内仍有持续的血流。渗漏与支架装置的近端或远端与主动脉壁固定不紧密所致。Ⅰ型内漏是最需要预防和消除的内漏，选择适合的支架直径、足够长度的锚定段是减少Ⅰ型内漏的重要因素。

Ⅱ型内漏：为隔离段主动脉内的动脉分支倒流进瘤腔所致，如肠系膜下动脉和腰动脉的开放；髂内动脉的反流等，这些可致支架周围渗漏。预防方法是在髂内动脉先行置入栓塞物如钢圈等，再行腔内隔绝术。

Ⅲ型内漏：为支架不同部分之重叠位置出现空隙引起内漏。处理方法是使用球囊使重叠部更为紧贴，或在其内再加一个相同直径的覆膜支架。

Ⅳ型内漏：为显影剂经支架膜渗出，但迟一些时间便消失。随访时多不发现。

还有一种叫 Endotension，其成因还是不明，用任何影像方法均不见内漏，但血管瘤继续膨胀，用针抽吸可能抽出血清样液体，但经抽吸后液体再度积聚。

（金　涛）

第二节　主动脉夹层

一、主动脉夹层的临床分型

主动脉夹层（aortic dissection，AD）的病因、病理及发病情况已有较多的叙述，确切病因尚不明，相关的病因可能有高血压、动脉硬化、遗传性结缔组织病（如马方综合征）、主动脉中膜变性、主动脉缩窄、主动脉炎症性疾病、钝性或医源性创伤等。文献报道 AD 发病后可能引起病变破裂入胸腔、心包、纵隔，或引起灌注不良综合征（malperfusion syndrome）或器官灌注不良，这些 AD 的严重并发症发生率为 38% ~50%。文献报道在自然过程中，急性 AD 患者可突然死亡或在数小时或数天内死亡，50%

患者在 48 小时内死亡，70% 死于 1 周内，90% 死于 3 个月内。大约 1/3 的患者涉及有关动脉分支阻塞及随之而成的器官缺血，包括肾（8%），肝、肠（5%）及肢体（24%），当 AD 合并截瘫、肾、肠系膜动脉缺血时，死亡率可高达 50%。AD 的分型有 DeBaKey（1965 年）及 Standford（1970 年）分型等，后者目前应用较广。

1. DeBakey 分型　如下所述。

Ⅰ型：撕裂口位于升主动脉，范围自升主动脉扩展至远侧腹主动脉甚至更远。

Ⅱ型：撕裂口位于升主动脉，病变扩展仅限于升主动脉。

Ⅲ型：撕裂口位于降主动脉，病变扩展累及降主动脉及以远。

Ⅲa 型：无累及腹主动脉。

Ⅲb 型：累及腹主动脉。

2. Stanford 分型　如下所述。

A 型：病变累及升主动脉。

B 型：病变仅累及降主动脉及以远。

Stanford A 型主动脉夹层包括 DeBakey Ⅰ、Ⅱ、ⅢA 型（逆行向弓部以上撕裂），其内膜撕裂口可位于降主动脉近端，病变扩展可累及弓部和升主动脉，可向下延及降主动脉或腹主动脉。

二、临床表现和诊断

（一）急性主动脉夹层

常指发生夹层 14 天以内的急性期夹层。由于其并发症的发生率尤其是破裂率远高于 14 天以上，因此定义为急性夹层，以与慢性区别。Stanford A 型夹层急性发病率高于 Stanford B 型，并常累及整个主动脉弓，且大多向远端发展。急性 Stanford A 型夹层死亡率远高于 Stanford B 型，前者在自然过程中约有 2/3 在急性期内死于夹层破裂、心脏压塞等并发症。急性 AD 主要表现为疼痛，胸部突发的剧烈疼痛，也可发生在肩胛区，可向后背或腹部扩散，可持续数小时至数天。有突发血压增高并常伴有高血压病史。AD 继发引起的孤立的急性缺血，如发生在腹部脏器常被延误诊断并受到不适当治疗，曾有一例急性 B 型 AD 被诊断为急性胃溃疡而延误诊断数天，以致 AD 破裂大出血。胸部 X 线片可以发现扩大的主动脉影（包括升、弓、降部），或有左胸腔积液等。CT、CTA、MRA 或血管造影均可以发现相应的 AD 表现。

（二）慢性主动脉夹层

常指发生夹层 14 天以上的慢性期夹层，DeBakey 等曾根据主动脉壁结构的炎症程度，将慢性期中 2 周至 2 个月定义为亚急性期。相对于 Stanford A 型，Stanford B 型夹层更常见具有慢性过程，而且即使存在急性期，大部分也可以度过。临床上慢性夹层具有慢性疼痛和压迫症状，但许多慢性夹层患者在急性期一过性疼痛发作缓解后往往仅有容易忽略的症状，部分是在其他检查时由影像学发现。

三、主动脉夹层的腔内治疗

急性主动脉夹层发病突然，来势凶险，临床表现复杂，死亡率高。在急性 AD 中，如假腔有急速扩大，血压或胸痛难以控制，这表示假腔有高度爆裂危险，需立即处理。另外，如有外周血管阻塞病症，包括因肠腔缺血而引起的腹痛、急性缺血性肾衰竭、下肢缺血征象等，也要立即处理。尽管急性 Standford B 型夹层动脉瘤的预后较急性 A 型夹层动脉瘤好，但其因主动脉破裂或脏器的严重缺血并发症而死亡的发生率也较高，达 20%~30%。主动脉夹层的腔内介入治疗已有近 20 年的历史，但至 2000 年前文献报道仍不足 300 例。由于大动脉覆膜支架在材料学上的进步，以及在操作技术上的发展，近 10 年来主动脉夹层的腔内治疗应用显著增多，且治疗效果好，有取代开放性手术的趋势。

1. Stanford A 型主动脉夹层　Stanford A 型主动脉夹层特别是撕裂口位于升主动脉和主动脉弓者，最易发生破裂，如不能及时手术治疗，几乎 100% 会发生破裂死亡，故积极治疗 A 型主动脉夹层是抢救患者生命、提高生存率的关键。传统开放手术（主动脉置换手术）可有效治疗 Stanford A 型病例，但有较高的手术死亡率和并发症，且手术创伤大。近 15 年来血管腔内治疗已成为临床治疗主动脉夹层的有效方法。但是属于 DeBakey Ⅰ、Ⅱ型的 A 型夹层解剖位置复杂，弓部大血管处理困难，病情危重，腔内治疗存在较大困难和危险。血管腔内支架技术与开放手术杂交治疗 Stanford A 型病例，既可降低开放手术的风险、又可减少腔内治疗的困难。主要技术有三种：

第一种方法，开放手术行升主动脉和（或）主动脉全弓或半弓置换 + 血管腔内带膜支架置入降主动脉，封闭降主动脉或主动脉弓远端的撕裂口或病变（支架型象鼻技术），同期进行（图 4 - 8）。主要适用于内膜撕裂口位于降主动脉或主动脉弓远段的 A 型主动脉夹层，升主动脉、主动脉弓和降主动脉多个撕裂口也适用，尤其是主动脉瓣存在病变升主动脉明显扩张的病例更适合。

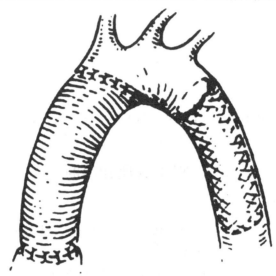

图 4 - 8　象鼻技术
第一种方法的示意图（引自：徐志云等，2006）

第二种方法，旁路手术加覆膜支架置入。开放手术行主动脉弓上大血管移位术 + 血管腔内带膜支架封闭主动脉上撕裂口，可分期进行（图 4 - 9 ~ 图 4 - 14）。主要适用于撕裂口位于或病变累及主动脉弓范围的 Stanford A 型夹层病例，也适用于升主动脉、主动脉弓和降主动脉存在多个撕裂口的病例。

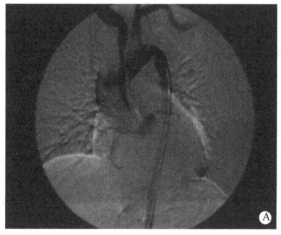 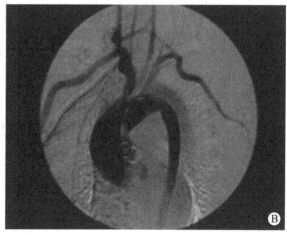

图 4 - 9　主动脉夹层人造血管旁路移植术造影图
A. 女性，43 岁。突发性胸背部撕裂样痛 2 天入院，MRA 检查报告为主动脉夹层；B. 先行左锁骨下动脉 - 左颈总动脉 - 右颈总动脉人造血管旁路移植术

第三种方法，单纯腔内修复。仅血管腔内技术治疗 Stanford A 型主动脉夹层。单用血管腔内支架术治疗可减少开放手术的创伤，适用于 DeBakey Ⅰ 型（选择性）、撕裂口位于主动脉弓远端或降主动脉 A

型夹层，可避免开放手术创伤。只要有效封闭了撕裂口，假腔内会很快血栓形成，可使累及升主动脉和主动脉弓壁夹层假腔内血栓形成而消除，不必处理存在夹层的升主动脉、主动脉弓段，不会再发展成主动脉夹层动脉瘤或破裂（图4-15和图4-16）。

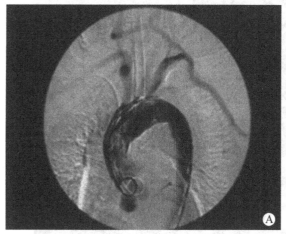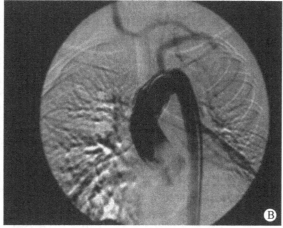

图4-10 覆膜支架封闭主动脉夹层

A. 图4-9病例。择期由右股动脉入路，将一枚直径36mm、长80mm（膜支架长50mm）带膜支架（Talent，Medtronic）导入升主动脉完全封闭内膜撕裂口，并同时封闭无名动脉及左颈总动脉；B. 术后2个月复查，DSA显示升主动脉夹层消失，无内漏。颈部人造血管旁路血流通畅。患者一般情况良好

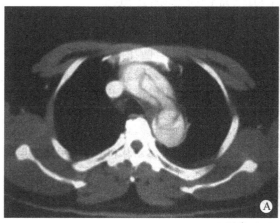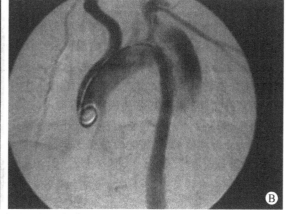

图4-11 主动脉夹层影像

A. 男性，42岁，因突发胸痛2h急诊入院，CT诊断为主动脉夹层；B. DSA证实裂口位于LSA与LCCA之间

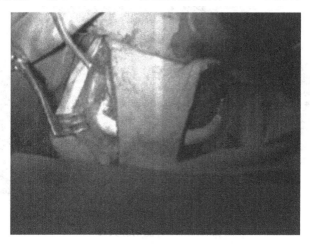

图4-12 人造血管旁路术

先行RCCA-LCCA人造血管旁路术：左颈总动脉近端结扎。LSA没有重建

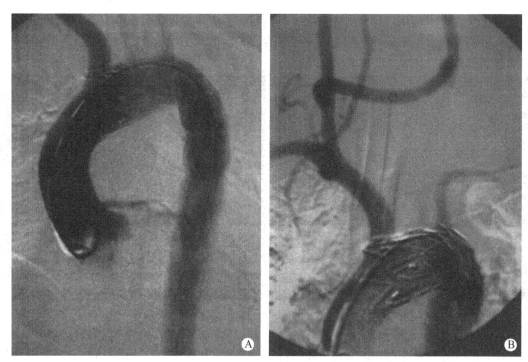

图 4 - 13 带膜支架置入术后造影图

A. 经股动脉入路置入带膜支架；B. 无名动脉旁路至左颈总动脉显示通畅

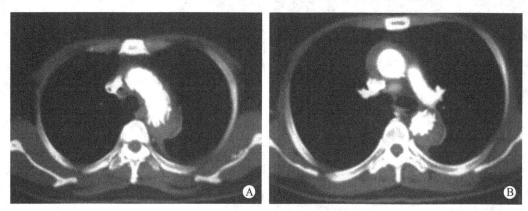

图 4 - 14 术后 CT 复查图像

2 个月后随访见主动脉夹层假腔内血栓形成，无内漏（A，B 为不同层面）

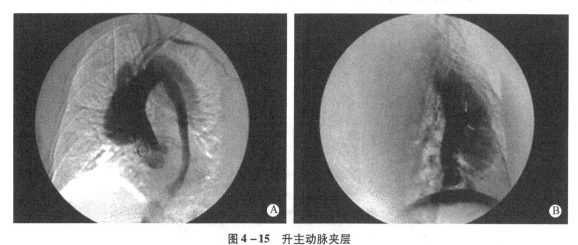

图 4 - 15 升主动脉夹层

男性，71 岁，DSA 显示升主动脉夹层，右前斜位显示破裂口位于升主动脉中段，约 1.5 cm

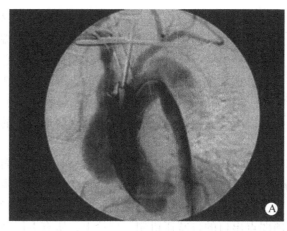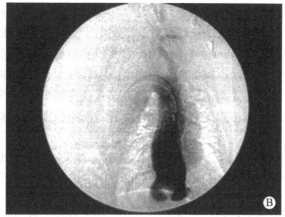

图 4-16 单纯腔内修复术治疗 A 型夹层

A. 经左颈总动脉入路在升主动脉置入覆膜支架；B. 左前斜位显示夹层破裂口隔绝（此例为国内首例单纯用腔内修复术治疗 A 型夹层）

2. Stanford B 型主动脉夹层 在腔内修复技术开展的早期，由于受到覆膜支架材料和生产工艺的限制，支架推送系统直径较大，覆膜支架材质较硬，使腔内技术操作较为困难；另外，操作医师的经验也较为欠缺。同时考虑到急性期夹层时主动脉壁炎症水肿明显，内膜较为脆弱，夹层血肿在扩大及剥离延伸，夹层裂口创面新鲜且随时可以发生变化，患者的血流动力学状态不稳定，此时进行腔内支架隔绝术并不适宜，且急性期 B 型夹层大多可以过渡到慢性期，因此多数学者不主张在急性期行 B 型夹层的腔内治疗，而应进行药物治疗，以控制血压上升、解除疼痛为主。对于病程超过 2 周以上的慢性期主动脉夹层动脉瘤，由于药物治疗并不能维持主动脉结构的稳定，主动脉夹层仍会继续扩大，存在破裂和严重脏器缺血的危险，这时应采取积极的手段如进行手术治疗。但随着覆膜支架的发展、腔内技术开展的数量增多、操作医师的经验积累等，目前急性期已不是腔内治疗 B 型夹层的绝对非适应证。Crawford 等曾提出 B 型夹层的手术治疗指征：急性期药物控制血压疗效不佳或合并分支血管阻塞，慢性期夹层瘤体直径大于 5cm，或每年直径增大超过 1cm，腔内修复术开展的适应证基本相同（图 4-17）。

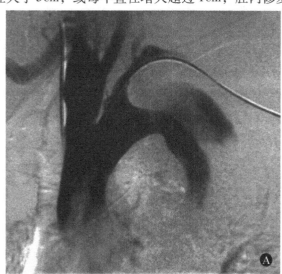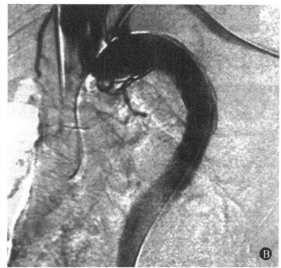

图 4-17 B 型主动脉夹层治疗前后

A. B 型 AD，动脉造影明确可见破裂口位于左锁骨下动脉开口远侧约 4cm 处，假腔较大，真腔受压；B. 覆膜内支架置入行腔内隔绝，破裂口封闭，真腔形态修复

B 型 AD 腔内治疗需要考虑的因素如下：①破裂口的位置与直径；②裂口与左锁骨下动脉开口的距离（即锚定段瘤颈的长度）；③夹层动脉瘤的最大直径；④正常主动脉腔直径；⑤夹层段主动脉真腔直

径；⑥腹主动脉各主要分支与真、假腔的关系；⑦导入覆膜支架的通路异常与否；⑧次破裂口的多少、大小及位置。破裂口过大者要警惕由于支架的径向张力可能引起其周围的动脉内膜继续破开，支架端部分撑进假腔内。近端锚定段即瘤颈长度不足，则容易产生 I 型内漏，导致隔绝失败。远端锚定段也必须有足够的长度以保证支架受固定而不移位。夹层瘤体直径、正常主动脉腔直径及夹层段真腔直径是选择支架直径的要素，覆膜支架的近端直径选择要比瘤颈直径大 10%，而远段真腔如果因夹层瘤体压迫变得很窄，则覆膜支架尽量选择所谓的漏斗型支架，这样可以减少支架端的张力撑破动脉内膜形成新的破裂口，通常漏斗型支架远端比近端直径小 4mm。

3. 主动脉夹层次破裂口的治疗　大部分 AD 尤其是 B 型 AD 通常有多个次破裂口，这是假腔在向远端发展过程中遇到较大的动脉分支时常常使内膜从分支动脉开口处撕裂，形成第二个或多个夹层撕裂口，但有些病例这些次破裂口不是出现在动脉分支开口上。因此，这也可能是主动脉壁内中层撕裂时血流从夹层上破裂口冲进并形成较大压力时的一种寻找薄弱点出口的自减压机制。理论上，所有夹层破裂口都应该封闭，这是恢复主动脉原有生理结构的要求。但是，由于涉及较大动脉分支的开口，封闭的措施往往遇到困难，如担心引起这些较大动脉分支的堵闭导致重要器官缺血。因此，对次破裂口是否处理、如何处理取决于以下因素：①次破裂口与主破裂口的距离；②次破裂口的大小；③主动流入血流的大小；④与重要脏器分支动脉的关系。次口与主口较近、血流较大、与重要脏器分支动脉有锚定隔绝的距离，这是采用覆膜支架腔内隔绝的绝对适应证。有些次口不是在主动脉壁上，而是在重要脏器分支动脉内壁，同时这些分支动脉也受压迫变窄，通常可在这些分支内置入裸支架以使分支动脉内外膜贴合以期缩小甚至封闭假腔。对距离较远、血流量较小的次破裂口，通常不需处理，甚至以前还有对无次口的病例实施真假腔之间开窗造口的做法。对于次口就位于重要脏器分支动脉开口的，无法达到既封闭次口、又保证重要脏器供血的，次口只能弃之不管，以免出现严重并发症。大量随访发现，B 型 AD 当上端主破裂口封闭后，近端假腔内形成的血栓有逐渐向远侧延伸的表现，同时真假腔内压力出现逆转，真腔恢复增大，假腔逐渐贴合而没有扩大。最近 2 年，常光其、陈伟等采用房缺、室缺和动脉导管未闭的专用封堵器对主动脉夹层次口进行封闭处理，效果较好，积累了一定的经验（图 4-18、图 4-19）。

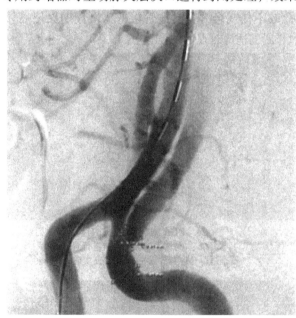 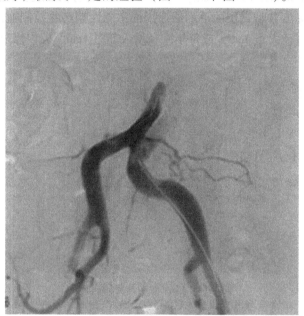

图 4-18　B 型夹层支架封闭层造影　　　　　　　　**图 4-19　PDA 封堵器封闭次口 1**
女性患者，B 型夹层次口位于左髂总动脉，上端主动　　图 4-18 病例，采用 PDA 封堵器对夹层次口进行封闭，
脉主破裂口封闭后，反流血量较大　　　　　　　　　图为封堵器推送鞘送进次口假腔内

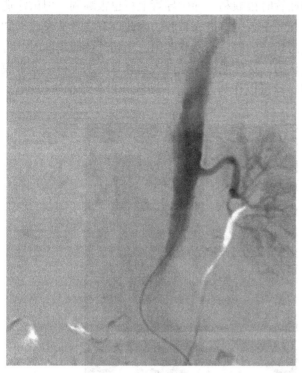

图 4 - 20　PDA 封堵器封闭次口 2
图 4 - 18 病例，采用 PDA 封堵器对夹层次口进行封闭，
图为封堵器推送鞘送进次口假腔内，造影证实假腔

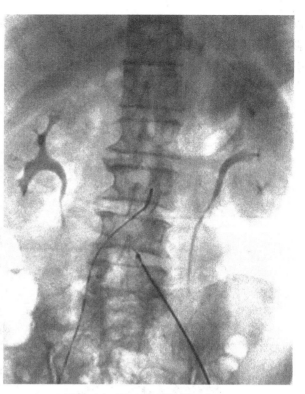

图 4 - 21　PDA 封堵器封闭次口 3
图 4 - 18 病例，采用 PDA 封堵器对夹层次口进行封闭，
图为封堵器推送鞘送进次口假腔内，然后释放封堵器

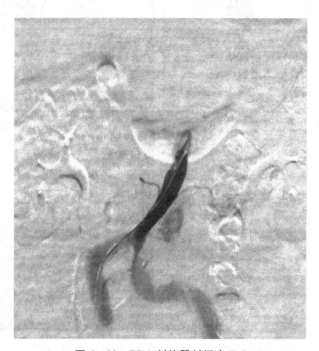

图 4 - 22　PDA 封堵器封闭次口 4
图 4 - 18 病例，采用 PDA 封堵器对夹层次口进行封闭，然后造影证实假腔次口封
闭，造影剂反流消失

　　4. 经左肱动脉穿刺引入造影导管的必要性　①由于胸主动脉夹层裂口绝大部分位于左锁骨下动脉开口之远侧，因此，经肱动脉引入造影导管能保证位于主动脉真腔内，造影的安全性和造影效果能得以保证。②避免出现直径很大的带膜支架管从髂股动脉进入夹层假腔造成更大的动脉损伤。主动脉夹层可

以一直延伸至髂、股动脉。曾有病例，经股动脉穿刺插管时很顺利，导丝导管上行也很顺利，但试注造影剂时则发现导丝导管位于动脉夹层假腔的全程内，并经由破裂口进入真腔。因此，有学者从左肱动脉引入导丝和导管后，沿主动脉真腔下行，将导丝引进需切开的髂、股动脉腔内，当切开髂股动脉时，将真腔中导丝挑出，并沿该导丝送入多用途导管。有人认为，这样能够保证进入动脉真腔内上行。③带膜血管支架释放过程中定位时，从肱动脉引入的导管或导丝可以作为左锁骨下动脉开口外缘的定位标志。④必要时作为烟囱技术的途径（图4-23）。

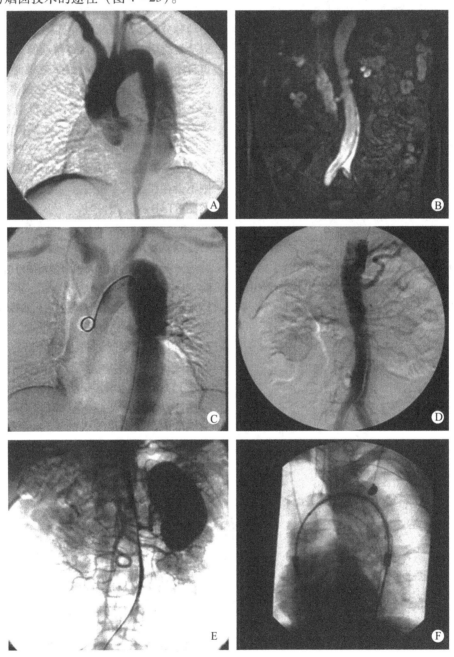

图4-23 左肱动脉引入导管行 AD 夹层腔内修复术

A. 经肱动脉引入造影导管能保证其位于主动脉真腔内；B. 男，43岁，MRA提示AD夹层一直延伸到髂动脉；C. 续上例，从股动脉穿刺引导管上行，见导管位于胸段夹层假腔内；D. 从股动脉穿刺引导管上行，见导管位于腹段夹层假腔内；E. 从肱动脉穿刺引导管下行，见导管位于腹主动脉真腔内，真腔明显受压变窄；F. 男，46岁，经肱动脉引入导丝作为覆膜大支架置入时锁骨下动脉开口的标志

5. 封堵器置入术治疗主动脉夹层 血管腔内支架虽已作为复杂B型主动脉夹层（TB-AD）的一种

有效、微创的治疗手段，并取得了满意的近中期疗效。但是，足够锚定隔绝区域、较少的主动脉弯曲段、与髂动脉分叉的关系、在腹腔大血管分支附近的破裂口等因素限制了其广泛应用。此外，血管腔内支架技术还有截瘫、上下肢缺血等风险。这些限制导致了支架置入和杂交手术在特定患者身上的应用。

（1）封堵器治疗 TB – AD 的原理：经破裂口置放 VSD 或 PDA 封堵器直接封闭主动脉夹层的破口，使主动脉夹层的假腔内完全形成血栓，从而达到治疗目的。

目前应用的封堵器为深圳先健公司的专用封堵器，分别为室间隔缺损封堵器、动脉导管未闭封堵器和房间隔缺损封堵器（图 4 – 24 ~ 图 4 – 26）。这些封堵器原来用于室间隔缺损、动脉导管未闭和房间隔缺损的腔内治疗，在主动脉夹层中应用必须合理地选择其适用范围。

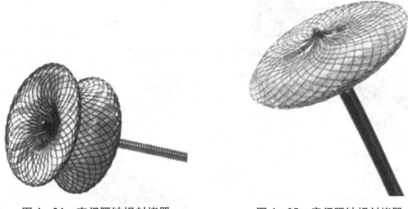

图 4 – 24　室间隔缺损封堵器　　　　　　图 4 – 25　房间隔缺损封堵器

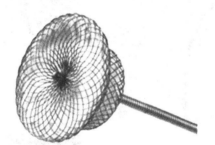

图 4 – 26　动脉导管未闭封堵器

（2）主动脉夹层中封堵器使用的适应证：①没有足够锚定段作为覆膜大支架的隔绝区域；②较短的主动脉弯曲段，覆膜大支架容易产生较大径向张力，对已有病变的主动脉造成继发性损伤；③与髂动脉分叉的关系（如破裂口在髂动脉分叉附近）；④在腹腔大血管分支附近的破裂口，因可能引起重要脏器动脉闭塞而不能使用覆膜大支架的情况。

（3）封堵器使用的优势

1）潜在地避免了近端锚定区不足的情况下对左锁骨下动脉的覆盖：近年来，血管腔内支架治疗之前越来越倾向于行左锁骨下动脉血管重建（合称杂交手术）。但是，这种血管重建使患者受到了更多死亡和并发症的威胁（图 4 – 27）。为了克服这个限制，有学者经过长久的构思，考虑应用封堵器治疗。

2）对比血管腔内支架置入，此项技术的另一个优势是消除了截瘫的风险：截瘫是降主动脉胸段血管腔内支架置入的一个主要并发症，报道的发生率为 0.8% ~ 4%。Amabile 等证实了带膜支架覆盖的长度是截瘫发生的独立危险因素，主要与支架的覆盖不可避免地牺牲了肋间动脉有关。封堵器的应用或许可以通过主动脉支架覆盖的明显减少，消除截瘫的风险。

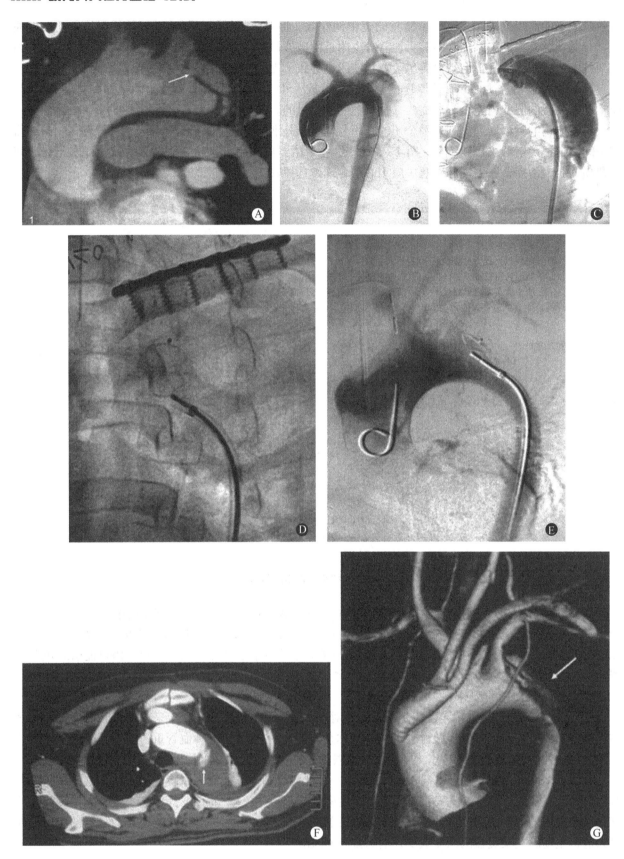

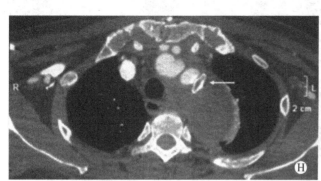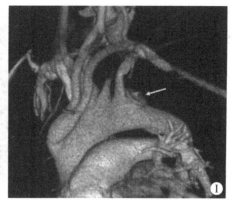

图 4 - 27 病例一

A. 男，39 岁。CTA 和 DSA 确定了 TB - AD 的诊断，并且证实近端破裂入口为 7mm，位于左锁骨下动脉远侧 5mm；由于血压控制不良以及近端锚定隔绝部位不足，用间隔缺损封堵器修复近端入口的腔内隔绝术；B. 主动脉造影证实夹层破裂口及假腔的情况；C. VSD 封堵器推送器越过破裂口进入假腔，造影证实；D. 送出封堵器，可见封堵器两个大盘之间位于破裂口中呈哑铃形；E. 让两个盘自然夹紧，造影证实破裂口被封闭；F. CTA 1 周后随访，显示封堵器位于破裂口的位置合适，夹层假腔血栓形成；G. 尚可见破裂口极少量漏（白箭头），患者症状消失；H. CTA 1 个月随访，封堵器定位良好，破裂口完全封闭，假腔内完全血栓形成，假腔直径减少，真腔直径增大；I. CT 三维血管重建，显示封堵器在破裂口的形态

3）在腹腔大血管分支开口附近的次破裂口常常发生，由于邻近腹部大血管分支，覆膜支架的应用已经显得不可能。但封堵器的应用为此类情况的治疗提供了光明的前景（图 4 - 28）。本组有一例主动脉夹层次口位于右肾动脉开口后方，前后相隔约 5mm，放置覆膜支架必然会引起肾动脉闭塞。采用封堵器封闭该漏口，取得成功。

4）髂总动脉开口附近也是 TB - AD 的远端开口好发部位，并常出现向假腔灌注血流的情况，其漏口附近的髂动脉分叉也导致覆膜支架隔绝失败。某医院 3 例成功地应用 PDA 封堵器将髂动脉开口附近的夹层破裂口封闭，其近中期随访均显示效果良好。

5）TB - AD 支架置入后复发概率并不低，在主动脉壁上形成新的破口的相关因素包括近端裸支架产生的强烈径向力以及一些自膨式支架被动弯曲于主动脉弓时回缩为初始平直状态的趋势，这些都可以对主动脉壁造成新的损伤，从而加重主动脉夹层的情况。而封堵器则不会存在这两方面因素，我们期望封堵器的应用可以避免 RTAD。

6）与覆膜大支架相比，有明显的价格优势。

（4）封堵器使用的一些潜在问题：①封堵器可能会进一步撕裂破裂口。②封堵器可能有扩大夹层的风险，亦可能导致致命的并发症。③封堵器对近端破裂口来说操作也许困难，因为靠近左锁骨下动脉开口的破裂口离夹层假腔的折返端很近，封堵器输送长鞘可能没有足够的空间送进并释放出封堵器。同时，即使能释放封堵器但其前盘不能自然回缩（给假腔折返点顶住），存在着内漏的风险。④由于封堵器输送长鞘较硬而且其弯度不够，在较窄的主动脉真腔内应用时，前端与破裂口形成较大的夹角，会影响封堵器的释放角度甚至出现盘/口骑跨情形，使封闭失败。本组有一例就出现这种情况而放弃使用封堵器。⑤由于随访时间尚短及病例数尚少，封堵器的置入对降主动脉血流动力学的影响仍然未知，并且有潜在的封堵器移位所致的严重并发症。

概括来讲，经过短中期的追踪随访，证明通过 VSD 或 PDA 封堵器封闭破裂口治疗慢性 TB - AD 在技术上是可行、安全和有效的。但是长期的随访对明确地评价其有效性和稳定性无疑是必需的。同时，也期待着封堵器构造的改善，使其在 AD 治疗上有更大的发展。

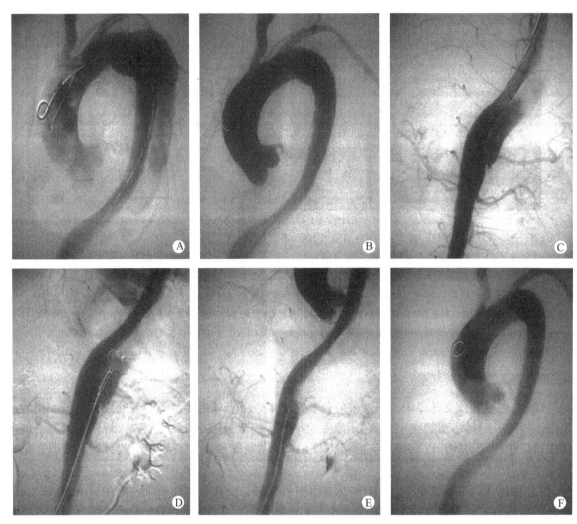

图 4 - 28　病例二

A. TB - AD，TEVAR 前造影，首破裂口位于左锁骨下动脉远侧4cm处；B. TEVAR 后，腔内隔绝良好；C. 次破裂口位于腹腔动脉开口附近，有明显血流；D. 行封堵器封闭术；E. 封堵器位置验证造影；F. 封堵器放置后造影，证实次破裂口封闭良好，手术目的达到

四、主动脉夹层腔内治疗或杂交治疗的并发症

（1）内漏。

（2）冠脉并发症。

（3）动脉损伤。

（4）脊髓缺血。

（5）脑梗死。

（金　涛）

第三节　胸主动脉瘤

一、特点

胸主动脉瘤的病因主要包括动脉粥样硬化、大动脉炎、马方综合征、高血压等，最好发部位是主动脉弓降部，但通常蔓延至腹主动脉。发生在弓部时具有直径大、常累及头臂动脉分支的特点。

二、腔内治疗

腔内治疗与传统处理胸主动脉瘤外科手术比较，外科手术死亡率高，并有2%～12%的患者术后截瘫，3%的患者有急性心肌梗死。但主动脉腔内修复术的危险性相对低得多。2004年Heijmen等报道采用腔内隔绝术治疗胸主动脉瘤和胸主动脉夹层104例，除4例死亡外，其余100例均康复（96.8%）。因此，腔内隔绝术是一种创伤小、简便安全的治疗方法，其治疗主动脉瘤的指征与主动脉瘤的外科手术相同，如血管瘤直径>5cm或5.5cm。腔内隔绝术是用直型覆膜支架置入于胸主动脉瘤两端的瘤颈之间，将来自主动脉血流的压力与病变薄弱的主动脉瘤壁隔离，消除或减低主动脉瘤扩张破裂的危险。在治疗上，往往要注意：①需要较长的覆膜支架；②必要时先期采用杂交手术行头臂动脉旁路（图4－29～图4－31）；③要求多学科合作。

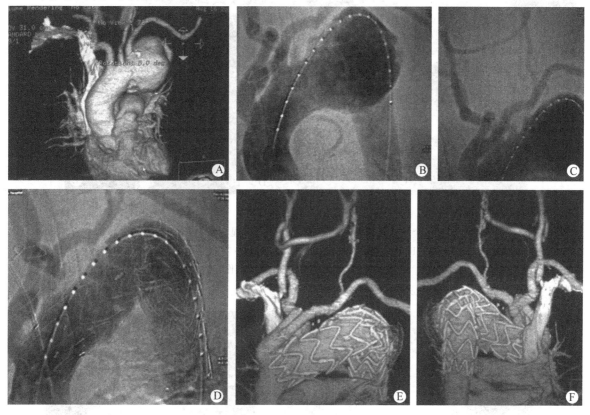

图4－29 病例一

A. 男，63岁，严重冠状动脉闭塞合并弓部动脉瘤，累及左锁骨下动脉起始部；B. 先行冠状动脉搭桥及升主动脉－无名动脉－左锁骨下动脉"Y"形旁路及颈－颈旁路移植术，左颈总动脉和左锁骨下动脉近端结扎；C. 造影显示旁路血管工作良好；D. 二期行冠状动脉支架成形术及弓部动脉瘤腔内修复术；E、F. 随访CTA，至今已逾4年，情况良好

支架主要是经股动脉置入，所以术前应对髂外动脉大小进行评估，一般胸主动脉的带膜支架都比腹主动脉带膜支架大，推送器直径一般大于8mm。所以在体型较小的患者，尤其是中国妇女，应小心留意。另外在年龄大的患者中，其髂动脉可能因钙化而失去收缩弹性，两者均会增加股动脉或髂动脉破裂之风险，可以用外科方法在髂总动脉先置入人工血管以利支架置入，另外因为胸主动脉血管瘤扩大，可引起主动脉弓与降主动脉之间弧度变窄，以及胸主动脉于横膈膜处形成一急性成角，这对支架置入可产生障碍甚至危险，术前评估应小心留意。

另外，术前也应留意左锁骨下动脉与主病变部分的距离，须于术前及术中决定是否牺牲左锁骨下动脉以增加支架的锚定段。经上肢动脉引入导管或导丝，从左锁骨下动脉进入主动脉，导管可做术中血管造影，本身也可以明确标示左下锁动脉开口位置。

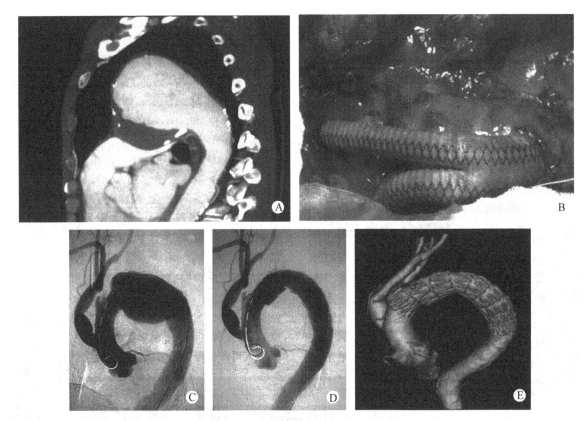

图 4－30　病例二

A. 男，65 岁。因声音沙哑 3 个月，体检发现胸主动脉瘤，CTA 显示动脉瘤位于主动脉弓部，长 120mm，最大直径 80mm，累及 LCCA；B. 先一期行升主动脉－无名动脉－左颈总动脉"Y"形人造血管旁路移植术；C. 10 天后二期行 TEVAR，腔内隔绝术前造影，见旁路血管工作良好；D. 置入覆膜支架，腔内隔绝效果良好；E. 3 个月后 CTA 随访，至今已 3 年，患者情况良好

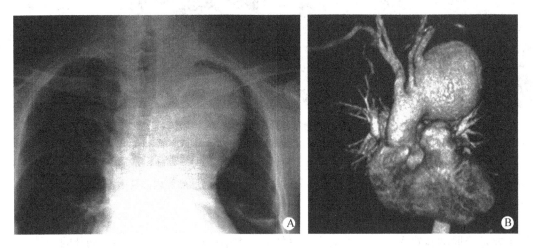

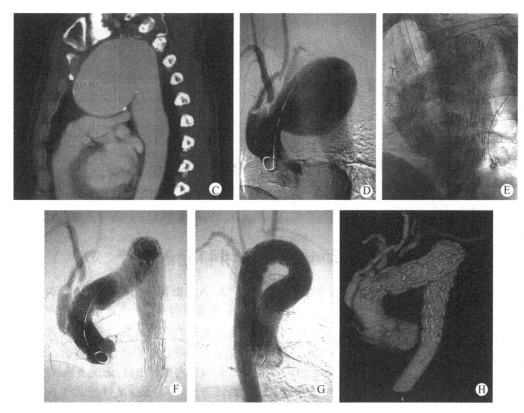

图 4-31 病例三

A. 男，59 岁。因胸部疼痛 1 个月，体检发现弓部主动脉瘤；B. 术前 CTA 表现，累及 LCCA；C. 瘤体长 162mm，最大直径 82mm；D. 先一期行升主动脉 - 无名动脉 - 左颈总动脉 "Y" 形人造血管旁路移植术，TEVAR 前造影提示旁路工作良好；E. 1 周后二期行 TEVAR；F、G. TEVAR 后造影（正、斜位）；H. 3 个月后 CTA 随访

三、TEVAR 的并发症

（1）与 AD 腔内治疗相同的并发症。

（2）术中并发症，也因此必须有应对的处理预案：①瘤体过大，支架在瘤腔内皱缩而不能锚定；②支架不够长，叠加支架时叠加处活动脱离；③放进的支架随记忆性弹直，刺破瘤壁造成大出血死亡。

（金 涛）

第五章

结构性心脏病的介入治疗

第一节 动脉导管未闭和介入治疗

动脉导管未闭是一种较常见的先天性心血管畸形，占先天性心脏病总数的 12% ~ 15%，女性约 2 倍于男性。约 10% 的病例并存其他心血管畸形。

1938 年 Gross 成功地为 1 例 7 岁女孩进行了动脉导管未闭结扎手术，开创了外科动脉导管未闭的手术治疗。本专题仅就目前应用广泛的弹簧圈和 Amplatzer 封堵器的应用进行介绍。

一、病理解剖

1. 位置 未闭的动脉导管一般位于主动脉峡部和左肺动脉根部之间、肺总动脉分叉处（图 5 - 1）；少数右位主动脉弓者，导管可位于无名动脉根部远端主动脉和肺动脉之间。未闭的动脉导管一般位于主动脉峡部和左肺动脉根部之间、肺总动脉分叉处。

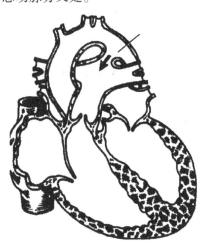

图 5 - 1 PDA 的解剖位置

2. 直径 未闭导管的直径差异很大，一般为 0.5 ~ 2.0cm，大多 2cm 左右，长度 0.2 ~ 1.3cm。

二、分型

1. 根据未闭动脉导管的形态学改变 分为漏斗型、管型和窗型 3 种类型。

（1）漏斗型：较多见，长度与管型相似，但近主动脉处粗大，近肺动脉处狭小，呈漏斗状，有时甚至类似动脉瘤形。

（2）管型：管状导管连接主动脉和肺动脉的两端口径相近，管壁厚度介于主动脉与肺动脉之间，此型最为多见。

（3）窗型：动脉导管极短，口径极粗，外观似主动脉，呈肺动脉窗样结构，管壁往往极薄，此型较少见。

2. Krichenko 根据动脉导管未闭造影的具体形态　分为 5 种类型。

（1）A 型呈漏斗形，最狭窄端位于肺动脉，根据与气管的关系分为 1 型、2 型和 3 型。

（2）B 型动脉导管短，肺动脉与主动脉紧贴呈窗状，一般直径较大。

（3）C 型呈管状，长度约在 10mm 内，导管两端基本相等，无狭窄。

（4）D 型多处狭窄。

（5）E 型形状怪异，呈伸长的喇叭状结构，最狭窄处远离支气管前缘。

动脉导管未闭除上述变化外还可有肺动脉及其分支扩张，甚至类似动脉瘤样改变，导管内可有血栓形成，若导管粗大可有左右心室肥厚与扩张。

三、诊断

1. 症状　动脉导管未闭的临床表现主要取决于主动脉至肺动脉分流血量的多少以及是否产生继发肺动脉高压和其程度。轻者可无明显症状，重者可发生心力衰竭。常见的症状有劳累后心悸、气急、乏力，易患呼吸道感染和生长发育迟缓。晚期肺动脉高压严重，产生逆向分流时可出现下半身发绀。

2. 体征　如下所述。

（1）动脉导管未闭体检时，典型的体征是胸骨左缘第 2 肋间听到响亮的连续性机器样杂音，伴有震颤。

（2）肺动脉第 2 音亢进，但常被响亮的杂音所掩盖。

（3）分流量较大者，在心尖区尚可听到因二尖瓣相对性狭窄产生的舒张期杂音。

（4）测血压示收缩压多在正常范围，而舒张压降低，因而脉压增宽，四肢血管有水冲脉和枪击声。

（5）婴幼儿可仅听到收缩期杂音。

（6）晚期出现肺动脉高压时，杂音变异较大，可仅有收缩期杂音，或收缩期杂音亦消失而代之以肺动脉瓣关闭不全的舒张期杂音。

3. 特殊检查　如下所述。

（1）胸部 X 线检查：心影增大，早期为左心室增大，晚期时右心室亦增大，分流量较多者左心房亦扩大。升主动脉和主动脉弓阴影增宽，肺动脉段突出。肺动脉分支增粗，肺野充血。有时透视下可见肺门"舞蹈"征。

（2）心电图：轻者可无明显异常变化，典型表现示电轴左偏、左心室高电压或左心室肥大。肺动脉高压明显者，示左、右心室均肥大。晚期则以右心室肥大为主，并有心肌损害表现。

（3）超声心动图：是确诊动脉导管未闭最好的非创伤性检查。左心房、左心室增大，肺动脉增宽；如存在肺动脉高压，右心室亦可增大，在主动脉与肺动脉分叉之间可见异常的管道交通；彩色多普勒显示降主动脉至肺动脉的高速双期分流；连续多普勒可测得双期连续高速血流频谱。

（4）心导管及造影检查：一般不需要进行心导管检查，当有重度肺动脉高压和伴有其他心血管畸形，决定患者能否进行手术矫治用以判断血流动力学时，才需做心导管检查。通常肺动脉平均血氧含量高于右心室平均血氧含量 0.5vol% 即可诊断肺动脉水平由左向右地分流，再根据 Fick 法计算出分流量的大小。多数患者行右心导管检查时，心导管可通过动脉导管达降主动脉。某些干下型室缺或主肺动脉窗的患者，检查时导管从异常位置进入升主动脉，其走行与动脉导管有明显差别。主动脉弓降部造影是施行动脉导管未闭封堵术不可缺少的必要步骤，常规选择左侧位 90° 造影。成人动脉导管由于钙化、短缩，在此位置不能清楚显示时可加大左侧位角度至 100°～110° 或采用右前斜位 30° 加头 15°～20° 来明确解剖形态。注入造影剂的总量为 ≤5mL/kg。

四、鉴别诊断

大部分动脉导管未闭患者通过听诊和辅助检查可以明确诊断。但少数病例由于杂音不典型或伴有其他体征时，需与下列疾病相鉴别。

1. 生理性无害性杂音　在青少年时颈内静脉流向锁骨下静脉的血流急转可产生连续性血管性充盈音，头颈部转动可使杂音增强，压迫颈静脉和平卧时可使杂音消失。

2. 原发性肺动脉扩张　是一种很少见的先天性心血管畸形，无明显症状，多在体检时发现心脏杂音，杂音呈单纯收缩期吹风样或双期性，强度不超过 3 级。超声心动图和心导管检查仅能发现肺动脉扩张，无肺动脉水平的异常分流。

3. 轻度肺动脉瓣狭窄　在肺动脉瓣区可听到收缩期杂音，伴有收缩早期喷射音，肺动脉瓣区第二心音减弱；胸部 X 线片示肺动脉段凸出，肺血少或正常，而动脉导管未闭者肺血常增多，右心导管检查右心室 - 肺动脉的跨瓣压差在 20mmHg 以上。精确的超声心动图能够明确诊断。

4. 原发性肺动脉高压　在临床上很容易与动脉导管未闭伴有重度肺动脉高压混淆。原发性肺动脉高压多见于青年女性，有心悸、气短、呼吸困难、轻度发绀和杵状指，听诊可有单纯收缩期或双期性杂音，常需心血管造影明确诊断。

5. 主肺间隔缺损　一般来说主肺动脉间隔缺损较小时，患者的连续性杂音易误诊为动脉导管未闭，当主肺动脉间隔缺损较大，距主动脉又近，可造成大量左向右分流，患者较幼小时即出现心力衰竭和严重肺动脉高压，心脏杂音多为单纯收缩期杂音。超声心动图能够发现主肺动脉间隔的缺损。施行右心导管检查时，导管可经主肺动脉间隔进入升主动脉及头臂动脉，而后或有可能进入降主动脉。选择性升主动脉造影可最后明确诊断及了解主肺间隔缺损的解剖形态。

6. 动、静脉瘘　瘘管如由冠状动脉、肋间动脉或胸廓内动脉与附近静脉相通，即可产生与动脉导管未闭相似的连续性杂音。但音源表浅，似来自心外。一侧肺动脉起源于主动脉亦可产生连续性杂音。较大的肺动静脉瘘可于不寻常的部位听到杂音，但分流量大时患者会出现发绀和杵状指。

7. 左冠状动脉起源于肺动脉　出生后肺动脉压力下降，不能灌注左冠状动脉；右冠状动脉仍由主动脉起源，产生茂密侧支以灌注左冠状动脉，并由左冠状动脉倒流入肺动脉；流量大者可产生连续性杂音，心电图上有特殊冠状动脉供血不足的图形。

8. 主动脉窦瘤破裂　患者发病年龄大，有室间隔缺损、胸部外伤或细菌性心内膜炎等病史。发病突然，有明显心力衰竭的表现，体检可发现连续性杂音，杂音粗糙伴有震颤，超声心动图能够作出诊断，不需行主动脉根部造影，以免使乏氏窦瘤破裂口增大，造成患者猝死。

五、适应证

根据 2004 年中华儿科医学杂志《先天性心脏病经导管介入治疗指南》中，动脉导管未闭封堵术的适应证如下所示。

1. Amplatzer 法　如下所述。

（1）左向右分流不合并需外科手术的心脏畸形的动脉导管未闭，动脉导管未闭最窄直径≥2.0mm，年龄通常≥6 个月，体重≥4kg。

（2）外科术后残余分流。

2. 弹簧栓子法　如下所述。

（1）左向右分流不合并需外科手术的心脏畸形的动脉导管未闭，动脉导管未闭最窄直径（单个 cook 栓子≤2.0mm；单个 pfm 栓子≤3.0mm）。年龄通常≥6 月龄，体重≥4kg。

（2）外科术后残余分流。

六、禁忌证

（1）感染性心内膜炎，动脉导管未闭内有赘生物者。

（2）严重肺动脉高压出现右向左的分流，肺总阻力＞14Woods。

（3）同时并发有需要外科手术矫治的心内畸形。

七、器材准备

1. 可控弹簧圈　主要应用于临床的是德国 pfm 公司生产的 Duct – Occlud 弹簧圈（图 5 – 2）及美国 Cook 公司生产的 Gianturco 弹簧圈（图 5 – 3）和 Detachable 弹簧圈（图 5 – 4），上述弹簧圈均具有回收功能。

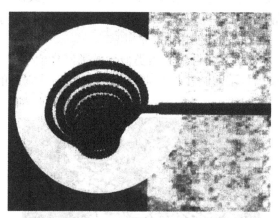

图 5 – 2　Duct – Occlud 弹簧圈

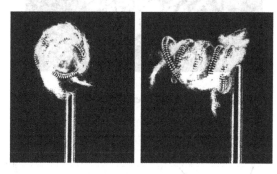

图 5 – 3　Gianturco 弹簧图

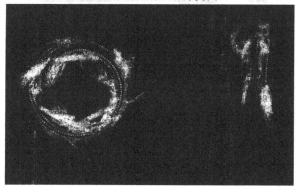

图 5 – 4　Detachable 弹簧圈

（1）1994 年 D. Redel 发明了 pfm 螺旋状弹簧圈。pfm 可控螺旋弹簧圈的头部和尾部较大，中间较小呈哑铃状，根据弹簧圈两端螺旋连接镍钛记忆合金而分为标准型（无记忆合金），加强型（主动脉侧为记忆合金）和 S 型（两端均有记忆合金），可根据动脉导管未闭形态和直径选择不同型号；适用于直径 < 3.5mm 的动脉导管未闭，输送鞘管均为 F5 或 F4 输送系统，带有内芯和锁扣装置及控制手柄，具有释放和回收双重保险功能，提供使用的安全可靠性。

（2）Cook 弹簧圈由白金和合成纤维制成，适用于直径 < 2.0mm 的动脉导管未闭，动、静脉径路均可以输送，根据弹簧圈的直径及圈数可分为 3mm 5 圈（MWCE – 3 – PDA5）；5mm 5 圈（MWCE – 5 – PDA5）；8mm 5 圈（MWCE – 8 – PDA5）等型号，目前 Cook 公司防磁性的弹簧圈已用于临床。

2. Amplatzer 蘑菇伞封堵器 为美国 AGA 公司制造，多用于直径 > 2mm 的 PDA，经静脉途径输送。封堵器由镍钛记忆合金编织，呈蘑菇形孔状结构，内有三层高分子聚酯纤维，具有自身膨胀性能，反复牵拉不变形，耐疲劳性较好，置入体内后无金属支架折断现象（图 5-5）。用激光技术焊接铂标记在 X 线下可显示封堵器的位置，封堵器长 5mm、7mm、8mm 三种规格；肺动脉侧直径分为 4~16mm 不同直径的 7 种型号，用旋钮与输送器相连能够回收，输送器由长鞘管和装载器组成（图 5-6）。主要优点是输送鞘管细（6~9F），通过静脉传送，能闭合较大内径的动脉导管未闭，操作方便，当封堵器选择不合适时也容易退回导管鞘内，便于取出，使用更安全可靠。

3. 国产封堵器 与 Amplatzer 蘑菇伞封堵器相类似，腰部圆柱直径 4~24mm，共 14 种型号，其价位较低，已广泛应用于临床。封堵器圆柱部分直径在 4~14mm。应用的输送鞘管与普通的封堵器相同。

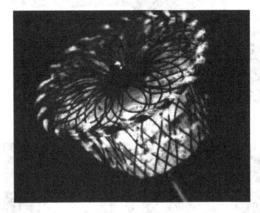

图 5-5 Amplatzer 蘑菇伞封堵器

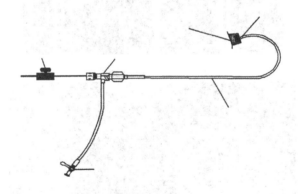

图 5-6 蘑菇伞封堵器传送系统

八、操作步骤和技巧

1. 术前准备 常规履行签字手续，与患者及其家属交代介入治疗中可能发生的并发症，并取得同意后方可进行手术。

2. 麻醉 婴幼儿采用静脉氯胺酮麻醉，术前 6 小时禁食，2 小时禁水，同时给予一定比例的钾镁等渗盐水和足够热量的葡萄糖静脉补液。较大儿童能够配合者和成人选用局部麻醉。

3. 穿刺 常规右股动静脉，送入动静脉鞘管，4kg 以下婴幼儿动脉最好选用 4F 鞘管，以防动脉损伤。先行右心导管检查后再做主动脉弓降部正侧位造影，测量动脉导管未闭形态、大小、选择合适的封堵材料。术中可用少量肝素 0.5mg/kg。

4. 建立轨道 将端孔导管送入肺动脉，经动脉导管至降主动脉，若动脉导管未闭较细或异常而不能通过时，可从主动脉侧直接将端孔导管或用导丝通过动脉导管未闭送至肺动脉，采用动脉侧封堵法封堵或用网套导管从肺动脉内套住通过端孔导管的交换导丝，拉出股静脉外建立输送轨道。

5. 交换导丝　经导管送入 260cm 长交换导丝至降主动脉后撤出导管。

6. 送入传送器　沿长交换导丝送入相适应的传送器至降主动脉后撤出内芯及交换导丝。

7. 弹簧圈堵塞法　选择适当的弹簧栓子装置到传送导丝顶端，并顶入端孔导管内，小心将其送出导管顶端 2~3 圈。回撤全套装置，使该弹簧圈封堵动脉导管的主动脉一侧。端孔导管退至动脉导管的肺动脉侧，回撤导丝内芯，并旋转传送装置，使弹簧栓子在肺动脉侧形成 1.5~2 圈后旋转传送柄，使弹簧栓子释放。从动脉侧放置弹簧圈方法基本与经静脉途径相同，不同是增加股动脉穿刺，经鞘管送入猪尾导管，行主动脉造影评价封堵效果。

8. Amplatzer 封堵法　要选择比动脉导管未闭最窄处内径大 3~6mm 的 Amplatzer 封堵器连接于输送导丝前端，将输送杆通过装载鞘管与伞的螺丝口旋接，将用生理盐水浸泡的封堵伞完全浸在盐水中回拉输送杆，使伞进入装载鞘管内。用肝素盐水冲洗传送长鞘管，保证鞘管通畅及无气体和血栓。从传送鞘管中送入封堵器至降主动脉打开封堵器前端，将封堵器缓缓回撤至动脉导管未闭主动脉侧，嵌在动脉导管未闭主动脉端，回撤传送鞘管，使封堵器腰部镶嵌在动脉导管内（图 5-7），观察 5~10min，重复主动脉弓降部造影，封堵器位置良好，无明显造影剂反流可释放封堵器（图 5-8）。

9. 撤出传输系统　撤除长鞘管及所有导管，压迫止血。

10. 术后处理　术后卧床 24 小时。静脉给予抗生素，3~5 天。一般不需服用阿司匹林，术后 24 小时，1 个、3 个、6 个月至 1 年复查心电图、超声心动图和心脏 X 线片。

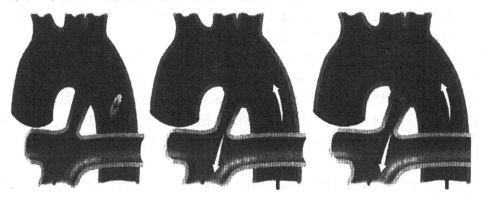

图 5-7　经传送鞘送入封堵器过程

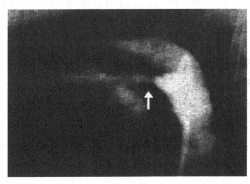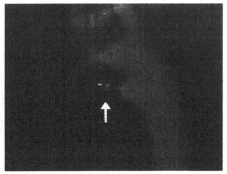

图 5-8　PDA 封堵术前后降主动脉造影图片

九、并发症、特殊情况及处理

应用弹簧圈和 Amplatzer 封堵器介入治疗的并发症发生率低，总并发症分别为 7.6% 和 2.2%。其病死率 <0.1%，死亡原因为 Amplatzer 封堵器严重阻塞降主动脉。因此规范化操作是非常重要的，可以避免死亡。

1. 封堵器脱落　发生率为 0.3%，主要为器材本身质量问题所致，个别操作不当也可引起。封堵器置入体内前应仔细检查，包括输送鞘管及其附件等。术中推送封堵器切忌旋转动作以免发生脱载。一旦发生弹簧圈或封堵器脱落可酌情通过网篮或异物钳将其取出，栓塞重要脏器而难于取出时要急诊外科手术。严格按照操作规程，选择合适的封堵器材，一般不会造成脱落。

2. 溶血　发生率为 <0.8%。主要与术后残余分流过大或封堵器过多突入主动脉有关。可发生于术后 1~24h。尿颜色呈洗肉水样，严重者为酱油色，可伴发热、黄疸、血色素下降等。防治措施：尽量避免高速血流的残余分流；一旦发生术后溶血可使用激素、止血药、碳酸氢钠碱化尿液，保护肾功能等治疗，多数患者可自愈。残余分流较大者，内科药物控制无效时，可再置入一个或多个封堵器（常用弹簧圈）封堵残余缺口后溶血能治愈。若患者持续发热、溶血性贫血及黄疸加重等，则应酌情外科处理。

3. 降主动脉狭窄　应用 Amplatzer 封堵器的发生率为 0.2%，主要发生在婴幼儿，封堵器过多突入降主动脉造成。轻度狭窄（跨狭窄处压差 <15mmHg）可严密观察，如狭窄较重需考虑接受外科手术。

4. 左肺动脉狭窄　主要由于封堵器突入肺动脉过多造成。应用弹簧圈的发生率为 3.9%，Amplatzer 封堵器的发生率为 0.2%。与动脉导管未闭的解剖形态有关，如动脉导管较长，入口较大而出口较小，如选择封堵出口，封堵器占据左肺动脉的管腔较多，就有可能发生左肺动脉狭窄。因此术中应对动脉导管未闭的形态有充分的了解，根据解剖形态选择合适的封堵器来避免发生此种并发症。术中可行超声监测，观察封堵前后血流速度的变化。如血流速度明显增加，应调整弹簧圈的位置。必要时行肺动脉造影评价。轻度狭窄可严密观察，若狭窄较重则需要外科手术。

5. 动静脉血管损伤　尤其是婴幼儿操作应十分小心细致。由于穿刺、插管损伤引起动脉痉挛，术后下肢不能活动，伤口加压致血流缓慢，在穿刺口处形成血凝块，造成动脉栓塞或部分栓塞。因此，在拔出动脉套管时，应用示指轻轻压迫穿刺部位 10~15min，压迫的力量以穿刺部位不出血且能触及足背动脉搏动为标准，止血后再包扎伤口。如足背动脉搏动不能触及，下肢皮肤温度低，要考虑有股动脉栓塞；个别出现下肢颜色紫暗，肿胀明显时要考虑有股静脉的血栓形成；这两种情况时均应行抗凝、溶栓和扩血管治疗。如药物治疗后上述症状不能缓解，应考虑外科手术探查。股动脉的出血、血肿形成，多是由于穿刺后未能适当加压或外鞘管较粗，血管损伤大造成。一般小血肿可自行吸收，大血肿则将血肿内血液抽出后再加压包扎。

6. 封堵术后残余分流　动脉导管未闭，封堵后再通，弹簧圈的发生率为 0.9%，Amplatzer 封堵器的发生率 ≤0.1%。一般封堵后再通，可以采用一个或多个弹簧圈将其封堵，必要时接受外科手术。封堵器移位的发生率为 0.4%，需严密观察，如移位后发现残余分流明显或移位至影响正常心脏内结构，须行外科手术取出封堵器。

7. 失血过多　需接受输血治疗的发生率为 0.2%，全都发生在婴儿。

8. 心前区闷痛　Amplatzer 封堵器发生率为 0.3%。主要由于置入的封堵器较大，扩张牵拉动脉导管及周围组织造成，一般随着置入时间的延长逐渐缓解。

9. 一过性高血压　如短暂血压升高和心电图 ST 段下移，多见于较大的动脉导管未闭患者在动脉导管封堵后，动脉系统血容量突然增加等因素所致，可用硝酸甘油或硝普钠静脉滴注，也有自然缓解。部分患者出现术后高血压可用降压药物治疗。

10. 声带麻痹　在年龄 <1 岁的幼儿，动脉导管长度 ≥12mm、直径 <1mm 者是发生喉返神经损伤的危险因素。

11. 感染性心内膜炎　患有动脉导管未闭的患者多有反复呼吸道感染病史，机体抵抗力差，若消毒不严格，操作时间过长，术后发热而抗生素应用不当，都有患感染性心内膜炎的可能。因此，导管室的无菌消毒，规范操作，术后抗生素的应用，是防止感染性心内膜炎的有力措施。

12. 术后出现心律失常　房性和室性心律失常均可以发生。

13. 导丝问题　导丝无法通过动脉导管未闭，甚至发生在较粗的动脉导管未闭患者上，其原因可能为：①动脉导管未闭开口异常，位置较高位于主动脉弓下，或开口与肺动脉成角；②动脉导管未闭为不规则型，并发多处的狭窄；③动脉导管未闭较细。

处理方法如下。

（1）对于前二种情况，可以尝试用特殊的导管（如右冠导管或多功能导管）及导丝（如泥鳅导丝），将导丝送入降主动脉，如果不成功，可从主动脉侧送入导丝，通过网篮将导丝从肺动脉内套住，建立动静脉轨道，再利用轨道从静脉侧送入动脉导管未闭输送器来进行封堵治疗。

（2）第三种情况时，应该采用弹簧栓子进行封堵。特别细小的动脉导管未闭导管和导丝都很难通过，阜外医院采用自体血栓形成法治疗可以借鉴。他们对 2 例降主动脉造影显示直径 <1mm 的动脉导管未闭，利用 5F 的右冠导管前端静置在动脉导管未闭的主动脉侧，以阻断动脉导管内的血流，让血栓在其内形成，以达到永久封堵的作用，术后 24 小时及 1 个月复查超声心动图无动脉导管分流，证实封堵完全成功。

14. 直径粗大的动脉导管未闭　进口动脉导管未闭封堵器的最大型号是 16/14mm，故仅适用于直径≤10mm 的动脉导管未闭。国产封堵器的直径最大为 24mm，如有必要可制作更大的封堵器。对于较大内径的动脉导管封堵时，要避免反复多次的释放和回收，容易造成肺动脉夹层。肺动脉夹层是罕见的严重并发症，其发生率 <0.2%，临床处理困难，尤其并发重度肺动脉高压者，手术风险大，效果也不满意。因此，介入治疗术中操作要规范、轻柔，避免导管及导丝对肺动脉内膜的损伤。

15. 动脉导管未闭并发肺动脉高压　重度肺动脉高压时，存在不同程度的肺血管改变，病理上分为 4 级：Ⅰ级和Ⅱ级为可逆性病变，畸形纠正后病变可恢复，Ⅳ级为不可逆病变，应视为手术禁忌证，Ⅲ级则为临界性病变。正确判断肺血管病变的类型是手术适应证选择的关键，但仅从临床和导管资料，有时无法区分是动力性肺动脉高压还是阻力性肺动脉高压。结合外科动脉导管未闭并发肺动脉高压的治疗参考指标，如患者的 Qp/Qs >1.3、股动脉血氧饱和度≥90%，可考虑行介入治疗。外科术中常用动脉导管未闭阻断及测压进行鉴别，创伤大，危险高。Amplatzer 封堵器具有置入后及释放前仍可回收的特点，在手术中可以作为封堵动脉导管的判断指标。也可以采用 2 个步骤进行试验性封堵和永久性封堵的方法。试验性封堵为封堵成功后暂不释放封堵器，严密监测肺动脉压力、主动脉压力和动脉血氧饱和度的变化，以此来推测肺血管病变是否可逆。此时有 3 种情况：①如肺动脉压降低幅度为原来压力的 20% 或下降 30mmHg 以上，主动脉压力和动脉血氧饱和度无下降或上升，且无全身反应，在造影证实封堵器位置适当，左向右分流消失或仅残存微量分流时，可释放封堵器，进行永久封堵；②如肺动脉压力升高，或主动脉压力下降，患者出现心悸气短，烦躁，血压下降等明显的全身反应，应立即收回封堵器，并对症处理；③如试验性封堵后肺动脉压无变化，患者无全身反应、血氧饱和度及心排血量无下降，也可释放，但要慎重，这种情况无法判定肺血管病变是否可逆，难以预料预后，应该向患者和亲属交代病情，征得同意后再释放封堵伞，对这部分患者的介入治疗尤为慎重。

16. 婴幼儿动脉导管未闭　≤3 岁的婴幼儿动脉导管未闭有其特殊性，选用蘑菇伞封堵时要注意以下几个问题。

（1）正确选择封堵伞的型号：婴幼儿动脉导管弹性较大，置入伞后动脉导管最窄径大多增宽，可能是由于封堵器本身具有膨胀性而小儿动脉导管弹性又大所致，年龄越小扩大越明显。因此，越小的患儿越要选择稍大一点的封堵伞，最好大于动脉导管未闭最窄处 4~6mm，管状动脉导管未闭选用封堵伞要大于管径的一倍以上，同时要考虑到主动脉端的大小，使主动脉侧的伞尽量在主动脉的壶腹部内，术后要测量升主动脉到降主动脉的连续压力曲线，如压差 >5mmHg，应该考虑有狭窄可能，必须收回封堵伞，重新置入合适的封堵器。

（2）避免封堵伞过分牵拉：对 1 岁以内的婴儿，还需注意未闭导管的长度和封堵伞的关系及操作技巧，避免置入伞时过分向肺动脉端牵拉，造成医源性左肺动脉狭窄，多普勒超声心动图若显示左肺动脉血流速超过 1.5m/s，可考虑有医源性左肺动脉狭窄，应该及时调整封堵伞的位置，避免将封堵伞过分牵拉至肺动脉内。

（3）导管形态的特异性：婴幼儿动脉导管内径较大，以管状形态居多，主动脉壶腹部小，主动脉腔直径相对较细，常规蘑菇伞置入后会凸入主动脉腔内，造成主动脉的变形和管腔狭窄。此时可选用成角型封堵伞治疗，减少封堵器置入后占据部分管腔和对主动脉的牵拉所引起的变形。成角型封堵伞上缘仅有 0.5mm 边，置入后不突入升主动脉内，不会造成管腔的变形和狭窄。沈阳军区总医院对 15 例动脉导管未闭患儿选用新型成角封堵伞进行封堵获得成功，其中 4 例先行常规封堵伞堵闭动脉导管未闭，测量升主动脉到降主动脉的连续压力均有 5 ~ 10mmHg 压差，造影亦显示封堵伞呈蘑菇形占据主动脉腔内，更换成角型封堵伞后压差消失，主动脉造影无狭窄征象（图 5 - 9）。

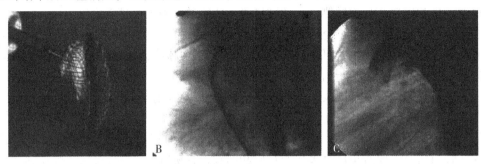

图 5 - 9　导管形态的特异性

A. 成角封堵器；B. 蘑菇伞置入后封堵器部分凸入主动脉管腔引起主动脉变形；C. 成角封堵器后降主动脉造影显示主动脉管腔正常

（4）传送鞘管的使用：体重 <8kg 的婴幼儿静脉尽量不要选用 >9F 的鞘管，送入鞘管时应该用逐渐增粗的鞘管逐一扩张静脉穿刺口，以免大鞘管的突然进入造成髂静脉痉挛、撕裂、内膜卷曲断裂而形成静脉血栓、破裂等并发症。若选用新型成角形伞时要选用较大的鞘管，此种伞回收时所需面积较大，细鞘管难以回收。

17. 成人动脉导管未闭　30 岁以上成人血管壁钙化明显，开胸手术危险大，易出现大出血、残余漏、动脉瘤等并发症，应该积极建议患者做介入治疗。年龄较大的患者病史长，心肌损伤较重，精神紧张，手术时常常会出现血压升高、心律失常和心电图 ST 段下移、T 波倒置。术前应给予镇静药物，常规准备硝普钠、硝酸甘油等药物，及时对症处理。建议 >50 岁的患者常规行冠状动脉造影。此外，还要注意的是成人的动脉导管管壁纤维化重，血管弹性差，不应选择过大的封堵器，以免造成术后胸闷不适等症状。一般选择大于未闭动脉导管直径的 2 ~ 4mm 封堵器。

18. 外科手术后再通的动脉导管未闭　外科结扎术后由于局部组织粘连、纤维化及瘢痕形成，再通的动脉导管管壁弹性差，可伸展性小，且结扎后漏斗部有变小变浅的倾向。选择 Amplazter 封堵伞直径与再通动脉导管的最窄直径不能相差太大，以免造成主动脉弓或肺动脉的狭窄。选用的 Amplazter 封堵伞一般应比再通动脉导管的最窄直径大 1 ~ 2mm，但若外科术后再通的动脉导管最窄直径无变化，则应选择比再通动脉导管最窄直径大 3 ~ 4mm 为宜。对于形态怪异的小导管多选用弹簧圈封堵，治疗效果相同。

19. 并发下腔静脉肝下段缺如　下腔静脉肝下段缺如是一种极为少见的先天性心血管畸形，其发生率占先天性心脏病的 0.6% ~ 2.9%，常发现于复杂性发绀型先天性心脏病中，约 1/4 的病例有心脏位置异常。动脉导管未闭合并下腔静脉异位连接较少见，术中心导管不能从下腔静脉直接进入右心房，肝下段血流经由下腔静脉异位连接的奇静脉引流到右上腔静脉至右心房，无法经常规途径行动脉导管封堵术。常规经股静脉封堵动脉导管未闭，关键的一步是将输送鞘管经肺动脉侧通过动脉导管送至降主动脉，如患者并发下腔静脉异位连接等其他畸形，不能经此途径进入右房，可根据动脉导管的大小和形状，穿刺右锁骨下静脉、右颈内静脉，最好是选用右颈内静脉或经主动脉侧送入封堵器进行封堵的方法。

20. 并发感染性心内膜炎的治疗　动脉导管未闭并发感染性心内膜炎后再行封堵治疗的报道较少，在感染性心内膜炎治愈后仍可行介入治疗。

21. 并发能够介入治疗的其他心血管畸形　如下所述。

（1）并发肺动脉瓣狭窄：两种均是常见的先天性心血管畸形。经皮球囊肺动脉瓣扩张术，与动脉导管未闭封堵术的疗效同样优良。可根据动脉导管未闭的大小和肺动脉瓣狭窄的程度选择同期或分期治疗。如同期进行治疗，原则上应先行经皮球囊肺动脉瓣扩张术，再行动脉导管未闭封堵术。

（2）并发房间隔缺损：动脉导管未闭的杂音易于掩盖房间隔缺损的杂音而将其漏诊，超声心动图为本病的有效诊断方法，动脉导管未闭并发房间隔缺损进行同期介入治疗时，一般先行动脉导管未闭封堵术，后行房间隔缺损封堵术。

（3）并发室间隔缺损：动脉导管未闭并发室间隔缺损进行同期介入治疗时，一般先行室间隔缺损封堵术，后行动脉导管未闭封堵术。

十、疗效评价

应用弹簧圈和 Amplatzer 蘑菇伞封堵器介入治疗动脉导管未闭均取得了满意的疗效。弹簧圈的手术技术成功率为94.7%，Amplatzer 蘑菇伞的手术技术成功率为98.9%，不成功的病例主要是因为动脉导管未闭的直径过小或者是特别大的导管。术后残余分流是评价动脉导管未闭介入治疗疗效的最主要指标，弹簧圈的即刻术后残余分流发生率为36.2%，术后24~45小时为17.7%，术后1~6个月为11%，术后1年为4.3%；而 Amplatzer 蘑菇伞术后即刻残余分流发生率为34.9%，其中主要为微量至少量分流，术后24~48小时为12.3%，术后1~3个月为1%，术后6个月为0.2%。

（金　涛）

第二节　房间隔缺损封堵术

房间隔缺损是成人最常见的先天性心脏病，传统的外科手术修补方法已相当成熟。1976年 King 和 Mills 首次使用的双伞形装置行经导管房间隔缺损封堵术，1997年 Amplatzer 发明了双盘状的镍钛合金封堵器。此项技术操作简单、安全，并发症少。

由于目前国内外应用最多的是 Amplatzer 房间隔缺损封堵器，本章主要介绍应用 Amplatzer 封堵器治疗房间隔缺损的操作过程。

一、分型

房间隔缺损可分为原发孔型和继发孔型。与封堵治疗有关的是继发孔型。根据继发孔房间隔缺损的部位、大小及其形成的机制，可分为四型。

1. 中心型　是房间隔缺损中最常见的一种，约占全部房间隔缺损的80%以上，缺损位于卵圆窝及其附近，周围为房间隔组织，缺损面积一般较大，直径为1~4cm，多为单发，少数可为多发的筛孔状。

2. 上腔型　为高位缺损，缺损位于上腔静脉入口的下方，下缘为房间隔，从上腔静脉回流的血液直接流入左右心房，常常并发右上肺静脉异位引流。

3. 下腔型　为低位缺损，下缘缺损。

房间隔组织，直达下腔静脉入口处。有较大的下腔静脉瓣。一般情况下，下腔静脉回流的血液可同时流入两侧心房。

4. 混合型　两种以上的缺损同时存在，心房间隔几乎完全缺如，其血流动力学变化与单心房畸形相似。

二、适应证

（1）中央型房间隔缺损。

（2）缺口边缘有5mm的房间隔组织。

（3）边缘离冠状窦口、二尖瓣、三尖瓣和肺静脉5mm以上者。

（4）最大缺损直径可达40mm，但一般建议超声测量的房间隔缺损直径在34mm以内为宜。

三、禁忌证

（1）伴有右向左分流的肺动脉高压患者。

（2）并发部分或完全性肺静脉异位引流。

（3）房间隔缺损并发其他需要行外科手术治疗其他心脏畸形。

（4）不宜行心导管检查的其他情况，如发热、下腔静脉血栓形成等。

（5）心房内血栓。

四、器材准备

1. Amplatzer 封堵器　由具有自膨胀性的双盘及连接双盘的腰部三部分组成。双盘及腰部均系镍钛记忆合金编织成的密集网状结构，双盘内充高分子聚合材料。根据腰部直径决定封堵房间隔缺损的大小，可关闭 34mm 以下的继发孔房间隔缺损。

Amplatzer 封堵器有以下优点：可自轴旋转；可回收重新放置；需附着房间隔的边缘小；输送鞘管小，适于小儿的房间隔缺损封堵；其腰部直径与房间隔缺损直径相匹配，不易发生移位；能封堵邻近继发孔边缘的多发缺损；左右心房侧的盘状结构在恢复记忆形状后，可协助封堵房间隔缺损的边缘部分，降低残余分流的发生率。封堵器的型号有 6～40mm，直径大小为封堵器的腰部圆柱的直径。每一型号相差 1～2mm。封堵器的左心房侧的边缘比腰部直径大 12～14mm，右心房面比腰部直径大 10～12mm（图 5－10）。

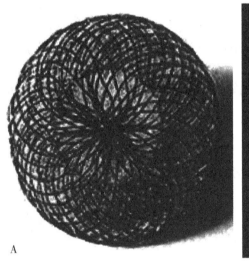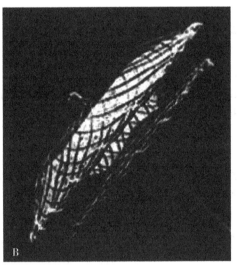

图 5 - 10　Amplatzer 房间隔缺损封堵器

A. 正面观；B. 侧面观

国产的封堵器最大直径为 46mm（图 5－11），能治疗直径 40mm 的房间隔缺损，其质量和性能与进口的封堵器无差别，价格仅为进口同类产品的 1/3 左右。但术后有一定量的镍释放入血，引起血镍浓度升高，尽管在正常范围，仍需评价其对人体的长期影响。

2. HELEX　HELEX 房间隔缺损封堵器是最新型房间隔缺损封堵器，由可延伸的聚四氟乙烯（ePT-TF）补片缝合在超弹性镍钛合金丝支架上。ePTTF 补片表面有亲水涂层。封堵器受外力牵拉时可呈线条状，释放后自然恢复成双盘状（图 5－12）。

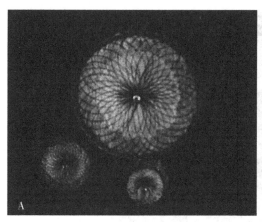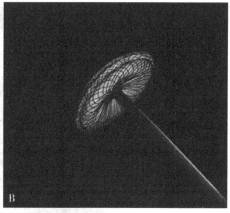

图 5 – 11　国产房间隔缺损封堵器
A. 正面观；B. 侧面观

　　输送系统由三部分组成：9F 的输送鞘管、6F 的操作导管和一根中心导线。操作导管上配有一根 Gore – Tex 制成的回收绳，用于调整封堵器位置和回收封堵器。封堵器有 15～35mm 共 5 种规格（每个之间相差 5mm）供选用。与 Amplatzer 封堵器相比，其金属成分含量明显减少。

　　HELEX 封堵器的优点是输送鞘管较短，因此在输送过程中引起潜在性空气栓塞的机会较少。另外，其压缩直径较小，有利于快速输送。由于其主要成分为聚四氟乙烯，置入体内后具有良好的组织相容性，内皮化速度快，减少了继发性血栓形成的危险。

　　HELEX 封堵器的不足之处是只能治疗缺损直径在 22mm 以下的房间隔缺损，选择封堵器直径与房缺直径的比值为 1.6：1。另外，其操作过程较复杂，封堵器无自行中心定位功能，对术者的操作要求高。

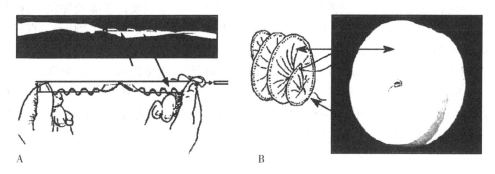

图 5 – 12　HELEX 房间隔缺损封堵器
A. 受外力牵拉时可呈线条状；B. 释放后自然恢复成双盘状

　　3. CardioSEAL 封堵器　CardioSEAL 封堵器是由蚌状夹式装置的双伞和八个放射状可张开的镍钛金属臂构成，上面覆有高分子聚合材料薄膜。该封堵器直径 17～40mm，可关闭 20mm 以下的继发孔型房间隔缺损。由于采用了抗疲劳特性的金属材料并改进了形状设计，具有了比 Clamshell 更高的安全性和更好的疗效。它的主要优点是：不易移位，操作比 Clamshell 装置简便，成功率高；封堵器金属含量较低，利于心内膜细胞在上面附着；其盘状结构更易贴壁，最小贴壁边缘仅需 2mm，适应证相对扩大。其缺点为只能封堵 20mm 以下继发孔型房间隔缺损；需 11F 输送鞘管，不适于婴幼儿。

　　4. STARFlex 封堵器　是 CardioSEAL 封堵器的改良型，2 个伞面之间由高弹性镍钛合金丝连接（图 5 – 13）。具有自行中心定位功能，输送鞘管直径进一步缩小，可通过 10F 的输送鞘管进行释放和回收，释放前封堵器可以旋转，释放后较少引起房间隔扭曲，有利于更好地定位。封堵器大小不合适时可以回收。目前提供临床应用的有 5 种规格（17～40mm）。选择封堵器直径与房缺直径的比率为 1.8/1.0。因此只能封堵缺损直径在 22mm 以下的继发孔型房缺。

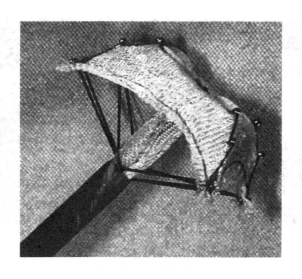

图 5 - 13 STARFlex 房间隔缺损封堵器

5. 其他类型封堵器　曾在临床应用或目前尚在应用的房间隔缺损封堵器还有 ASD（atal septal defect occiusion system）双伞型房间隔缺损关闭系统、Angell Wings 封堵装置和 Clamshell 蚌夹样封堵器以及 Siderisbutton 封堵器等，这些类型的封堵器由于其设计本身的缺陷或操作过于复杂正逐渐退出临床应用。

6. 其他器械　除封堵器外，尚应准备下列器械。

（1）输送鞘管：输送鞘管规格有 6~14F。一般封堵器的供应商会有配套供应。

（2）推送杆：为不锈钢材料制作的金属杆，头端有与封堵器相连接的螺丝，顺钟向旋转为连接，逆钟向旋转为释放。通常与输送鞘管配套供应。

（3）加硬导丝：主要为配合球囊测量房间隔直径设计的，导丝较硬，在加硬导丝上充盈球囊，一般球囊移动较少。而应用非加硬导丝，球囊容易移位，难以测量。加硬导丝长 260cm，直径为 0.9mm。导引钢丝可应用 AGA 公司或 Codis 公司产品。

（4）测量球囊：直径为 7F，充盈直径有 24mm 和 34mm 两种规格供选用。球囊壁薄，充盈后无张力，故不引起房间隔缺损扩大。球囊后方的导管上有 3 个标志，分别为 10mm、5mm、2mm（测量标志的内缘）。在术中可作为测量房间隔缺损直径的参照。34mm 直径的球囊可充盈至 36mm，由于球囊壁比较薄，充盈后对房间隔残缘无扩张和撕裂作用。

（5）Seldinger 穿刺针和动脉鞘管，右心导管或右冠状动脉造影导管等。

五、术前检查

（1）常规行血常规、尿常规检查，同时检查肝功能、肾功能、血钾、钠、氯等检查。

（2）行 X 线胸片、心电图、心脏超声波检查，了解房间隔缺损的基本情况。对于缺损直径较大的房缺，必要时行经食管心脏超声检查，决定是否适合于封堵治疗。

（3）做静脉碘过敏试验和青霉素皮试。

（4）其他按一般心导管检查的术前要求准备。

六、操作步骤及技巧

（1）麻醉：年长儿及成人用 1% 普鲁卡因或利多卡因局部麻醉，小儿用静脉复合麻醉。

（2）穿刺股静脉，放置 6F 或 7F 鞘管。进行常规右心导管检查，测定右心室、肺动脉压力和血氧饱和度等，必要时计算分流量和肺血管阻力。

（3）全身肝素化：首剂肝素 100U/kg，静脉注射，如术程超过 1h，可每小时追加 1 000U 肝素。保持激活凝血时间（ACT）大于 200s。

（4）将端孔右心导管或 Judkin 右冠造影导管送至左上肺静脉内，经导管插入 0.889mm（0.035in）或 0.965 2mm（0.038in）长 260cm 加硬导引钢丝至左上肺静脉，退出导管及股静脉鞘管，保留导引钢丝头于左上肺静脉内。

（5）沿导丝送入测量球囊至左心房中部，测量房间隔缺损直径方法是在体外将球囊内气体排尽，应用 1：4 稀释的造影剂 – 生理盐水充盈球囊，直到球囊中部有"腰征"出现（图 5 – 14），取正位或左前斜位测量球囊腰部直径，或应用超声测量。

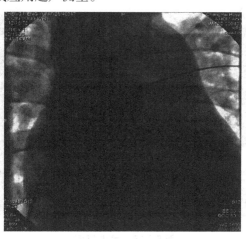

图 5 – 14 球囊测量房间隔缺损直径

如房间隔缺损直径 >34mm，球囊测量较困难，可以根据超声检查结果选择封堵器，或用三维超声成像技术测量。也可经左心房造影测量房间隔缺损直径，但准确性较差。

（6）根据选择的封堵器选择输送长鞘：通常按厂方推荐的要求选择。沿导引钢丝送入长鞘，一直送至左上肺静脉门，撤去长鞘的扩张管，保留鞘管在左心房中部，用肝素盐水冲洗长鞘，以保证长鞘通畅及无气体。

（7）封堵器的选择和装载

1）封堵器的选择：选择的封堵器腰部直径应比球囊测量的房间隔缺损伸展直径大 1～2mm。如房间隔缺损的残缘较薄，主动脉侧无边缘，封堵器直径应比伸展直径大 4mm。对直径 >34mm 的房间隔缺损，可根据超声测量的缺损直径加 4～6mm，并要测量房间隔的总长度，要保证封堵器放置后在心房内有足够空间。

30mm 直径以上的封堵器应选择 12～14F 输送长鞘，并在体外检查封堵器在释放过程中成型是否满意。当右心房的盘片释放前，左心房的盘片应充分展开，呈一平面的圆盘，封堵器的腰部圆柱充分展开。这样的成形才能保证容易放置到位。

2）封堵器的装载：生理盐水浸湿封堵器，将通过负载导管的推送杆与封堵器的右心房面盘片的螺丝口旋接，补片完全浸在肝素盐水中，回拉推送钢丝，使补片装入负载导管内，应用肝素盐水从负载鞘管的侧孔快速注入，排尽封堵器及鞘管内的气体。

（8）将负载导管插入长鞘管内，向前推送输送杆使封堵器至左心房，左心房面和腰部部分顶出长鞘，使其恢复成盘状，回拉鞘管和输送杆，在左心房面垂直站立堵住房间隔缺损，用彩色多普勒二维超声心动图取心尖四腔切面观察房间隔缺损有无残余分流，并注意补片不能影响二尖瓣的开放和关闭，不能阻挡肺静脉回流。

超声监测必须观察以下几个切面。

1）心尖四腔心切面，可以观察房间隔的全长，房间隔缺损的直径，缺损上缘有无边缘，或部分边缘无残缘。

2）剑突下切面，观察房间隔缺损边缘长度，缺损直径。

3）心底短轴切面，观察主动脉的对侧房间隔缺损边缘的长度。

当封堵器放置后重复观察上述切面，确定封堵器是否夹在房间隔缺损边缘的两侧，特别是在心底短轴切面上应观察到封堵器夹在主动脉上，形成"V"字形。反复推拉推送杆，封堵器位置固定，说明封堵器位置可靠（图5-15）。并结合透视，一般取左前斜位45°，头位25°，观察封堵器的边缘是否张开（图5-16），如有一侧未张开，需要重新调整位置，必要时放置食管超声探头，观察封堵器与房间隔缺损边缘的关系。

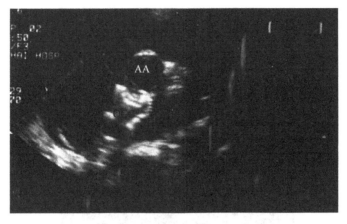

图5-15　术中超声

显示主动脉与封堵器的关系，封堵器夹在主动脉上，形成"V"字形
（AA：主动脉；OCC：封堵器）

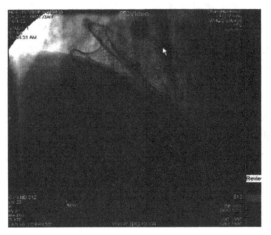

图5-16　封堵器释放前
显示左右心房盘片面充分展开

小于30mm的房间隔缺损，封堵器容易放置。当房间隔缺损较大时，边缘较短或薄时，应用常规方法封堵器难以放置到位，在左心房内释放左心房盘片，左心房的盘片容易从左心房滑向右心房。如将输送长鞘送至左上肺静脉，固定推送杆回撤输送长鞘，使封堵器的左心房盘片和腰部在肺静脉和左心房内全部释放，形成圆桶状，继续回撤鞘管释放出右心房盘片，随着右心房盘片的释放，封堵器在房间隔的两侧自行回弹，夹在房间隔缺损的两侧（图5-17）。

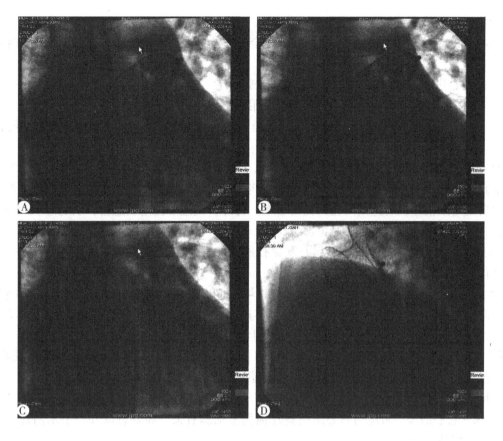

图 5-17 大房缺封堵器释放过程

(9) 在超声指导下确认正面补片已关闭房间隔缺损和位置恰当后，固定输送杆，回撤长鞘管，释放出右心房面部分，使两块补片紧贴在一起，如超声示无左向右分流即可逆向旋转输送杆，释放出封堵器。

(10) 撤除长鞘及所有导管，压迫止血。

国内外近来有应用心腔内超声心动图引导房间隔缺损介入治疗。与食管超声技术对比，心腔内超声技术在获得清晰图像方面更优且无须全身麻醉，从而减少了全身麻醉带来的相关风险，也免除了食管超声给患者带来的痛苦及并发症。可能是有发展前途的监测方法，但费用较高。

七、术后处理

(1) 术后卧床 12 小时。静脉给予抗生素，3～5 天。

(2) 静脉注射肝素 10U/（kg·h），或皮下注射低分子肝素 5 000U，每日 2 次，3～5 天。口服阿司匹林 3～5mg/（kg·d），疗程 6 个月。

(3) 对封堵器直径 >36mm 的患者，术后可口服华法林抗凝治疗 3～6 个月，以防止封堵器表面形成血栓，以及发生血栓栓塞并发症。

八、并发症及处理

1. 残余分流　镍钛合金封堵器由于金属网中有三层聚酯膜，如封堵器完全覆盖房间隔缺损处，随着时间的延长，聚酯膜的孔隙中血小板和纤维蛋白黏附，最终使网孔封闭，达到完全隔离血流的作用。术后早期超声可见到星点状的分流，一般在随访中无分流。如出现分流，可能是双孔型的房间隔缺损，或缺损呈椭圆形，有一部分未能完全覆盖。术后出现通过封堵器的微量分流，一般不需要处理，随着时间的推移，会自行闭合。如在封堵器覆盖的以外部分发现分流，在术中应穿刺对侧静脉，放置球囊导管测量缺损直径，如缺损 >5mm 应考虑再置入另一封堵器，保证完全封堵。对 <5mm 的缺损可不处理。

2. 血栓栓塞　如下所述。

（1）左心房的封堵器表面形成血栓，可引起全身的血栓栓塞，如外周动脉栓塞，视网膜动脉栓塞等。

（2）如在右心房的盘片处形成血栓，可引起肺栓塞。

血栓栓塞并发症的发生率较低，术中和术后应用肝素抗凝及应用抗血小板药物，可减少发生血栓栓塞的并发症。对直径较大房间隔缺损封堵术后是否常规应用华法林抗凝治疗预防血栓是值得研究的课题。

3. 气体栓塞　主要是未能排尽封堵器内的气泡，多为右冠状动脉气栓。临床表现为患者突感胸痛、胸闷，心率减慢，心电图 Ⅱ、Ⅲ、aVF 导联上 ST 段明显抬高。通常在 20 ~ 30 分钟可自行缓解。

治疗主要是对症治疗，可应用阿托品提高心率。另外，气泡可栓塞脑血管，引起意识改变，如空气量少，可自行恢复。严格操作规程，避免发生。

4. 心脏压塞　与推送导管过程中引起心壁穿孔所致。因此在推送导管和导引钢丝过程中动作应轻柔，避免动作粗暴。

5. 封堵器脱落　可发生在术中和术后。有在封堵器推出输送鞘时发生封堵器脱落，可能与旋接的螺丝在推送时发生旋转有关；也有在置入后，可能与封堵器偏小和心房间隔缺损的边缘较短有关。术中应用食管超声监护，和应用球囊测量有可能避免发生封堵器脱落。

6. 心律失常　术中可出现窦性心动过速、心房性期前收缩及房室传导阻滞，也有出现心房颤动。减少对心房的刺激后可缓解，个别患者房性期前收缩和心房颤动可持续数小时和 1 周。可能与封堵器的刺激有关，应用心律平治疗有效。

7. 主动脉 – 右心房瘘　可能与右心房的盘片损伤主动脉有关。需要急诊外科手术治疗。发生与房间隔缺损的前上缘较短有关。

8. 镍过敏　目前尚无报道。如对镍过敏可能引起治疗方面的问题。

9. 血肿　静脉穿刺尽管放置的长鞘直径较粗，但静脉压力低，很少引起血肿。发生血肿可能是静脉穿刺同时穿过动脉，术后压迫止血不当造成血肿。

10. 猝死　原因不明。

11. 并发其他畸形的处理　部分房间隔缺损的患者可同时并发其他心血管畸形，如动脉导管未闭、肺动脉瓣狭窄、室间隔缺损等。如果并发的畸形适合介入治疗，多可同期进行处理，疗效肯定，同时可减轻患者的经济负担。治疗的原则是先治疗其他畸形，最后行房间隔缺损封堵术，以避免后续的操作对房间隔缺损封堵器的影响。

（1）并发肺动脉瓣狭窄，应先行肺动脉瓣狭窄球囊扩张术，再行房间隔缺损封堵术。

（2）并发室间隔缺损，则先行室缺封堵术，再行房缺封堵术。

（金　涛）

第三节　卵圆孔未闭封堵术

卵圆孔一般在生后第 1 年内闭合，若 > 3 岁的幼儿卵圆孔仍不闭合称卵圆孔未闭（patent foramen ovale，PFO）。成年人中有 20% ~ 25% 的卵圆孔不完全闭合，留下很小的裂隙或探针可通过的卵圆孔。卵圆孔未闭时原发隔与继发隔之间残存的裂隙样异常通道，类似一功能性瓣膜，当右心房压高于左心房压时左侧薄弱的原发隔被推开，即出现右向左分流（图 5 – 18，图 5 – 19）。

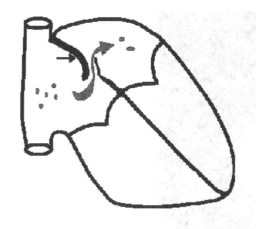

图 5-18 卵圆孔未闭

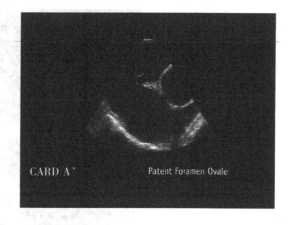

图 5-19 经食管超声下显示卵圆孔未闭

卵圆孔未闭与不明原因的脑缺血事件关系密切，其病理机制为脑的矛盾栓塞，即静脉系统的栓子通过动静脉系统之间的异常通道进入动脉系统，造成动脉系统栓塞。

正常人在左右心房之间有压力差，左心房压力略高于右心房压，在有些情况下（Valsalva 动作、咳嗽等）右心房压有可能高于左心房压而出现右向左分流，卵圆孔未闭是形成脑的矛盾栓塞的潜在条件。卵圆孔未闭的发生率为 22%～38%，中国每年至少应有 15 万～50 万脑卒中患者是卵圆孔未闭引起。

卵圆孔未闭并发下列情况易发生矛盾栓塞。

（1）慢性右心房压力升高的疾病，如肺动脉高压、慢性阻塞性肺病、肺栓塞并存在持续右向左分流。

（2）短暂右心房压力的突然升高如 Valsalva 动作、咳嗽或潜水。

（3）心房间有压力阶差并短暂的右向左分流。

目前认为对于具有不明原因脑缺血事件发生病史，同时又有卵圆孔未闭，存在右向左分流的患者，应该采取介入封堵治疗。

一、分类

1. 卵圆孔未闭的病理分类

（1）大：PFO 为 ≥4mm。

（2）中：PFO 为 2～3.9mm。

（3）小：PFO <2mm。

2. 超声声学造影微泡（bubbles）的分类

（1）小量（small）：分流 <10 个。

（2）大量（large）：分流 >10 个。

进一步再分：微泡 >25 个称淋浴（shower）型或雨帘型（图 5-20）。

3. 卵圆孔未闭分流的方向

（1）左向右分流的机制

1）左心房压力和容积扩大导致卵圆孔未闭开放。多数学者认为卵圆孔未闭罕由左向右分流，只有当左心房压力明显增高、左心房扩大、房间隔受牵拉时，卵圆孔未闭绷开才会出现左向右分流。由于现代高分辨率彩超的应用，在未做经食管超声或右心声学造影检查的情况下，当不存在心脏结构和功能异常时，卵圆孔未闭左向右分流并不罕见。

2）在左心房容积不扩大的情况下，可能导致左向右分流的出现：原发隔过度吸收，卵圆孔瓣重叠部分相对短小；继发隔发育不全较短小致关闭卵圆孔欠佳；继发隔菲薄冗长，形成心房间隔瘤，或活动度大导致卵圆孔关闭欠佳。

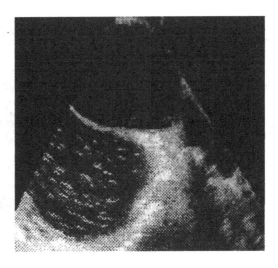

图 5 - 20 少量微泡进入左心房

（2）卵圆孔未闭伴右向左分流（含双向分流）：卵圆孔未闭伴右向左分流者多存在导致右心压力容量增加的心脏结构功能改变，或者见于先天性心脏病晚期并发肺动脉高压卵圆孔未闭张开才会出现右向左分流。

二、诊断

1. 右心导管检查　以往对卵圆孔未闭的诊断主要依赖于尸检或右心导管检查，右心导管可直接通过卵圆孔未闭从右心房到左心房，以证实卵圆孔未闭的存在。目前采用多种非创伤检测方法明确诊断。

2. 超声心动图检查　在经胸超声或经食管超声下显示房间隔未见连续中断，彩色多普勒成像卵圆窝部位存在左右心房间左向右的或右向左的细小分流，即可诊断卵圆孔未闭。

3. 声学造影剂　目前最常见的是手振生理盐水造影。

（1）碳酸氢钠液体造影：碳酸氢钠加维生素 B_6 右心房造影，由于产生的微泡较少，效果不甚理想。

（2）手振生理盐水造影：手振生理盐水 8 ~ 10mL 加 1 ~ 2mL 气泡，通过一个三通开关将 2 个 10mL 注射器相连，反复将生理盐水在 2 个注射器之间快速重复抽吸 10 次左右经上肢静脉快速推注，提高静脉推注速度能达到较好的效果。

（3）造影剂右心房造影：注射一定浓度的造影剂右心房可完全充满能达到良好的造影结果。

（4）手振少量血液微泡造影：如在术中，在充分抗凝的情况下可用注射器抽取一定量（8mL）的不凝的血液，加少量（1 ~ 2mL）气泡混合，用手振法也可达到同样的效果，禁止注入凝血的液体。需要注意的是卵圆孔未闭较大时进入微泡过多患者会出现短暂性脑缺氧表现，需减少注射剂量。

在进行彩色多普勒检查时注射微泡对比剂，如在 3 个心动周期内有微泡从右心房通过左心房则可明确诊断为卵圆孔未闭。一般来说，发现卵圆孔未闭彩色多普勒成像高于二维超声，经食管超声又高于经胸超声，配合声学造影卵圆孔未闭发现率进一步增加。

Valsava 动作或咳嗽动作由于可一过性的升高右心房压，此时注射微泡对比剂则可提高卵圆孔未闭的检出率。对比经食管超声诊断敏感性为 89%，特异性为 100%。经食管超声对卵圆孔未闭的检出率较经胸超声高 3 倍，因此经胸超声检查阴性并不能排除卵圆孔未闭，而经食管超声检查阳性则不需再查经胸超声。

对于原因不明的一过性脑供血不足（TIA）或原因不明的脑栓塞的患者尽可能用超声心动图检查去发现卵圆孔未闭。

三、鉴别诊断

卵圆孔未闭需与小的心房间隔缺损相鉴别。后者是在经胸超声或经食管超声下显示心房间隔上有小的连续中断，房间隔上的连续中断大多＞4mm，彩色多普勒成像心房间隔部位在左右心房间存在左向右的小分流。

四、适应证

（1）卵圆孔未闭伴或不伴心房间隔瘤，或伴右向左分流时或静脉声学造影显示动作时经胸超声或经食管超声证实有右向左分流。

（2）卵圆孔未闭并发不明原因的脑栓塞。

（3）卵圆孔未闭并发不明原因短暂脑缺血发作或颅内缺血性病变。

（4）卵圆孔未闭并发不明原因的颅外血栓栓塞。

（5）卵圆孔未闭并发静脉系统血栓引起脑梗死者。

（6）外科手术修补卵圆孔未闭后仍然有残余卵圆孔未闭。

（7）心房间隔瘤并发多孔房间隔缺损引起脑梗死者。

五、禁忌证

（1）任何可以找到原因的脑栓塞，如心源性，周围血管系统，中枢神经系统，血管炎，高血凝状态。

（2）抗血小板或抗凝治疗禁忌证，如3个月内有严重出血情况，明显的视网膜病，有颅内出血病史，明显的颅内病变。

（3）下腔静脉或盆腔静脉血栓形成导致完全梗阻，全身或局部感染，败血症，心腔内血栓形成。

（4）妊娠。

六、器材准备

主要是 CardioSEAL 封堵器和 Amplatzer 封堵器两种。Amplatzer 卵圆孔未闭封堵器有 18mm、25mm和 35mm 的三种型号。右心房盘直径与左心房盘直径一样大的封堵器用于幼儿的卵圆孔未闭的封堵，中号和大号的封堵器用于成人和大卵圆孔未闭的封堵。中号以上的封堵器右心房侧大于左心房侧。

1. 球囊测量卵圆孔伸展径法　球囊测量卵圆孔伸展径法同心房缺损测量伸展径法，X 线下球囊出现切迹，超声下监测无血流通过即为卵圆孔未闭伸展径。

2. 根据卵圆孔的大小进行选择　在超声下选择好卵圆孔未闭最大开放点，在原发隔上作一水平线以继发隔的远端点向原发隔作一垂线，此线为卵圆孔的开放点即为卵圆孔未闭的宽度，从原发隔的垂线测量至原发隔的远端点即为卵圆孔未闭的长，长度乘以宽度即为卵圆孔未闭封堵伞的直径。

3. 穿刺房间隔法　置入伞后左心房伞和右心房伞能与心房间隔平行，心房间隔不会发生扭曲，间隔与伞间不易形成血栓，便于内皮细胞生长，但是用穿刺心房间隔法也增加了手术操作程序和时间，有可能增加与操作有关的并发症发生率。

七、操作步骤及技巧

1. 卵圆孔未闭封堵器械　Amplatzer 卵圆孔未闭专用封堵器由具有自膨特性双盘（右心房侧盘大，左心房侧盘小）与连接双盘"3mm 细腰部"，三部分组成，系镍钛记忆合金编织成密集网状结构，双盘内充高分子聚酯膜，封堵器分 18mm 对称性双盘；左心房盘 18mm、右心房盘 25mm 及左心房盘 25mm、右心房盘 35mm 三种类型，儿童用对称性双盘封堵器，成人卵圆孔未闭＜4mm 用 25mm 双盘封堵器，卵圆孔未闭＞4mm 用 35mm 双盘封堵器。输送器由内芯和长鞘组成，分别用 9～12F 的导管鞘管释放 Amplatzer 伞。

2. 介入治疗过程及技巧

（1）在局部麻醉下，穿刺右股静脉行常规右心导管检查，插入 6F 猪尾导管行右心房造影。

（2）确认右向左分流后，将端孔导管经卵圆孔置于左心房或左上肺静脉。

（3）经6F端孔导管送入0.035的260cm交换导丝于左心房或左上肺静脉，送相应直径输送鞘管入左心房。

（4）装载封堵器，封堵器经鞘管送入左心房。

（5）待封堵器的左心房侧盘完全张开及细腰部出鞘后，回撤输送器内芯，在经胸超声或经食管超声监视下使左心房盘与左心房壁紧密相贴，细腰部完全卡于卵圆孔未闭内回撤鞘管使右心房盘张开。

（6）经胸超声或经食管超声证实封堵器位置合适后，再次行右心房造影无右向左分流，顺钟向旋转输送器旋钮将封堵器释放，撤出输送装置完成操作（图5-21~图5-24）。

八、术后处理

术后卧床12h，口服抗生素3d；术后第2天复查胸片、心电图、彩色多普勒超声心动图、观察封堵器位置和有无分流；口服阿司匹林3mg/（kg·d），共6个月或口服华法林。术后24h、1个月、3个月、6个月及1年随访，行经胸超声、ECG和胸片检查，评价封堵器及临床疗效。

其他卵圆孔未闭封堵器的适应证，禁忌证和介入治疗的手术方法与Amplatzer法相似。

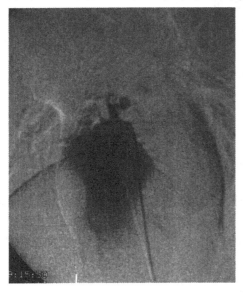
图5-21 右心房造影造影剂进入左心房

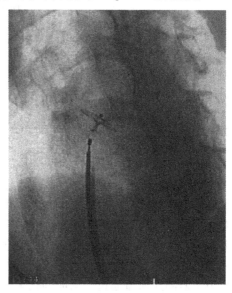
图5-22 打开左心房侧伞

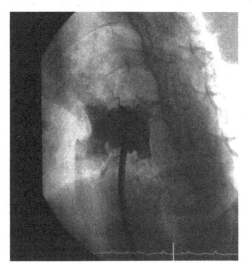
图5-23 再次右心房造影无右向左分流

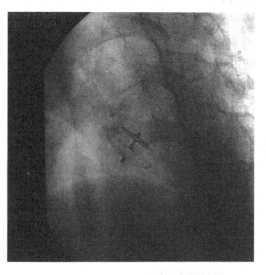
图5-24 释放封堵器

九、并发症

封堵卵圆孔未闭术未发现严重的并发症。术中可出现一过性偶发房性期前收缩、房性心动过速、心房颤动等。随访发现有无症状性封堵器表面血栓（Thrombus）形成和封堵器金属骨架的断裂。

十、疗效评价

成功率98%～100%。但早期封堵伞手术后残余分流发生率高达21%，第2年再发矛盾血栓率为3.4%，这些与封堵伞有关。

再发矛盾血栓的患者并不均具有残余分流，是封堵伞的左心房面可以形成血栓，从而导致脑的栓塞。

（金　涛）

第四节　先天性冠状动脉瘘的介入治疗

先天性冠状动脉瘘（coronary arteryfistula）是一种少见的心血管畸形，是指冠状动脉主干或其主要分支与某一心腔或大血管之间存在直接交通，引起从高压的冠状动脉到低压心腔的分流。发病率占先天性心脏病的0.2%～0.4%。近年来开展的经皮导管栓塞术是治疗先天性冠状动脉瘘的主要方法之一。

一、病理解剖

冠状动脉瘘的发病机制为：在胚胎发育过程中，心肌肌小梁窦状间隙与冠状动脉相通，随着心肌发育，窦状间隙被压缩并逐渐退变为毛细血管，由于胚胎期某些原因致心肌局部区域发育停止，窦状间隙不退化而持续存在便形成了冠状动脉瘘。畸形可发生在单支、两支或三支冠状动脉上，异常的引流至任何心腔或大血管，形成左向右或左向左分流。

血流动力学改变与瘘口部位及大小有关，冠状动脉主干或主要分支与某一心腔或大血管之间相通，可引起高压动脉与低压心腔的分流，当瘘口引流至右心系统，则产生左至右分流的先天性心脏病表现；若瘘口引流至左心系统，则产生类似主动脉瓣关闭不全的表现。临床症状与瘘口处分流量大小相关，若分流量大，则可产生肺动脉高压、心力衰竭、心肌灌注不足等现象，分流量小多无症状。冠状动脉瘘在儿童期症状较轻或无症状，常在体检时发现心前区连续性杂音。随着年龄增长症状会逐年加重，出现不同程度的乏力、心悸、气短、肺动脉高压、心律失常、心肌缺血而致心绞痛、充血性心力衰竭、感染性心内膜炎、动脉瘤形成、瘘管破裂和心肌梗死等并发症，因此，目前认为即使早期诊断时无临床症状也应该选择根治性治疗。

二、分型

Sakarupara根据瘘管开口位置将先天性冠状动脉瘘分为5种类型：Ⅰ型引流入右心房；Ⅱ型引流入右心室；Ⅲ型引流入肺动脉；Ⅳ型引流入左心房；Ⅴ型引流入左心室。

Wearn将冠状动脉心腔瘘分为3型：Ⅰ型为动脉心腔型，即冠状动脉直接瘘入心腔；Ⅱ型为动脉窦状隙型，指冠状动脉与心肌的窦状隙网相交通；Ⅲ型为动脉毛细血管型，指冠状动脉注入毛细血管，通过Thebesius系统与心腔相通。

三、诊断

本病比较少见，临床表现和体征多不典型，而心电图又无特异性改变，诊断上有一定难度。

1. 症状　一般患儿多无症状，常在体检时发现心脏杂音，随年龄增长逐渐出现心功能不全的表现，有活动后心悸气短、疲乏无力，年龄大者出现酷似心绞痛的症状。

2. 体征　由于瘘管引流的心室腔不同和瘘管大小各异，杂音的部位、性质和响亮程度与瘘入的心腔或血管的部位、压力及瘘口的大小有关。引流入右心系统的杂音特点是胸前区可听到连续性杂音，瘘口在右心室时，杂音在胸骨左缘 4～5 肋间处最响，性质为舒张期为主的连续性杂音；瘘入右心房时，则以胸骨右缘第 2 肋间处最响：瘘入左心室以胸骨左缘第 4～5 肋间最响，仅可闻及舒张期杂音。杂音舒张期增强，是因为心肌舒张时冠状动脉灌注量增多而致。随着肺动脉压力增高，杂音可为两期性或单纯收缩期杂音。

3. 胸部 X 线　胸片显示心脏常常增大，心胸比值多 > 0.55，心脏增大与肺血增多不成比例。心脏轮廓异常，个别可见异常血管影，瘘口较大的畸形血管且明显扩张的冠状动脉瘘，X 线平片上有时可见心脏异常搏动膨突影或呈半圆形影。根据左向右分流量的大小，可出现不同程度的肺充血、肺动脉段变凸和相应房室增大等改变。如瘘入左心腔者肺血多正常，而左心室常增大。

4. 心电图　年龄较大者多有左心室肥厚或双心室肥厚或有 ST – T 下移，T 波低平、倒置，室性心律失常。

5. 超声心动图　可见扩张的冠状动脉引流于异常心腔或血管的开口，部分患者能够确定瘘管的部位和大小。彩色多普勒检查可见扩张的冠状动脉及扩大的心腔，显示瘘口处异常的彩色血流信号。

6. 心导管检查和心血管造影　冠状动脉瘘引流至右心系统时心导管检查发现右心系统有不同程度的血氧含量增高，而引流至左心系统时血氧改变不明显。瘘口较小或畸形血管扩张不明显的冠状动脉瘘，X 线平片和彩色多普勒检查多不能发现明显的异常征象，必须采用主动脉根部或选择性冠状动脉造影，全面直观准确地显示正常冠状动脉情况与畸形血管的走行、瘘口的部位。选择性冠状动脉造影可见粗大、异常的冠状动脉纡曲盘绕，引流至相通的心腔或血管显影。在造影过程中，应多角度、多体位造影，以充分显示瘘口和畸形血管的情况，造影结束后应反复测量瘘口及靶血管的大小，为治疗提供准确的依据。因此，冠状动脉造影是目前诊断冠状动脉瘘最好的检查方法。

四、鉴别诊断

冠状动脉瘘应该与以下疾病作鉴别。

1. 动脉导管未闭　在胸骨左缘第 2～3 肋间听到连续性杂音，胸部 X 片肺血增多，心脏增大多表示导管较粗，杂音较响，幼时常有肺炎病史，而本病这方面表现不明显。若胸骨左缘听到酷似室间隔缺损的反流性收缩期杂音和连续性杂音，须与室间隔缺损并动脉导管未闭鉴别，主要鉴别要点是连续性杂音的位置变异和缺乏肺高压的体征，单纯右心导管检查帮助不大，主要靠升主动脉和冠状动脉造影鉴别。

2. 主动脉左心室隧道、主动脉右心房交通　此两种疾病与冠状动脉瘘的根本区别是前两者冠状动脉均正常。冠状动脉异常起源于肺动脉与冠状动脉瘘的鉴别要点为前者主动脉造影时只见到一支冠状动脉，延迟相可见另一支冠状动脉通过侧支血管显影，造影剂最后流入肺动脉内。

对于具有胸痛或心绞痛等症状，而临床上出现难以解释的心脏杂音者，应尽早行选择性冠状动脉造影。

五、适应证

符合下列条件者选择经导管闭塞术。

（1）非多发冠状动脉瘘开口，单发瘘口且易于安全达到的瘘口。

（2）冠状动脉瘘管长而扭曲，且瘘口较细小。

（3）冠状动脉瘘并发冠状动脉根部扩张，扩张的冠状动脉远端为盲端而瘘口邻近无重要冠状动脉分支，堵塞的冠状动脉下游无大的分支血管供应心肌组织。

六、禁忌证

（1）冠状动脉瘘发生在单一冠状动脉或左主干上（图 5 – 25）。

（2）多发性冠状动脉瘘口。

（3）欲封堵的冠状动脉处下部有正常冠状动脉分支供血，封堵后易发生心肌梗死。

（4）冠状动脉瘘管过粗难以封堵者。

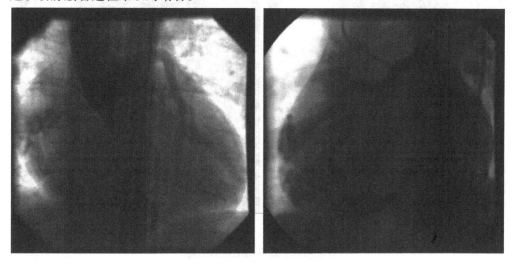

图 5 - 25　主动脉根部造影

显示单一的冠状动脉显影，并有多发性冠状动脉瘘

七、器材准备

常用的堵闭冠状动脉瘘的器械有以下几种。

（1）美国 COOK 公司生产的弹簧圈，分为可控弹簧圈和不可控弹簧圈两种。可控弹簧栓子有直径 5mm - 5 圈、8mm - 5 圈等型号，输送器能推送可控弹簧栓子，顶端有与栓子相匹配的螺旋纹，末端附带一旋转柄，经 5F 导管送入。

（2）德国 PFM 公司生产的可控性双螺旋弹簧圈。弹簧圈的头部和尾部较大，中间较小呈哑铃状。分为标准型（无记忆合金）、加强型（主动脉侧为记忆合金）和 S 型（两端均有记忆合金），由弹簧圈两端和中部的直径决定不同型号；输送系统带有内芯和锁扣装置及控制手柄，具有释放和回收双重保险功能，以保证使用的安全可靠性。

（3）美国 AGA 公司生产的动脉导管封堵器（Amplatzer ductoccluder，ADO），由镍钛记忆合金编织，具有自身膨胀性能。栓子长 7~8mm，根据栓子腰部不同的直径分为 6~16mm 6 种型号，用旋钮与输送器相连能够回收。输送器由长鞘管和装载器组成。

封堵器的选择：首先确定将要堵闭的位置，一般而论如果有最窄处，要将封堵器放在冠状动脉瘘的最窄处；如果没有最窄处，要将封堵器放在冠状动脉瘘的远端，以不影响冠状动脉的分支为原则。选择的弹簧圈要大于将要堵闭处冠状动脉瘘瘘管直径的 20%~30%，所选择的弹簧圈在冠状动脉瘘内要有很好的形状，太大的弹簧圈将不能在冠状动脉瘘内形成有效的圆形，而是直的，此时如果进一步用力推送弹簧圈，弹簧圈会被推送到将要封堵部位的远端，或者输送导管被弹簧圈的回顶力退回出冠状动脉瘘。选择的蘑菇伞一般大于将要堵闭处的冠状动脉瘘瘘管直径 2~4mm，封堵物过小或过大均不能形成有效堵塞。

（4）PTEE（多聚四氯乙烯）带膜支架：瑞典 JOMED 公司产品，为球囊扩张性支架。

近来，AGA 公司研制的新型无聚酯纤维的栓子（Amplatzer Plug），可直接通过 6~7F 的冠状动脉导引导管进行堵塞，使操作更简便更安全。此外选择带膜支架、膜部室缺封堵伞等堵塞冠状动脉瘘均获得满意疗效（图 5 - 26）。

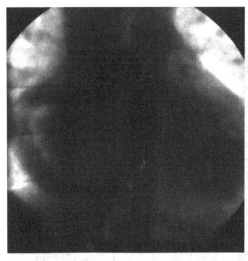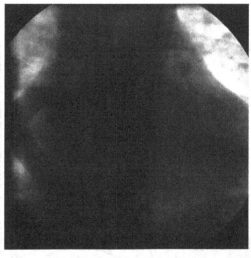

图5-26 采用 Amplatzer Plug 封堵左冠状动脉瘘
封堵前后主动脉根部造影图像

八、术前准备

（1）与一般心导管的手术前检查一样，要详细与患者本人或家属交代病情以及在手术过程中可能发生的各种并发症，并完成签字。

（2）手术前药物应用包括静脉使用抗生素、手术前半小时用镇静药和选择合适的麻醉方法。心功能不全的患者应该在心力衰竭控制后方可考虑进行介入治疗。

（3）心导管检查

1）经股动脉和股静脉穿刺，分别导入5~6F的动脉鞘和静脉鞘。行双侧股动脉插管，一侧血管用于放置封堵器械，另一侧用于封堵后造影观察有无分流。动静脉穿刺成功后立即全身肝素化（50~100U/kg）。

2）左、右心导管检查，沿动脉鞘或静脉鞘分别导入5~6F的猪尾导管和5~6F的右心导管，测定上腔静脉、下腔静脉、右心房、右心室、肺动脉、主动脉和左心室的压力和血氧饱和度，并计算左右心排血量、左向右的分流量（Qp/Qs）和肺血管的阻力。

3）心血管造影

a. 升主动脉造影：将猪尾导管放在升主动脉的起始部进行造影，观察主动脉和左右冠状动脉的行走及分支，重点观察冠状动脉瘘的起始、动脉行走方向以及瘘口部位等。

b. 选择性冠状动脉造影：根据主动脉造影的结果，选择3.5或4.0的5~6F Judkins左或右冠状动脉造影导管行左或右冠状动脉造影，再将导管深入冠状动脉瘘内用手推法造影，以确定冠状动脉瘘的数目、大小、行走方向、开口位置以及与正常冠状动脉之间的关系。由于冠状动脉瘘的血管行走迂回曲折，为完全了解冠状动脉瘘的局部解剖结构，选择将要堵闭位置的最好X线图像，通常要进行多个体位的造影，并选择其中的一个作为封堵时采用的标准体位。在介入治疗前必须明确。

病变的冠状动脉与正常冠状动脉的解剖关系，从多体位、多角度观察，使其与正常冠状动脉充分展开。

病变冠状动脉上有无正常供血的冠状动脉发出，其发出的部位及与拟栓塞点的距离（图5-27）。

病变冠状动脉的直径或囊状瘤样扩张部近、远端的血管直径，明确瘘口的大小。

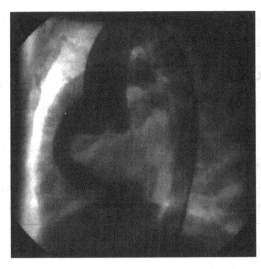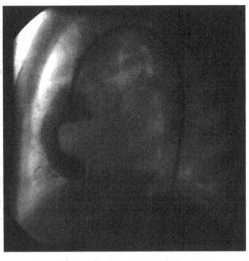

图 5 -27　采用 Amplatzer Plug 封堵右冠状动脉瘘

封堵前后主动脉根部造影图像，可见右冠状动脉的终末分支血管清晰显示

九、操作步骤及技巧

1. 经动脉直接封堵法　对瘘管较短的冠状动脉瘘可直接将导管送至瘘管最窄处的最末端用封堵器进行封堵，同时做对侧股动脉插管送入第 2 根导管至主动脉根部或冠状动脉内造影，观察封堵后的分流情况。输送长鞘必须经动脉侧鞘管输送到冠状动脉瘘的预定堵闭处，此点非常重要。对于冠状动脉增宽、纡曲盘绕，为更好地将输送长鞘运送到预定处，可以将 0.889mm×260cm 或 0.965 2mm×260cm 的导引导丝先通过冠状动脉瘘到达冠状动脉瘘开口的远端，然后再沿导丝送入输送长鞘；有时选用冠状动脉的导引导管会有一定的帮助，这是因为导引导管的顶端有一恰当的弧度，便于进入冠状动脉瘘管内。

2. 经静脉途径逆行封堵法　当冠状动脉瘘的异常血管曲折盘绕，管道途径较长，从动脉径路难以封堵或瘘口开口于右心房者，可采用建立动静脉轨道法经静脉逆行封堵。方法是将端孔导管送至异常冠状动脉内，用 0.813mm×260cm 或 0.889mm×260cm 的超滑或交换导丝经导管通过流入心腔瘘口处至右心房，从股静脉侧送入网套导管至右心房内张开，套住导丝并拉出股静脉。再由静脉侧沿交换导丝送入传送鞘管至瘘管口上方，选择相适宜的封堵器置于瘘管的心腔开口处，而不在异常血管内封堵，避免堵塞正常小血管分支而致心肌损伤。

3. 冠状动脉瘘的堵闭试验　是堵闭冠状动脉瘘的重要一步。其方法为用一球囊预先完全堵闭冠状动脉瘘，然后观察 15 ~ 20 分钟以上，如果出现心电图 ST 段下移、T 波倒置或心律失常，患者有心前区的疼痛等心肌缺血的表现或原有的心功能不全加重，应立即停止冠状动脉瘘的关闭。近年来选用可控封堵材料进行冠状动脉的栓塞，堵闭瘘口处患者出现上述情况时，能够迅速收回封堵器材，可以不用球囊实验法，但要严密观察患者症状、心率（律）、血压和心电图变化。用封堵器封堵后，观察心电图 15 ~ 20 分钟，无 ST - T 改变、听诊心杂音消失、重复造影无反流后再释放封堵器。如果出现心绞痛和心电图异常，应立即回收封堵器，给予肝素和硝酸甘油等药物，重新调整封堵器位置或更换合适的封堵器。若经过上述处理，患者仍然有症状，应停止手术。

4. 完全释放封堵器　在确认冠状动脉瘘完全堵闭并取得很好的临床效果时，通过另一导管再进行选择性冠状动脉造影，如果发现仍然有血流到达封堵的远端，可以再逐次充填一个或多个弹簧圈器。在确定没有分流后，完全释放封堵器。拔除鞘管，局部压迫止血。

十、术后处理

封堵术后常规使用抗生素预防感染，并且需要继续应用肝素治疗 3 ~ 5 天，防止血栓堆积于封堵器上方的冠状动脉内，造成正常的冠状动脉分支闭塞而出现心肌梗死。目前对术后抗凝治疗的时间和药物尚有争议，因为抗凝时间过长会造成封堵后的残余分流。可以小剂量肝素和扩冠药物同时应用 3~5 天，根据症状随时减量或停药，术后不需长期服用阿司匹林。

十一、并发症及处理

1. 封堵器脱落造成栓塞　主要原因是术中未能精确测量冠状动脉直径、瘘口大小或堵塞器大小选择不当、术中堵塞装置应用不规范导致脱落。解决办法是采用可控弹簧圈或封堵器较安全，如果封堵器大小或位置不当均可以回收。若封堵器已脱落，可以依其栓塞的位置来决定采用介入治疗或手术取出。

2. 心肌缺血或急性心肌梗死　栓塞之后可能影响冠状动脉供血，发生心肌缺血。可以采用可控性封堵材料置于瘘管最窄处的最末端封堵，不需要预先做球囊封堵试验即可以观察冠状动脉的供血状态，一旦患者有心绞痛和心电图 ST－T 改变可随时撤回封堵器。术中要注意使用足够量的肝素，操作谨慎细致，误填正常的冠状动脉或相关的侧支血管。

3. 封堵不完全所致血红蛋白尿　比较少见，如果出现此种情况可用止血，激素及保护肾功能等药物治疗，非手术治疗无效时应开胸手术矫治。

4. 心律失常　操作过程或封堵中均会出现各种心律（率）异常，操作者娴熟的心导管介入技术，准确的判断和正确的处置非常重要。

5. 紧急开胸手术　当导引导丝或导管造成瘘管壁穿孔、大量心包积液、不能纠正的心肌缺血、残余瘘和封堵器脱位造成栓塞而不能用介入法取出时，应该紧急开胸手术，避免病情进一步恶化。

（金　涛）

第六章

脑血管介入的并发症及处理

第一节　概　述

随着技术的发展和器材的改良，血管内介入诊治的适用范围不断扩展，治疗病例的难度不断加大，与血管内介入相关的并发症种类也在不断增加。血管内介入法作一种临床新技术，其并发症的发生率和严重程度是决定其能否在临床广泛开展的一个主要因素。而对于具体病例来说，并发症的发生和处理是否得当，是评判介入操作成败的关键因素，因此，介入医生必须高度重视并发症的预防和处理，才能保证操作的成功和患者的安全。

根据发生部位和累及器官，血管内介入相关的并发症可分为四大类，即系统性并发症、穿刺点并发症，治疗局部并发症以及终末器官（神经系统）并发症（表6－1）。系统性或穿刺点并发症也可发生于其他介入操作中。而治疗局部并发症和神经系统并发症是脑血管介入所特有的。相对于内膜剥脱术而言介入治疗的并发症发生率较低。但也有一些解剖因素和伴随因素会增加介入治疗的危险性。

表6－1　脑血管介入治疗相关的并发症

系统性并发症	穿刺点并发症	治疗局部并发症	终末器官并发症
心动过缓	血肿形成	血管痉挛	中风
心搏暂停	穿刺点出血	颈外动脉闭塞	TIA
低血压	腹膜后出血	动脉内膜夹层	过度灌注综合征
心肌梗死	假性动脉瘤	动脉穿通	意识丧失
充血性心力衰竭	动静脉瘘	支架内血栓形成	脑出血
肾衰竭	动脉血栓形成	保护伞内血栓形成	癫痫发作
	感染	主动脉弓损害	多发梗死性痴呆
		支架远端成角	
		支架展开不够	

（金　涛）

第二节　系统性并发症

一、常见的系统并发症

SAPPHIRE 研究表明，脑血管介入治疗可以引起心脏并发症。围手术期心肌梗死的发生率为 2.6%。导管或导丝进入主动脉弓、心腔或颈动脉壶腹内均可诱发心律失常。由于在颈动脉分叉处实施球囊成形或支架置入术时对血管壁的牵拉和扩张，刺激压力感受器，导致迷走神经张力增加，可导致低血压、心动过缓、甚至心搏暂停。心律失常在治疗先天性颈动脉分叉部狭窄时更容易出现。这些系统性并发症在内膜剥脱术时也可发生，尤其在切开颈内动脉壶腹部的过程中，但其严重程度较轻，持续时间也较短。由脑血管造影或介入治疗诱发的心律失常有时可进一步导致充血性心力衰竭或心肌梗死。另外，过多使用造影剂引起血浆渗透压改变也可引起或加重充血性心力衰竭。过量使用造影剂还能诱发严重肾功能不全或肾衰竭。因此，实施颈动脉介入治疗或脑血管造影时，一次操作造影剂的总量最好不要超过150mL。对于心肾功能异常的患者，造影剂的用量更应严格控制。

二、系统并发症的处理方法

1. 心动过缓和心搏骤停的防治方法　在早期颈内动脉介入治疗时，实施介入治疗前常为患者安置临时心脏起搏电极。Harrop等研究表明，术前安置的临时心脏起搏电极，有62%在介入操作过程中启动。但这一应对措施本身也会带来并发症，有报道称临时心脏起搏电极穿通心壁后可导致死亡。因此，如有必要，应随时准备好临时心脏起搏器（包括血管鞘、临时心脏起搏电极及起搏器），以备及时启用。永久性心脏起搏器仅限于特殊病例（如本身有病窦综合征或心动过缓的患者）。如果心律失常能及时得到处理，很少需要实施心脏起搏。在球囊扩张前给予0.5mg或1.0mg阿托品往往能预防或减轻心动过缓的发生，一般建议使用0.5mg即可。阿托品应在球囊扩张前1分钟静脉推注。对于有心动过缓以及正在服用β受体阻滞剂或地高辛的患者，注射阿托品后有时会出现心率急剧增快的反应。而这些患者球扩后心率减慢的反应往往较为明显，因此应适当加大阿托品的用量（1.0mg）。内膜剥脱术后发生颈内动脉再狭窄的患者，由于手术已切断了血管壁上部分迷走神经分支，因此这些患者在球扩时一般不会出现严重心律失常和低血压反应。因此术前可不给予阿托品，但应将阿托品抽取备用。已经置入永久心脏起搏器的患者，不需要降低迷走张力，因此球扩前也无须给予阿托品。但这些患者有时会出现低血压，必要时应给予适当干预。

2. 围手术期低血压处理　颈内动脉介入治疗后发生的低血压大多与心动过缓有关。但在某些血管成形或支架置入病例，血压的下降可能较心率下降更明显，同时，低血压持续的时间也较心动过缓长。对于这些患者，可先用阿托品治疗心动过缓。另外，可以考虑加大输液量，因为低血容量往往使血流动力学反应更显著。根据情况，操作过程中或术后短期可使用血管收缩药物。常用的缩血管药物有去甲肾上腺素和多巴胺等，应根据血压的监测情况决定药物的使用剂量和使用时间。一般情况下，应使收缩压保持在100mmHg以上。如患者同时有其他症状（由于脑或心肌低灌注引起），可适当再调高血压。多数情况下，血管收缩药物仅需在术后数小时内使用，个别情况可能要延续到24小时或更长时间，一些学者所做的颈动脉支架患者术后应用升压药物最长达2周左右。部分患者需要临时终止抗高血压治疗，或出院时减低抗高血压药物的剂量。在支架置入术后约2周血压一般会恢复到术前水平。因此，术后2周内定期血压监测、适时调整降压药物是非常重要的。

3. 术后高血压的处理　在内膜剥脱术中常见到剧烈而持续的血压升高，在颈动脉介入治疗中这种情况并不多见。如果出现血压急剧升高，需要积极干预。因为颈动脉介入治疗后颅内出血的发生率高于内膜剥脱术。应将收缩压控制在150mmHg以下。患者发生心动过缓或低血压一般多在操作过程中，术后如果血压仍高，也应积极予以控制。研究表明，术前基础血压偏高的患者围手术期并发症也较高。

4. 其他系统并发症的处理　介入操作还会出现其他一些系统并发症，包括感染和肾功能损害等。如果患者有全身感染的指征，应给予相应的抗生素。如果出现肾功能损害，可给予输液等处理。

（金　涛）

第三节　穿刺点并发症

一、概　述

根据文献报道，脑血管介入治疗的许多并发症都与穿刺点有关。常见穿刺点并发症包括皮下出血（血肿）、假性动脉瘤、动静脉瘘、血管夹层形成、血管撕裂、下肢动脉血栓形成、腹膜后出血、神经损伤、穿刺点感染等。这些并发症的产生与介入操作的复杂程度有关，也与穿刺方法、穿刺血管、穿刺点选择、穿刺次数和器材等有关。常规血管造影的穿刺点并发症在2%左右，而颈动脉介入治疗的穿刺点并发症大约在5%左右。

早期介入治疗是采用血管切开法实施的。因为损伤大，切开部位并发症高，操作复杂等缺点，极大地限制了早期介入技术的发展。之后发展了针外导管法和针内导管法。1953年，Seldinger创立了安全穿刺技术（Seldinger法）。这种技术显著减少了穿刺点的损伤程度，明显降低了穿刺点并发症。目前除了特殊大血管介入治疗外，基本采用这种穿刺法。

介入治疗入路的不同也会影响到穿刺点并发症的发生。由于股动脉管径较大，可放置较大管径的血管鞘，手术操作视野开阔而为绝大多数介入治疗所采用。而选择合适的穿刺点和娴熟的穿刺手法是减少穿刺点并发症的重要因素。选择正确的穿刺点应充分考虑患者的身高、体型、胖瘦、下肢有无畸形、血管的韧性等诸多因素。一般右利手操作者选择右侧股动脉为穿刺部位。操作人员必须在术前准备阶段触摸腹股沟动脉搏动情况，以排除明显的血管狭窄、硬化和闭塞。如怀疑穿刺点血管有病变，可考虑用B超进一步明确，也可选择对侧为入路。对于右侧下肢截肢、严重畸形、曾实施疝气修补术、穿刺部位有皮肤感染或血管明显硬化的患者，也应考虑经左侧股动脉或上肢动脉为穿刺点。

一般认为穿刺点并发症应控制在10%以下，而严重并发症更应控制在5%以下。这一比例是针对波立维充分抗凝并使用6~8F血管鞘而言。穿刺点血管正常、穿刺技术精确、穿刺点处理良好是介入治疗顺利实施的基本保证。有许多学者主张介入治疗后使用血管缝合器。尽管文献报道使用血管缝合器的并发症少，但这种器械有时会引起额外的并发症，严重时可能导致截肢。

对于脑血管介入操作而言，若血管没有异常，左右股动脉作为介入治疗的入路应该没有明显差异。如果患者有严重腹主动脉狭窄或双侧髂动脉狭窄，应考虑使用肱动脉作为介入入路。未经治疗的腹主动脉瘤也应使用肱动脉入路。使用交换导丝和无血流控制装置的大型号血管鞘容易引下肢动脉血栓。

经肱动脉入路实施颈动脉支架置入术已经有成功个案报道。这一入路虽然操作距离短，但操作角度往往不够理想。因此，必须仔细研究主动脉弓造影结果以判断肱动脉入路的可行性。一般选择没有锐角的入路。当对右侧颈动脉分叉部实施介入治疗时，左侧肱动脉一般为较好的入路，这样可以使导丝沿主动脉弓上缘先下行后上行进入右侧颈动脉，导管在主动脉弓内走行数厘米后进入无名动脉，这样导管可保持一定张力。肱动脉入路常采用渐进式球扩法以避免血管撕裂。左侧颈动脉狭窄的患者两侧肱动脉入路均可考虑。由于左侧颈总动脉开口与无名动脉或左锁骨下动脉开口之间距离较短，这样使进入左侧颈总动脉的通路形成一个发卡样迂回。当左侧颈总动脉发自无名动脉时，应考虑以右侧肱动脉为入路。

二、常见穿刺点并发症和处理方法

1. 穿刺点出血　穿刺点出血是经股动脉介入治疗最常见的穿刺点并发症。实施血管介入操作的患者，术后需要输血者在1.8%~6.5%之间。与穿刺点出血有关的常见因素见表6-2。

表6-2　影响穿刺点出血的因素

女性	体重过轻
高血压	肥胖
置鞘时间过长	肝素用量较大
血管鞘直径较大	同时使用溶栓药物
高龄	

在开展脑血管造影或介入治疗时，使用6F导管比使用7F或8F导管的穿刺点并发症要低（大约在1：2之间）。而一些研究报道，血管鞘的直径似乎与穿刺点并发症关系不大。在实施颈动脉成形或支架置入术后停止使用肝素一般对介入治疗的效果没有明显影响，但可显著降低出血的发生。因此，建议术后尽早拔除血管鞘。有些介入治疗术前或术中需要使用血小板糖蛋白IIb/IIIa受体抑制剂（如阿昔单抗，替罗非班），这时应适量减少肝素用量（70IU/kg）。

穿刺点附近如果出现了突出性包块，提示可能发生了血肿。然而，在较肥胖的患者，血肿发生后局部可能没有明显变化。穿刺点出血的治疗应根据出血量和有无继发血流动力学改变而定。少量出血可以使用机械压迫法处理，有的需要使用反转血液低凝状态（去肝素化）。如果在使用这些方法后穿刺点出血仍没有控制。应考虑进一步的介入治疗或用外科方法止血。

如果有出血并发症的患者正在使用阿昔单抗，可以输注血小板，一般这种新输注的血小板不受原先已经与血小板结合药物的影响。但这一原则不适用于小分子血小板糖蛋白Ⅱb/Ⅲa受体抑制剂，如依替巴肽，替罗非班等。因为这些小分子是竞争性受体抑制剂而不是与受体紧密结合的受体。因此血液中存在的未结合药物可以再作用于输入的血小板。但这些药物的半衰期较短，其抗血小板的作用在数小时后即开始减弱。

2. 腹膜后出血　文献报道介入操作后发生腹膜后出血的发生率在 0.12% ~ 0.44% 之间。股动脉高位穿刺（如穿刺点越过或接近腹股沟）或股动脉后壁穿通均明显增加腹膜后出血的概率。穿刺者熟悉腹股沟附近血管及其他解剖结构，对于选择合适的穿刺点并减低腹膜后出血的发生率是非常有益的。穿刺点应选择在股骨头中 1/3 对应的股动脉。

腹膜后出血的临床症状包括低血压、腹部膨隆和饱满、下腹部疼痛等。腹、盆腔 CT 扫描或 B 超探查往往能确诊腹膜后出血。如怀疑有腹膜后出血，应立即停止使用抗凝剂并使血液去肝素化。如患者有低血容量表现，应根据情况输注晶体液体、血液成分或全血。如果腹膜后出血引起明显血流动力学改变，可通过对侧股动脉行紧急血管造影以明确出血部位和程度。如造影中发现有活动性出血，可以使用球囊压迫止血，这一方法往往能使患者情况迅速稳定下来。如长时间球囊压迫仍然不能终止出血，可考虑放置带膜支架以封闭出血点。如以上方法均告失败，应及时用外科方法开放止血。

一旦确诊腹膜后出血要立即给予平卧位，腹胀严重者给予插胃管达到胃肠减压的目的，必要时可给予灌肠处理。可根据情况使用止血药物。同时及时行交叉配血，快速补液、以扩充血容量，并根据情况给予输血。如果有条件应该监测中心静脉压，而后根据监测结果调整输液、输血的量及速度。

腹膜后血肿可分为稳定型和扩展型，稳定型常是小血管破裂引起，易局限并停止。此型血肿大小无变化或逐渐缩小，血肿无波动。在给予输液或输血后生命体征可逐渐趋向平稳。稳定型血肿多采取保守治疗。扩展型血肿常由于大血管破裂，血肿迅速扩散到腹膜后间隙，动态观察时可见血肿逐渐增大，血肿呈现明显的波动性，患者生命体征不稳定，血压持续性下降，心率增快、脉搏减弱等。此种类型要尽快采取手术治疗。因腹膜后血肿压迫刺激腹腔神经丛，腹痛是最常见的症状，部分患者可有腹胀、腰背痛、肠鸣音减少，血肿巨大或有血液渗入腹腔者可有下腹部腹膜刺激征。在诊断时要注意与急腹症鉴别。同时因病情突然变化，患者常极度恐惧、紧张，应及时对患者做好耐心、细致的解释工作，尽量使患者情绪稳定。对一些过于恐惧和紧张的患者可适当使用镇静剂。但是要注意尽量使用对血压无影响或影响较小的药物。

3. 假性动脉瘤　如出血后血肿与管腔之间有血流交通，就形成一个假性动脉瘤。文献报道，介入操作后实施常规超声探查发现假性动脉瘤的发生率高达 6%。股动脉低位穿刺（穿刺点位于股浅动脉或股深动脉）可明显增加假性动脉瘤的发生率。其他与假性动脉瘤相关的因素包括女性、年龄大于 70 岁、糖尿病和肥胖。

出现假性动脉瘤的患者往往在介入操作数天后有穿刺部位疼痛感。局部检查可以触摸到有波动的液性包块，听诊时可闻及收缩期血管杂音。假性动脉瘤的治疗方法要依据瘤体的大小、严重程度以及是否继续要抗凝治疗而定。对于直径小于 2cm 的假性动脉瘤，一般会自发消失，临床仅需密切观察其有无变化。较大的假性动脉瘤可采用超声定向压迫、经皮凝血酶/胶原注射、动脉瘤弹簧圈栓塞或带膜支架置入等方法治疗。这些方法无效时考虑用外科修补法治疗。下面介绍假性动脉瘤的处理方法。

（1）延长压迫时间：轻微的假性动脉瘤，可以通过延长压迫时间进行治疗。压迫的过程中，要注意观察足背动脉的搏动情况。

（2）超声定向压迫法：1991 年，Fellmeth 等报道了超声定向压迫法治疗股动脉假性动脉瘤。这种方法治疗假性动脉瘤的原理是，在超声定向下压迫动脉瘤颈部，使瘤体内形成血栓，达到阻断瘤腔与管腔之间交通的目的。据文献报道，这一方法的成功率为 55% ~ 90%。虽然多数病例都可用这种方法成功治疗，但这种方法也有局限性。实施这种操作耗时费力。压迫时间一般为 10 ~ 300 分钟，平均为 30 分钟。在实施过程中，因为会引起患者不适和疼痛，往往需要给予镇痛和镇静剂。如果操作后患者仍需抗凝治疗，则患者发生瘤体破裂和动脉瘤再发的可能性增加。因此必须密切观察治疗部位有无变化以及全身状况。影响治疗成功率的因素包括肥胖、瘤体过大、使用抗凝药物以及压迫时患者反应明显等。穿刺部位有感染、血肿压力高或下肢有明显缺血症状时不应使用压迫法。

（3）超声定向凝血酶注射法：在超声引导下将凝血酶注射到假性动脉瘤内也是一种有效的方法。尽管这种方法早在 1986 年就已经被用来治疗假性动脉瘤，直到最近这种方法才被广泛认可。文献报道，在超声定向下注射牛凝血酶（500 ~ 10 000U）治疗股动脉假性动脉瘤的成功率约在 86% ~ 97% 之间。凝血酶注射法的一个潜在危险是注射的凝血酶可能进入到循环血液中引起肢体远端血栓形成。文献中已见到多例患者在凝血酶注射后发生了肢体远端血栓形成。在注射时将针头背对着瘤颈可以降低凝血酶进入血管腔的可能性，从而减少下肢动脉血栓发生的概率。另一种能有效减少下肢动脉血栓形成的方法是，在注射时用球囊临时封闭动脉瘤在血管上的开口。用这种方法治疗假性动脉瘤也有多例报道。其操作过程是，经对侧股动脉穿刺成功后，将与治疗血管管径相当的球囊释放到动脉瘤开口处，这时股动脉内的血流被阻断，进出动脉瘤的血流也同时被阻断。然后再将凝血酶注射到瘤腔内而不会发生远端血栓形成。另外，球囊对血流的阻断也有利于瘤腔内血栓形成，减少凝血酶的用量。在实施凝血酶注射法治疗假性动脉瘤时，对于曾使用过凝血酶或牛血清蛋白的患者有发生交叉过敏反应的可能。这些过敏反应可表现为低血压、心动过缓、凝血因子抑制因子形成等。因此有牛血清蛋白应用史的患者应作皮试以排除发生严重过敏反应的可能。

（4）胶原蛋白降解物注射法：经皮注射胶原蛋白降解物治疗股动脉假性动脉瘤是一项新技术。2002 年 Hamraoui 首次报道了经对侧股动脉造影指导下，将牛胶原蛋白注射到假性动脉瘤的瘤腔内。这一技术的成功率高达 98%。这一方法的优点是瘤颈部胶原栓子脱落发生的比例很低，也没有发生交叉过敏反应的报道。缺点是要经对侧股动脉造影，而且需使用较大的血管鞘。

（5）带膜支架法：用带膜支架法封闭股动脉假性动脉瘤也有多项研究报道。Weigand 报道了用带膜支架法成功治疗 32 例假性动脉瘤患者。Thalhammer 等报道了用带膜支架法成功治疗 16 例假性动脉瘤患者。当假性动脉瘤发生在股动脉分叉处时，一般不适合使用带膜支架治疗。因为这一部位释放支架有导致其中一支血管闭塞的可能。在股动脉放置支架后，这个部位以后将不能再作为介入治疗的入路。带膜支架置入后有发生支架内血栓形成及血管闭塞的可能，对于股动脉血流量小的病例这种可能性更大。

（6）弹簧圈栓塞法：用弹簧圈栓塞法治疗假性动脉瘤也有成功的病例报道。Waigand 等报道了 12 例用弹簧圈封闭动脉瘤与动脉之间的通道。对于窄颈动脉瘤，可通过 3F 的 Tracker 导管释放 0.014in 的弹簧圈（3mm×40mm），瘤颈较宽大时，可用较大的弹簧圈（0.35in，6mm×30mm）通过 5F 造影导管释放。弹簧圈栓塞法是一种有效治疗股动脉假性动脉瘤的方法，缺点是操作过程有时很耗时。另外，如果弹簧圈填塞不紧密，在弹簧圈之间还会有一定血流。如果弹簧圈放置很浅，有时会引起填塞局部的不适和表面皮肤坏死，部分病例弹簧圈逸出可导致远端血管的栓塞。

（7）外科修复：目前用外科方法修复假性动脉瘤已大多被非手术方法所替代。外科手术尽管非常有效，但常常会伴随一些外科性并发症，如术后治疗部位不适、瘢痕、伤口感染、费用增加以及住院时间延长等。目前国外一般在非手术法失败后才采用外科法进行修复。

4. 动静脉瘘　动静脉瘘的产生是由于穿刺针同时穿过股静脉和股动脉，当拔出血管鞘后在动脉和静脉之间形成了瘘管。文献报道血管内介入操作后动静脉瘘的发生率约为 0.4%。穿刺点过高、过低或偏内侧，多次穿刺尝试以及凝血时间过长均会增加动静脉瘘的发生概率。动静脉瘘形成后可能于术后数天后才出现临床症状。动静脉瘘在临床上一般表现为穿刺部位持续存在的来回性血管杂音。在有些情况下，由于静脉扩张，下肢出现水肿或压痛，个别严重情况下，会发生供血不足或盗血现象。彩色多普勒血流检查可辅助确诊动静脉瘘。

大多数由穿刺引起的动静脉瘘都较轻，不会对血流动力学产生明显影响，并可自行缓解。有症状的动静脉瘘需封闭治疗，以防止血液分流加重，引起下肢水肿、疼痛和坏死等症状。用超声定向压迫法或带膜支架封闭瘘管开口均为可行的方法。1994年，Uhlich报道了一例用带膜支架成功封闭严重动静脉瘘。Waigand也报道了用带膜支架治疗21例动静脉瘘患者。带膜支架治疗动静脉瘘的一个明显并发症是支架内血栓形成的比例较高（12%～17%）。

也有用弹簧圈栓塞技术治疗动静脉瘘的小样本报道。但是，这方面的技术还不很成熟。在经皮介入治疗不成功的情况下，可以考虑用外科手术的方法修复动静脉瘘。

5. 下肢缺血　穿刺的股动脉或其分支血管发生血栓形成的比例很低，文献报道一般不超过1%。发生下肢动脉血栓的危险因素包括在相对较小的动脉使用较大的血管鞘和导管（导管动脉不匹配），患者有原发性血管疾病、高龄、心肌病以及存在血液高凝状态（如血液中蛋白C或蛋白S缺乏，存在狼疮性抗凝物）等。另外，血管夹层或痉挛也会诱发下肢动脉血栓形成。

下肢动脉血栓形成的典型临床表现为下肢缺血症状（五P症）：疼痛、皮肤苍白、麻木、无脉、皮温低。通过详细体检常能发现下肢缺血，双功能多普勒往往能确诊下肢动脉血栓。如果患者在介入操作后出现下肢缺血症状，应及时行血管造影以明确下肢缺血的解剖学基础。如发现有动脉血栓形成，可以实施球囊扩张术以使血流恢复再通，在球囊扩张后可选择注射溶栓药物、置入支架或血栓旋切等方法。同样，如果这些介入方法失败，也可考虑用外科的方法切除血栓并行血管再建。

6. 血管夹层形成　介入操作后发生医源性股动脉或髂动脉夹层形成的发生率在0.01%～0.4%之间（图6－1）。穿刺部位动脉夹层形成也可诱发下肢远端缺血、假性动脉瘤和动脉血栓形成。如怀疑有动脉夹层形成，最好是行血管造影以明确夹层形成的部位和程度。动脉夹层形成的治疗方法包括球囊血管成形术和血管内支架置入术。如果较为明显，限制了局部血流通过，也可考虑用外科修复法进行治疗。穿刺造成的向夹层如远端未穿通可不予特殊处理，短时间内观察如破裂口附近无血栓形成，夹层一般可自行闭合。

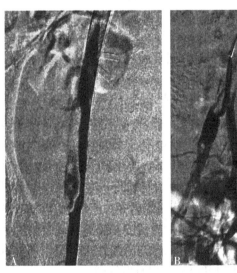
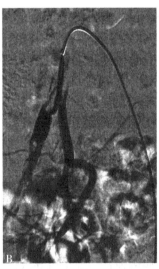

图6－1　股动脉夹层

A. 股动脉夹层；B. 股动脉夹层导致髂外动脉次全闭塞

7. 感染　文献报道介入操作后，穿刺点感染的发生率在1%以下。穿刺点感染最常见的病原微生物是金黄色葡萄球菌和表皮葡萄球菌。热源效应一般在介入治疗数小时后出现，表现为发热、寒战和昏睡。有感染指征时，应根据患者情况选用合适抗生素进行治疗。必要时应行病原微生物培养和药敏试验。

8. 上肢穿刺相关的并发症　如下所述。

（1）桡动脉穿刺相关的并发症：桡动脉穿刺的优点是操作后很容易止血，因为桡动脉较为表浅，短时压迫后患者即可正常活动。在行桡动脉穿刺前，必须做Allen试验（Allen试验可用来判断手部的桡尺动脉循环情况，具体操作是：嘱患者用力握拳，术者在腕部以上2cm处同时用力压迫桡动脉及尺动脉，然后嘱患者快速松开握紧的拳头，此时患者手部因缺血而呈苍白状，然后术者松开对患者尺动脉的压迫，开始观察患者手部皮肤恢复红润所需时间，＞10秒则为Allen试验阳性，说明手部的尺动脉－

桡动脉循环不足，Allen 试验阳性者不合适行同侧上肢的桡动脉穿刺及置鞘），以排除介入治疗时由于桡动脉血流阻断引起手坏死的可能。桡动脉作为脑血管介入治疗的缺点是动脉管径太小（只可置入 6F 及 6F 以下的血管鞘）。因此可作为脑血管造影、椎动脉及颅内段血管介入治疗的入路，在做颈动脉介入治疗时使用较少。

（2）肱动脉穿刺相关的并发症：早期的心脏介入操作多采用肱动脉切开法进行。自从 Seldinger 技术在临床开展以来，以肱动脉为入路的方法多为股动脉穿刺所替代。目前只是在髂动脉或下腔动脉有病变时才采用肱动脉入路。文献报道肱动脉入路较股动脉入路的穿刺点并发症约高 4 倍（0.96%∶0.22%）。肱动脉穿刺最常见的并发症包括出血、血栓形成、假性动脉瘤形成及臂丛神经受压等。与股动脉穿刺相比，肱动脉穿刺血栓形成相对于出血的比例更高。如果介入操作后发现患者脉搏消失或有其他缺血表现，应及时行超声或造影检查。确诊有血栓形成的患者可行血管内溶栓或血栓旋切术。如造影发现有内膜夹层形成，需行球囊血管成形术或支架置入术以恢复血流。同样，如果介入手段不能解决，也需要外科修复。

9. 血管吻合设备相关的并发症　应用血管吻合设备的目的是促进介入的后止血，缩短患者制动时间，减少住院日期。根据文献报道，目前所使用的血管吻合设备均能达到上述目的。然而，这些血管吻合设备并不能降低穿刺点并发症，此外，还会带来一些额外并发症。

在美国弗吉尼亚州 Lynchburg 总医院所作的一项大样本研究表明，股动脉穿刺后使用血管吻合设备的技术失败率为 8%，出血发生率为 0.2%，假性动脉瘤发生率为 0.5%，动脉狭窄发生率为 1.4%，感染发生率为 0.2%，需要外科修复者为 1.6%。其他大样本研究也表明使用血管吻合设备的止血效果与手工压迫的效果相当，而使用血管吻合系统的并发症较高。

10. 压迫设备相关的并发症　目前国内介入治疗多采用人工压迫的方法，个别医疗机构使用了机械压迫法。常用的机械压迫法有 C 型钳压迫法和充气囊压迫法。机械压迫法优点是解放了医生及费用相对血管缝合装置低廉，缺点是压迫物随患者的活动易移位，同时压迫后不方便观察出血情况。而且研究表明机械压迫的局部出血发生率较高，有时还需要转换为传统的压迫方法，而且压迫时患者往往有明显的不适症状。

（金　涛）

第四节　介入治疗局部和周围血管的并发症

目前报道的脑血管病介入治疗局部的常见并发症有十多种，这些并发症有的无关紧要，如颈动脉分叉部位支架置入术后出现的颈外动脉闭塞，一般不会产生明显的不良反应。而有一些治疗局部的并发症则会产生严重的后果，有的甚至是致命性的，如颈动脉穿通或远端动脉夹层形成。

1. 颈外动脉闭塞　在接受颈动脉分叉部支架置入术的患者，由于支架跨过颈外动脉开口，因此许多患者术后会出现颈外动脉闭塞。目前还没有关于颈外动脉闭塞后有任何不良反应的报道。不过，颈外动脉闭塞后，如果将来本侧的颈内动脉需要介入治疗，导引导丝将无法再放置在颈外动脉内。由于不产生明显的不良反应，颈外动脉闭塞无须任何治疗。

但有种情况例外，处理同侧的颈内动脉窦部病变时，支架需覆盖颈外动脉开口，而对侧的颈总动脉已发生闭塞，同侧的颈外动脉通过面部血管及对侧眼动脉为对侧颈内动脉颅内段提供血供时，需注意保护同侧的颈外动脉免发生闭塞，一旦发生同侧颈外动脉的严重狭窄或闭塞，这时可通过颈内动脉支架的网孔行颈外动脉的球囊成形术或支架术。临床上有患者因双侧颈外动脉发生闭塞后相应供血组织出现缺血的表现，如牙龈萎缩、舌部的味觉减退、面部特别是鼻尖在寒冷天气易发生冻伤等。

2. 血管痉挛　一般血管痉挛多发生于介入操作的血管或其远端分支。最常见的血管痉挛发生于颈内动脉（图 6-2）。容易发生血管痉挛的部位包括支架释放处的远端，在一些严重情况下，这种血管痉挛会导致血流的完全阻断。血管痉挛也可由于导管末端的刺激引起，但这种情况相对较为少见。另外，脑保护装置放置的部位也是血管痉挛发生的常见部位。一般放置支架处不会发生血管痉挛。如果判断支架置入处发生了血管痉挛，往往是将其他情况如血管夹层形成等误判为血管痉挛。

　　血管痉挛有时会引起严重的后果。严重的痉挛有时需和动脉夹层形成，脑保护装置内血栓形成以及支架内血栓形成相鉴别。因此当判断一旦有严重的血管痉挛发生且介入治疗还需继续进行，必须立即进行处理。可直接经导管将硝酸甘油注射到颈动脉内（500μg 硝酸甘油溶解于 10mL 生理盐水中，取 2mL 含 100μg 硝酸甘油一次注射）。每隔 5 分钟可以追加一次注射。注射前后必须对患者的血压和心率情况进行监测，以防止低血压的发生。如果痉挛的动脉血流明显减少，可考虑额外给予肝素或使用血小板糖蛋白Ⅱb/Ⅲa 受体抑制剂。如果血管痉挛发生时介入治疗已经结束，应及时退出脑保护装置，一般由于脑保护装置刺激血管壁导致的血管痉挛，脑保护装置撤除后血管痉挛可逐渐自行缓解。

　　3. 颈动脉穿孔　在介入治疗过程中发生动脉穿孔的情况比较少见。发生动脉穿孔往往是由于对治疗血管的过度扩张。由于颈动脉分叉部位的狭窄往往都伴有明显的钙化，有大块的斑块，有的形如硬板。因此这种狭窄血管在实施较高压力的球囊扩张时，有发生破裂和穿孔的可能。因此，多数的介入医生在执行支架置入术后扩时，在允许的范围内，一般选用稍小的球囊。这种选择一方面可以减少支架处斑块的脱落，另一方面也可减低血管撕裂或穿通发生的概率。一旦发生严重的血管破裂或穿通，可置入带膜的自膨胀支架，或行外科的开放修补。

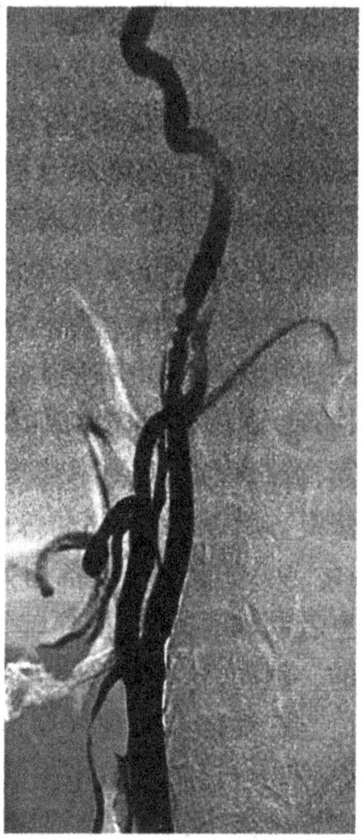

图 6-2　颈动脉支架置入后出现血管痉挛

　　4. 动脉内膜夹层形成　动脉内膜夹层形成的好发部位与血管痉挛的好发部位基本相同。内膜夹层形成发生的可能原因包括对治疗血管的过度扩张，治疗部位远端未被支架覆盖的斑块受到挤压，以及由于脑保护装置释放以后移位引起的血管损伤。轻度的动脉内膜夹层如果不引起明显的管腔狭窄，在动脉内壁没有明显的造影剂滞留现象，可以不需要特殊处理。如果判断有轻度的动脉内膜夹层形成，应暂停介入治疗，数分钟后行动脉造影，以判断夹层有无变化。如果造影提示管腔内流受到影响，应考虑给予额外的抗凝治疗或血小板糖蛋白Ⅱb/Ⅲa 受体抑制剂。如在颈动脉分叉部发生了严重的动脉夹层，应考虑使用支架治疗。一般选择直径稍小，长度稍短的支架放置在夹层发生处。一般不采用较长的支架覆盖原先的支架。在跨过颈动脉分叉部释放支架后，由于支架贴壁性欠佳，在作评估造影时往往会看到类似于动脉夹层形成的血流现象。对于这种情况应从不同角度进行造影详细评估，以免引起误诊。

　　5. 颈动脉支架内血栓形成　如果颈支架释放后没有充分展开，则支架内容易发生血栓形成。因此，在多数情况下支架置入后要进行后扩，以保证支架扩张到最低的限度。引起支架内血栓形成的其他原因包括支架近端或远端的结构性异常，或患者存在血栓形成的诱因。颈动脉支架内血栓发生率很低，国外有零星报道，可能和一些术者在颈动脉支架术中选用的球囊直径偏小有关，但有些学者在 >2 000 例的颈动脉支架经验中，未发生颈动脉支架内血栓。如果血栓发生，应立即再次测定凝血时间，根据测定结果调整肝素的用量，必要时使用血小板糖蛋白Ⅱb/Ⅲa 受体抑制剂。如果是在脑保护装置已经释放的情况下发生支架内血栓形成，脑保护装置也可能是引起血栓形成的原因。这时，应将脑保护装置放在原位，将一根长 100cm 或 125cm 的 5F 直端或弯端导管放置到支架近端对支架内段和保护装置近端进行抽吸。可将抽吸导管沿着 0.014in 导丝推进。如果完全抽吸后血栓仍然存在，可将 2mg t-PA 溶于 5mL 生理盐水中冲洗血栓。也可以考虑用机械溶栓的方法进行治疗。

　　6. 支架移位　支架移位主要与支架和扩张压选择不当有关。选择的支架过小，或扩张压力不足，使支架展开不充分，未完全贴壁，这时支架容易移位。另外在治疗串联病变放置多个支架时，若先放置近端支架，在放置远端支架时介入材料通过近端支架时可能会引起近端支架移位。

　　7. 血流过缓　血流过缓的发生几乎无一例外的与支架的形态异常有关，不管是近端还是远端。解决问题前应保证管道通畅。血流过缓可能是由于支架的近端或远端发生了内膜夹层，血管痉挛，血管闭塞，支架内发生了不完全血栓形成或有较大的栓子。

8. 保护伞内血栓形成 常用的脑保护装置有两种，一种是球囊保护装置，一种是滤过保护装置。球囊保护装置在释放支架或扩张血管时需要阻断血流。而滤过装置在介入治疗过程中打开但不阻断正常血流。因此，如果滤过装置（保护伞）释放后，出现血流阻断或血流缓慢，则可能发生了保护伞内血栓形成。如果明确保护伞内有血栓形成，应该保持保护伞在原位，和处理支架内血栓一样，将抽吸导管放置到血栓的近端进行抽吸。需要注意的是抽吸必须彻底以致保护伞内完全没有有形物质被吸出为止。在充分抽吸后回收保护伞。如果抽吸后需要球囊扩张或放置支架，应该重新使用一个新的保护伞。如果抽吸物主要由新形成的血栓组成，而很少有动脉粥样硬化斑块，这应考虑抗凝和抗血小板药物的剂量是否充足。

9. 支架远端成角 支架释放后，在其远端形成一个尖锐的角度，这种情况往往是由于术前对于颈动脉系统血管扭曲程度的估计不足造成的。支架释放后治疗血管的潜在成角由于支架的张力作用而向远端移行，因此在支架的远端形成一个锐利的夹角。最糟糕的情况是在支架的紧邻部位形成夹角。轻度的成角可以暂不予处理。没有血流动力学改变的中等程度成角应作定期随访，并进行超声检查，随访中如发现成角加大或管腔狭窄达到一定程度则应该考虑外科开放修复。对于引起血流动力学明显改变或造成血流缓慢的成角，则应给予治疗。在成角部位再释放一个支架的做法可能成为一个陷阱，因为再次释放的支架远端有可能形成更大的成角，随着治疗部位向上不断延伸，最后患者可能失去了外科手术所能到达的可能性。因此在决定是释放额外的支架还是外科修复必须慎重考虑。有时，非常局限的血管痉挛可以表现得很像血管成角。这种情况也必须通过不同的角度进行造影后，方可进行鉴别。

10. 主动脉弓损伤 处理主动脉弓损伤的最佳：方法是预防它的发生。发生主动脉弓损伤的原因往往是因为某些弓上血管入路困难。因此在进入某一血管之前，应充分评估血管的解剖走形和结构以排除发生主动脉弓损伤的可能。损伤也可能发生在原先有病变的部位，尤其是在介入治疗前的造影或其他检查未发现的病变。如果在做颈动脉介入治疗之前发生了主动脉弓损伤，如主动脉夹层形成，应及时中断介入治疗并中和肝素。这个部位的血管损伤的处理没有多少选择，往往需要外科急诊开放修复。主动脉弓的损伤最常发生在左颈总动脉开口的附近，可能和左颈总动脉与主动脉弓的相对成角较大有关，再加上常有潜在的血管狭窄、扭曲、成角或钙化斑块，在送入指引导管时易发生主动脉弓损伤。这个部位发生损伤可以考虑置入支架。如果受损部位位于血管的开口处或有明显的钙化，应考虑放置球囊扩张支架。究竟是在导管到达受损部位就行修复治疗，还是在做完颈动脉介入治疗后再修复近端的损伤目前还没有权威的观点可供参考，一般建议如发生损伤后短时间内患者生命体征不发生变化可考虑先处理颈动脉介入再处理主动脉损伤，因一旦先处理了左颈总动脉，由于指引导管再次通过左颈总动脉会很困难，想再处理同侧颈内动脉病变也会变得很困难。

11. 脊髓损伤 经股动脉穿刺行动脉造影术后发生截瘫比较少见，但是国内外均有报道。多数学者认为造影剂的毒性反应可引起脊髓血管痉挛以致脊髓缺血，或椎动脉内注射高浓度造影剂，致脊髓脱水损伤。脊髓血供以颈段最丰富，主要来源于脊髓前动脉，第一支根动脉起源于椎动脉的根髓动脉，第二支起源于颈深动脉，第三支起源于肋颈干或第一肋间动脉，一旦发生动脉主干闭塞，还可由椎动脉肌支、颈深动脉肌支、颈升动脉，枕动脉及小脑后下动脉，甲状腺上、下动脉等形成侧支吻合网。在造影过程中有可能引起脊髓前动脉痉挛，加上有些患者原有椎－基底动脉供血不足，椎－基底动脉较细，有可能颈髓供血区侧支循环不充分，容易受损伤；一些伴有椎间盘突出，椎管狭窄，有效容积减少，颈髓供血不足后发生水肿，造成颈髓压迫，导致截瘫。如果出现上述情况可给予激素如泼尼松或地塞米松、甲泼尼龙以及扩血管改善微循环、神经营养剂等治疗，同时给予功能锻炼以及高压氧治疗。

（金　涛）

第五节　神经系统和终末器官的并发症

一、概述

神经系统并发症是脑血管病介入治疗的独特并发症。这一并发症的存在曾严重影响介入技术在脑血管病防治方面的应用。尽管脑保护装置的效果还没有被直接的比较研究所证实，在支架释放时使用脑保护装置预防脑栓塞这一理论已经极大地推动了支架治疗的临床应用。表6-1列出了与支架治疗相关的神经系统常见并发症。

要防止神经系统并发症，必须执行严格的患者筛选标准，这一标准必须充分考虑患者的神经系统状况和颈动脉的解剖特点，介入治疗时必须维持合适的血液低凝和抗血小板状态，严格地将血压控制在合理水平，对介入治疗中出现的生命体征变化迅速做出反应，避免脑栓塞的发生。

除了对神经系统损害的临床特点进行充分考虑之外，评估再次发生中风的大概时间对于决定是否实施介入治疗以及决定介入治疗的时机都非常重要。介入治疗急性期的不良事件大约有一半发生在介入治疗后6小时内，在24小时后发生的不良事件仅占三分之一。在介入治疗过程中当发生新的局部神经系统损害、癫痫、意识状况变化时，应立即对支架治疗部位、脑血流量、抗凝状态等进行评估。在治疗过程中没有可靠的方法判断是否发生了脑出血，有时造影可见到造影剂外漏或有占位效应，但这些情况常常发生在出血早期。如果在球囊扩张的过程中发生并发症，这可能是由于治疗血管的灌流区缺乏有效的侧支循环。如果介入治疗后发生了新的神经系统损害，往往提示有脑出血或过度灌注发生，这些情况下必须紧急行CT扫描。支架释放后也可能发生迟发性栓子脱落引起脑栓塞。

二、常见的神经系统并发症和处理方法

1. 一过性脑缺血发作或急性脑梗死　介入治疗时出现新的神经系统症状、意识改变或癫痫发作往往提示有脑缺血或中风发生（图6-3）。这时应检查治疗部位和远端血流情况以排除器质性损害导致血流阻断的可能。如果检查中发现局部性神经系统损害，往往提示某一血管受损。个别需要全身麻醉的患者，可能无法判断是否有神经系统损害发生。如果没有局部血栓形成的证据，就应该考虑发生广泛栓子雨的可能。这一现象在造影时表现为脑血流普遍减慢（包括大血管和小血管）。处理栓子雨的措施包括加大抗凝药物和抗血小板药物的剂量，使血压保持在较高水平等。也可以考虑使用化学溶栓药物，不过目前这方面还缺乏可靠的参考资料。

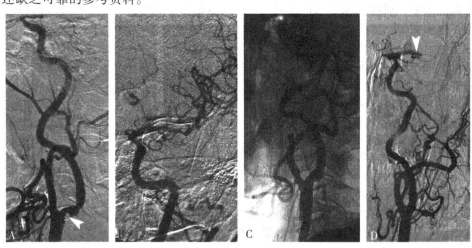

图6-3　颈动脉支架置入术术中并发同侧大脑中动脉栓塞

患者，男性，80岁。因"突发右侧肢体无力5天"入院，诊断为急性脑梗死

A. 左侧颈动脉窦部重度狭窄伴溃疡斑块；B. 术前左侧大脑中动脉正常显影；C. 左侧颈动脉窦部支架置入；D. 支架置入后造影提示左侧大脑中动脉M1栓塞

2. 脑出血　如果患者在头痛之后突然出现意识改变，往往提示发生了脑出血。术中可见造影外渗（图6-4和图6-5）。如果新出现的神经系统损害找不出直接原因，应在完成介入治疗后立即行头颅CT扫描。一旦发生脑出血，应迅速停止所有抗凝及抗血小板聚集药物，控制血压并进行适当的药物治疗。介入治疗中发生脑出血与以下因素有关：实施治疗的血管为次全闭塞，过度抗凝治疗，过度抗血小板治疗，血压控制不良，新近发生的脑梗死。据文献报道，定期使用血小板糖蛋白

Ⅱa/Ⅲb受体抑制剂也是介入时发生脑出血的危险因素。而且这种情况下发生脑出血预后不佳，往往是致命性的。

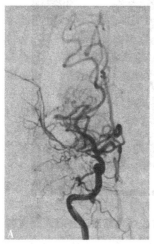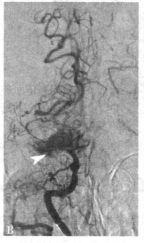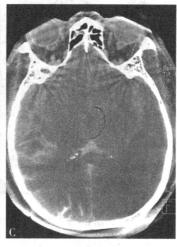

图6-4 大脑中动脉次全闭塞实施球扩支架置入，术中并发血管破裂

患者，女性，65岁。因"突发左侧肢体无力一周"入院，诊断为急性脑梗死

A. 右侧大脑中动脉M1段次全闭塞，局部伴新生血管形成；B、C. 球扩支架置入，术中并发血管破裂

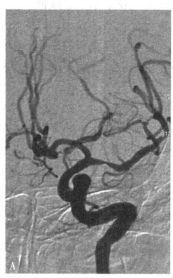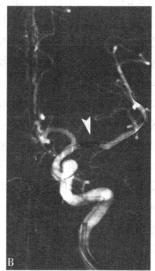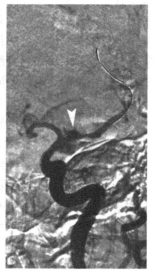

图6-5 大脑中动脉重度狭窄实施Wingspan支架系统重建，术中并发血管破裂

患者，男性，69岁。因"发作性右侧肢体无力半年"入院，诊断为短暂性脑缺血发作

A. 左侧大脑中动脉M1段严重狭窄；B、C. Gateway球囊成形过程中并发血管破裂

3. 过度灌注　脑水肿和过度灌注在介入治疗中不多见，但可以发生在治疗2周后。介入治疗后发生过度灌注的概率高于内膜剥脱术。患者常表现为局部头痛以及难以控制的高血压，头颅CT提示弥漫性脑水肿（图6-6）。治疗前脑缺血的症状越严重，治疗后发生过度灌注的可能性也就越大。这是因为血管的自身调节功能往往在血管修复后的2到3周才改善。如果没有及时发现并给予治疗，患者可能出现意识障碍和脑水肿，导致永久性神经功能损害。过度灌注综合征发生后，目前还没有特效的治疗方法。日本研究者曾报道使用自由基清除剂等可以改善预后。

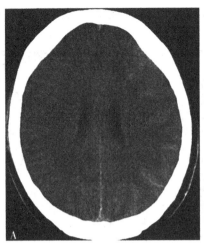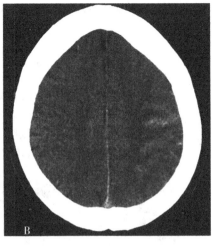

图6-6 左侧大脑中动脉次全闭塞实施重建后并发颅内高灌注

4. 脑保护装置相关的并发症 使用远端脑保护装置的目的是防止在血管成形和支架置入过程中，动脉粥样硬化斑块脱落运行到远端血管形成脑栓塞。介入治疗中发生脑栓塞与脱落斑块的大小和数量有关。经颅多普勒（TCD）可用于探测介入操作过程中脱落栓子的数量，并可评估不同治疗策略对栓子形成数量的影响。尽管目前还没有比较使用和不使用保护装置的随机对照研究，但有很多相关研究表明使用脑保护装置尽管不能完全避免介入相关的脑栓塞的发生，却可以使其发生率明显降低。这些研究大多采用前后对照的研究方法，即早期的介入治疗一般未使用脑保护装置，晚期的介入治疗则使用了脑保护装置。因此除了保护装置以外，不能排除手术经验，支架和输送器材改良等因素的影响。因此目前还不知道脑保护装置在减少介入相关的神经系统并发症方面发挥了多大作用。另外，不同的脑保护装置对神经系统所起的保护作用可能也有所不同。

应该注意的是，脑保护装置本身会带来一些并发症。大样本队列研究表明，颈动脉支架置入术总的并发症发生率为3.4%。但是大约有30%的严重并发症与远端保护设施有关。这些并发症包括颈内动脉远端闭塞，动脉内膜夹层形成以及内膜损伤等。在使用球囊保护设施的患者中，约有15%患者难以耐受这种操作并在球囊扩张时出现了神经系统功能损害的症状。尽管脑保护装置的整体尺寸已经明显减小（例如有的已经小到3F以下），但严重的血管狭窄常使残留管腔非常狭小。这种情况往往需要预扩或使用强力使保护设施通过狭窄血管，这些方法均会诱发栓子产生。关于滤过性保护设施的最佳网格大小目前也没有定论。有时当脱落栓子填满滤网时，多余的栓子会溢出或发生血栓形成。如果保护伞的贴壁性能不好或孔径太大，都会影响到其预防栓子的作用。随着脑保护设施的不断改良，相信其性能会越来越好。

5. 器材和操作相关的并发症 如下所述。

（1）导管扭结：头端柔软的导管容易发生扭结，特别是复合弯曲导管。一旦发现导管扭结，应立即停止操作，但不要急于退出导管。首先应严格按常规定时用肝素生理盐水灌洗导管，同时在透视下确定导管打结的方向、结的松紧和所在血管，以确定解决方法。若结扣较松可尝试用可控导丝解结。可控导丝的前端插到导管扭结的近端弯曲处，使导管在可控导丝上缓慢后退，结扣松解，然后推进导丝，增大结扣，直到管尖完全自结扣中脱出。在此过程中应注意：①定时冲洗导管，防止导管内发生血栓形成；②避免扭转的导管尖进入分支血管或刺破血管；③扭结的导管应尽量退到较粗的血管内进行解结。若结扣较紧，无法解开则应考虑手术取出。只要谨慎操作，紧密监视导管进程，注意插管长度，导管扭结是完全可以预防和避免的。

（2）导管及导丝折断：多见于操作动作粗暴、过度旋转头端制动的导管导丝、导管导丝质量存在问题等情况。所以在术前必须认真检查，发现硬度不均、表面不光滑或有皱褶痕迹的导管或导丝，都应予以废弃。当预计操作过程中旋转较多时，应选择强扭力导管及安全导丝。操作过程中动作要轻柔，忌粗暴拉扯。一旦发生导管导丝折断，应尽快取出，避免严重的并发症。可以利用环圈导管套取断端。从导管前端伸出 1 个环圈，将折断的导丝、导管套入环内，收紧环圈，拉到周围血管，然后切开取出。环圈导管的外套管选择大号导管（10～12F），环圈用细钢丝或小号导管（小于 4F）对折后送入外套管，从导管前端伸出后即形成环圈。目前也有专用的环圈导管可供选用。若导管导丝折断位置较深，或无法用环圈取出时，则应考虑手术治疗。

（3）导管内血栓形成：也是介入操作过程中可能遇到的问题。所以导管到位后，必须先抽吸，发现有新鲜血液回流后，再注射肝素盐水或造影剂，以避免将导管内的血凝块推入血管内。如果回抽没有回血，决不容许盲目推注液体。可用 50mL 注射器与导管尾端接头相连，稍用力抽吸，一般新鲜血栓多可以吸出。如果仍然无血液回流，应在保持管腔持续负压下缓慢退出导管，寻找原因。

（4）气体栓子：往往南于操作过程中排气不充分，或注射的肝素盐水或造影剂中混有气体，另因手术时间太长或灌注肝素盐水滴注速度太快而导致输液瓶中液体用完后残余空气进入血管。因此每次注射前都应检查管道系统中有无气泡。用注射器推注时应将注射器尾端抬高，静置数秒钟待液体中溶解的气体上升到尾部后再注射，注射时不应将注射器推进到底，注射前要回抽。在连接导管和高压注射器时，也应先回抽注射器，这样，一方面可观察导管内是否有血栓形成；另一方面，可在导管接头处形成半月形液面，在高压注射器连接管末端也推注少许肝素盐水或造影剂以形成半月形液面，二者对接时可减少空气进入导管接头的可能。一旦有空气进入脑血管，根据气量多少和累及血管可出现不同后果，有的可能出现严重并发症。当确定有气体栓子形成并有临床症状时，应立即进行高压氧治疗。

（金　涛）

第六节　造影剂相关的并发症

一、心血管反应

脑血管造影和心血管造影一样，均需要将较大剂量造影剂迅速注射到血管内。注射造影剂时注射局部的血管腔内的流体性质发生变化，这一变化依所使用造影剂的渗透压和注射剂量而不同。在冠状动脉造影时，由于冠状动脉内的血液突然被造影剂所替代，这样会影响到心肌的供氧使心肌收缩力下降。尽管这种现象在使用碘比率为 3.0 的离子型造影剂中很少见，而在使用碘比率为 3.0 的非离子型造影剂中几乎没有。而且这些变化患者常常可以耐受。但是对于本身心肌收缩力差或心室充盈压高的患者可能会出现肺水肿。因此术前应对患者心脏功能作系统评估，根据患者的具体情况选择合适的造影剂，术前还应作一些相应的抢救准备。脑血管造影时，由于进入冠状动脉的造影剂量很少，发生心肌收缩力改变的可能性较小。但脑血管造影时，当较大剂量造影剂注入较细血管如椎动脉时，患者可能会出现该动脉灌流区缺血的表现，尤其当这些血管的侧支循环不发达时。因此在做选择性造影前，应先做主动脉弓造影，对脑血管的大体情况进行评估后，再制订选择性脑血管造影的方案。

当注射剂量较大、造影剂渗透压较高时，会出现血管扩张现象。血管扩张可以导致一过性收缩压下降，尽管下降的程度可能很小。随着血管内造影剂随循环进入细胞外液并最终由肾脏排出体外，其影响将逐渐消失。造影剂在体内的半衰期约为 25 分钟。

二、电生理反应

造影剂可以对心肌的电活动产生明显影响。碘比率为 3.0 的离子型或非离子型造影剂对心电活动的影响比碘比率为 1.5 的高渗离子型造影剂要小得多。最严重的心电反应是造影剂引起室颤阈值降低。但在冠状动脉造影时发生室颤很少见，而在脑血管造影时几乎没有。有研究表明，心室颤动的发生可能与离子型造影剂中钠含量有关。使用含有钙结合 EDTA 的造影剂可降低心室颤动的发生。其他常见的良性心电反应还包括对心肌再极化的影响，在心电图上表现为 QT 间期延长。在颈动脉壶腹部注射较大剂量造影剂时，有引起血压下降和心率减慢的可能。这主要是由于迷走神经张力反射引起。因此操作前应准备好阿托品等急救药品。

三、过敏样反应

使用造影剂后发生速发性过敏样反应已经有文献报道。这种反应是由于系统性大剂量释放血管活性物质和组织胺引起的。临床症状根据反应的程度不同差异很大。轻度的过敏反应症状包括对环境温度升高的敏感、颜面潮红、多汗、阵发性皮肤瘙痒和鼻黏膜分泌物增多等；中度过敏反应包括恶心、头痛、头面部水肿、腹痛、轻度支气管痉挛、呼吸困难和心悸等；重度过敏反应包括心律失常、低血压、严重的支气管痉挛、喉头水肿、肺水肿、癫痫发作、甚至死亡。在过敏反应严重的患者可出现过敏性休克的各种表现。虽然这种反应被称为过敏样反应，一般认为并不是由免疫反应所介导。也没有关于对动物蛋白过敏与这种反应有任何相关性的报道。

过敏样反应的治疗应根据其严重程度而定。轻度过敏反应除了严密观察患者症状外，一般无须特殊处理。中度过敏样反应一般要经皮下或静脉注射肾上腺素，经静脉注射苯海拉明。如果有支气管痉挛症状，应经鼻吸入支气管扩张剂（如沙丁胺醇气雾剂），并给予吸氧；重度过敏样反应除了上述抢救措施外，往往需要快速补充液体，必要时行气管切开以保持气道通畅。

发生造影剂过敏样反应的危险因素包括：既往有造影剂过敏史、哮喘史、接触性过敏史、最近使用过 β 受体阻滞剂、充血性心力衰竭、曾使用过白介素 - 2 等。一般认为使用低渗性和非离子型造影剂发生严重过敏样反应的比例较低。Katayama 等所作的大样本研究表明，使用离子型造影剂的严重药物不良反应发生率为 0.2%，而非离子型造影剂的发生率为 0.04%。一项评估 80 年代造影剂反应的荟萃分析表明，高渗造影剂的严重不良反应发生率为 0.157%，而低渗造影剂的严重不良反应发生率仅为 0.031%。

发生造影剂过敏反应后，再次使用造影剂发生反应的概率为 15%。Lasser 的研究表明，对于有造影剂过敏史的患者，在使用碘比率为 1.5 的离子型造影剂之前 12 小时及 2 小时，各给予 32mg 甲泼尼龙治疗，可明显减少其全身反应的发生率。对这种有造影剂过敏史的患者，目前普遍接受的方法是，预先联合使用苯海拉明、口服皮质激素和 H_2 受体阻滞剂，并且最好使用非离子型造影剂。

四、肾功能异常

造影剂由体内排泄的唯一途径是通过肾脏。在西方发达国家，造影剂引起的肾损害是住院患者发生急性肾衰竭的第三位原因。这些患者占急性肾衰竭患者的 10% 左右。如果细心测量就会发现，所有使用造影的患者血肌酐水平均会有所升高。幸运的是，在没有糖尿病和基础肾脏疾病的患者中使用小剂量造影剂（<125mL），一般极少发生肾衰竭。

有关造影剂相关的肾功能损害的文献报道很多。但由于这些研究采用了不同的诊断标准和分类方法，造影剂使用的方法和剂量也不相同，以及跟踪采样的时间各异，因此其研究结果缺乏可比性。目前普遍接受的造影剂相关的肾功能损害的诊断标准是：对于基础血肌酐水平低于 1.5mg/dl 的患者，使用造影剂 72 小时内血肌酐水平增加超过 25%；对于基础血肌酐水平在 1.5mg/dl 及以上的患者，血肌酐浓度增加超过 1.0mg/dl。发生造影剂相关的肾功能损害的原因目前还不完全清楚，但有研究者认为可能是由于造影剂诱导的肾血管收缩使肾髓质发生缺血，以及造影剂对肾小管上皮细胞的直接损害引起。由造影剂引起的肾功能损害往往是非少尿性的，因此一般无须透析治疗。大多数基础肾功能正常的患者升高的血肌酐水平可在 2~7 天内恢复到基础水平，而不出现明显的临床症状。

使用造影剂后出现肾功能损害的危险因素主要包括本身存在肾功能损害和大量使用造影剂。对于基础血肌酐水平在 2.0mg/dl 的患者，使用不超过 125mL 造影剂后发生肾功能损害的概率为 2%，但如果使用的造影剂超过 125mL，则发生肾功能损害的概率可增加到 19%。如果在使用 72 小时内再次使用造影剂，发生肾功能损害的概率也会明显增加。其他发生造影剂相关的肾功能损害的危险因素还有低血容量、糖尿病和低心排出量、年龄在 70 岁以上，肾血流减少，正在使用影响肾血流的药物（如血管紧张素转换酶抑制剂）等。存在这些危险因素的患者发生肾功能损害的概率可达 40%。与造影剂相关的其他并发症不同，临床研究表明1.5碘比率的造影剂和3.0碘比率的造影剂对肾功能的影响似乎没有明显差异。

针对造影剂引起的肾功能损害，可选的治疗方法包括静脉输液，使用呋塞米（速尿）、甘露醇、钙通道阻滞剂、腺苷拮抗剂和多巴胺等药物。Solomon等做的对照研究表明，使用造影剂前后各12小时联合应用呋塞米、甘露醇并输液的方法并不比单纯输生理盐水效果好。一般观点认为对于高危患者术前一天晚上就应该给予一定处理并在术前8小时给予输生理盐水。如果可能，术前应停用肾毒性药物和非甾体类抗炎药物。

一项研究汪明非诺多泮（Fenoldapam），一种多巴胺1型受体拮抗剂在高危患者中应用可以增加肾皮质和实质的血流量，减轻造影剂引起的肾血管收缩。同时它对于有心功能不全的患者可以在不增加心脏负荷的情况下发挥作用。另外据报道，口服抗氧化药物乙酰半胱氨酸（600mg，每日2次，连服2天）可显著减低造影剂诱导的肾毒性反应。

介入操作后发生肾功能损害的另外一个机制是肾动脉血栓形成。在心脏内介入治疗后其发生率约为0.15%。血栓发生后的全身性表现有皮肤网状青斑、腹部和足部疼痛、系统性嗜酸性细胞增多伴足趾发紫（蓝趾综合征）等。与由造影剂引起的肾毒性损害不同，血栓形成性肾功能损害往往进展缓慢（数周或数月），而且约有一半的患者发展为肾衰竭。血栓形成性肾功能不全可经过肾组织活检得以确诊。一旦确诊应积极治疗。

五、胃肠道反应

碘比率为1.5的离子型造影剂最常见的胃肠道反应是恶心和呕吐。这些反应常出现在首次注射造影剂时。而当再次注射造影剂时，往往不再出现类似反应。使用碘比率为3.0的离子型造影剂这种恶心反应的发生率明显下降，而使用非离子型造影剂一般没有这种反应。

六、血液系统反应

有关造影剂对凝血功能的影响报道很多。但针对与造影剂是促进凝血还是降低凝血功能目前存在很大争议。而造影剂引起的凝血功能的改变有时会导致严重并发症，甚至危及患者生命。因此造影医师必须高度重视这一问题。

1987年，Robertson观察到当血液进入造影剂连接管时，与非离子型造影剂混合后形成凝血块，这一现象使研究者考虑这种造影剂可能具有促凝血作用。为了进一步探讨这一问题，此后设计了几项体外试验，但这些试验得出了不同结果。目前广泛认为，所有造影剂均具有内在抗凝血功能。将体内应用浓度的造影剂与血液混合可明显延长凝血时间。碘比率为1.5和3.0的离子型造影剂可将凝血时间由15分钟延长到330分钟以上。尽管碘比率为3.0的非离子型造影剂也能延长凝血时间，但其作用要小得多（从15分钟延长到160分钟）。

尽管体外试验对于支持和验证理论基础帮助很大，但体外试验的结果往往与在体反应和临床结果不同。体外试验曾报道离子型和非离子型造影剂对凝血功能的影响差异很大，但临床研究并没有发现这两种造影剂对介入后血栓形成的影响存在差异。在进行PTCA患者中比较不同造影剂（威视派克和海赛显）的试验COURT（Contrast media utilization in high risk PTCA）表明，非离子型造影剂威视派克与离子型造影剂海赛显相比较，可以使严重并发症降低约45%。而这种差异主要来自正在接受阿昔单抗的患者。因此研究者认为海赛显能中和阿昔单抗促血小板活化和去颗粒化的作用。

介入治疗选择造影剂时，不仅要考虑到造影剂的显影效果和副作用大小，还要考虑到造影剂的价格。已经有多项研究探讨了不同造影剂的效价比并提出了减少费用的策略。一般来说，便宜的造影剂如泛影葡胺等不良反应较大。尽管绝大多数不良反应如恶心、呕吐、心动过缓和充血性心衰等都是非致命性的。但在实施复杂介入治疗时会使本来就难以预料的结果变得更为复杂，因此在实施复杂介入治疗时一般应选用不良反应较小的造影剂。

目前，开发显影效果更好，不良反应更少的造影剂的努力还在继续。而造影剂的发展也极大地推动了介入技术的发展，拓宽了造影技术应用的领域。但在造影剂应用方面，也还存在着许多尚未解决的问题，有待今后进一步的研究。

（金　涛）

第七节　如何减少介入相关的并发症

一、选择合适的患者

对于脑血管病患者来说，介入治疗只是其他治疗的一个补充，因而不可能完全替代其他治疗。决定介入治疗的医生们必须对患者的病情和治疗史有充分的了解，认真评估介入治疗的风险和效果，将介入治疗与传统治疗相比较，全面权衡介入治疗的利弊得失，并考虑不同治疗方法的花费和患者的社会经济状况，才能做出有利于患者长久健康的治疗决策。错误的决策可能导致患者增加并发症的危险，或使本该从介入治疗中获益的患者失去治疗机会。因此，介入医生必须对脑血管病的传统治疗和疾病的预后有充分认识。如果介入治疗的预后与传统治疗相当甚至较之更差，这种患者就要避免选择介入治疗。如果患者行介入治疗的风险很高，也不应该选择介入治疗。因此在选择患者时要执行严格的适应证标准。颈动脉狭窄的另外一个治疗方法是内膜剥脱术。这种方法已经有 50 年的临床应用历史，其疗效已为循证医学所验证。但其缺点是有一定的并发症，在某些患者中不能开展。另外，我国开展内膜剥脱术的时间较晚，能够开展这项手术的医疗机构很少，因此在制订治疗方案时也应考虑到中国的实际国情。

二、选择合适的介入治疗方案

对某一患者在决定实施介入治疗后，还应根据患者的病情特点和是否有其他伴随疾病，选择合适的介入治疗方案。选择治疗方案的原则是治疗方案是否为最简单，治疗针对的问题是否能得到充分解决。对于大多数狭窄来说，目前采用的方法是球囊扩张后再选择性地置入支架。其他的介入技术如经皮腔内斑块旋切术、复合动脉内溶栓术、多支架置入术等也可考虑。

三、选择合适的入路

在选择合适的介入治疗方案后，还要选择合适的介入入路。脑血管造影和介入治疗目前一般选择右侧股动脉为介入操作入路。但对于腹主动脉或髂动脉有严重病变的患者，应考虑以肱动脉或桡动脉为入路。文献也有报道直接以颈动脉为入路进行介入治疗者。因此在实施介入手术前，应对穿刺动脉进行初步评估：简易的方法是对要穿刺的动脉进行触诊，如发现动脉有明显的硬化、搏动减弱或消失，应选择其他动脉进行穿刺。如怀疑动脉有问题，也可进行超声检查。选择穿刺的动脉最好位于主要操作者的正手侧。穿刺过程中，如果遇到困难或多次尝试不成功，应考虑改从对侧或其他血管进行穿刺，而不应反复尝试。一般穿刺是不应穿通血管后壁。术后的按压应该力量适中，既不导致穿刺点出血，也不引起血流完全阻断。

四、选择合适的器材

目前能够做脑血管介入治疗的设备有很多种。选择合适的介入设备往往不是介入医生所能掌控。有些造影设备安装在专门造影室，有的安装在手术室。不管哪种情况，在实施介入操作前，操作者必须对造影设备和造影室的环境有所了解，并参考这些情况制订患者的抢救方案。

五、及时发现复杂的血管病变

随着介入技术的发展和介入器材的改良，能够治疗的血管病变的复杂程度越来越高。当然对这些复杂病变进行介入治疗的并发症也要高得多，而且对复杂病变介入治疗的远期结果目前还没有定论。因此对复杂血管病变进行介入治疗时，更要小心血管撕裂、急性闭塞和血栓形成等严重并发症的发生。血管撕裂很少发生，其发生主要是由于过度扩张。因此扩张时不要追求形态上的完美。血管的急性闭塞往往是由于动脉夹层形成引起，可以用另外的支架进行治疗。或者进行紧急手术，预后也不一定很差。急性血栓形成也许不都是致命性的，但也许是介入治疗中最严重的并发症。这方面的治疗方法非常有限，而且往往有终末器官的损害。对于有发生栓子脱落可能的病变，必须使用脑保护装置。

六、根据情况及时调整治理方案

并不是所有的血管狭窄都应该用介入方法进行治疗。当发现介入治疗的危险性较高，或者技术成功的可能性很低时，应考虑用其他方法进行治疗。这一原则在决定患者是否实施介入治疗时优先考虑。这也是为什么应该由对脑血管病患者熟悉的神经科医生实施介入治疗的主要原因。追求技术上的完美对于许多操作者具有极大的诱惑力。但完美的技术并不等同于完美的结果，却往往带来灾难性的并发症。每一个介入医生都必须熟知技术的缺陷和不足，学会在某些情况下放弃，这一观念能减少不必要的麻烦。在决定介入治疗时，还应该以患者的整体预后作为考虑中心，而不是仅仅重视血管狭窄的程度。

（金　涛）

第八节　介入操作的学习曲线

学习曲线又称经验曲线，是由美国心理学家 Wright 于 1936 年发表。他的观察表明随着个体操作累计量的增加，操作效率和成功率不断提高。这种现象叫作学习效应。描述操作总量和操作效率之间关系得曲线图称为学习曲线。颈动脉支架置入术作为一种新建立的正在发展的技术，同样存在学习曲线。颈动脉介入治疗的理论和操作基础大多来源于心脏介入治疗和外周血管介入治疗。因此，如果具有其他血管球囊成形术、支架置入术经验的操作者其学习过程可能较短。开展脑血管造影时所获得的技术和理论知识对于学习脑血管介入治疗是非常有益的。通过脑血管造影可以学会一些对脑血管介入治疗非常有用的技术和方法，如评估主动脉弓的方法，导管进入目标血管的方法，颈内动脉超选择性造影的方法，以及用造影技术评估脑血管的状况。掌握这些技术是学习脑血管介入技术的最基本技能要求。

（金　涛）

第七章

脑静脉窦血栓形成的介入治疗

第一节 发病机制

一、静脉窦解剖特点

颅内静脉窦血栓形成既可以是血栓体质引起的全身静脉血栓形成的一部分，也可以是头颈部感染累及静脉窦所致。其发生与静脉窦特点有关。颅内静脉（窦）特点如下：①脑静脉及静脉窦均无静脉瓣，静脉血流方向可逆流；②颅内外静脉有丰富的吻合，颅外感染可直接进入颅内，引起颅内静脉窦及静脉的炎性感染；③当静脉窦内部分血栓形成，或不完全阻塞时，临床症状轻微或不出现任何临床症状；当静脉窦腔闭塞完全、广泛的多静脉窦血栓形成或静脉窦与静脉吻合处形成血栓时，易引起显著的脑血流动力学障碍，导致脑脊液吸收障碍、脑血流淤滞和脑水肿形成；④静脉窦壁由两层硬膜组成，窦壁内缺乏肌层，高颅压可导致静脉窦受压、血流受阻。

CVST 可导致颅内静脉高压，血流速度减慢，从而使脑组织缺血缺氧。轻者出现不同程度的脑水肿，重者可进展为静脉性脑梗死和脑出血。CVST 引起的脑水肿分为两种：一种是缺血、缺氧导致细胞膜表面能量依赖的转运系统受损，引起细胞内水肿，即细胞毒性水肿；另一种是血脑屏障破坏及血浆渗出进入细胞间隙引起水肿，即血管源性水肿。

CVST 引起的临床表现可以由以下两个机制解释：①高颅压症状：当颅内主要静脉窦发生血栓形成时，静脉窦内压力随之升高，进而阻碍蛛网膜颗粒回吸收脑脊液，引起颅内压升高。约有 1/5CVST 患者仅有高颅压症状，而无皮层静脉血栓。②局灶性神经功能损害：静脉窦血栓延伸累及皮层或深部静脉，导致静脉内血栓形成，表现为局部静脉扩张迂曲、组织水肿等缺血和出血改变。

二、静脉窦血栓形成的病因

静脉血栓形成必须具备三个条件：①血管内皮损伤；②血流缓慢；③血液成分改变。CVST 的病因复杂，但主要与血管系统的病理生理改变、凝血系统的化学性状改变或血流动力学改变有关。通常需进行详尽的检查才能确定 CVST 的潜在病因，部分病例发病原因不明，约 40% 的 CVST 为自发性。

随着我国卫生经济状况和医疗水平的提高，感染已经不是 CVST 的主要原因。我国 CVST 的常见病因包括孕期和产褥期血液高凝状态、口服避孕药、脑外伤、血液系统疾病，如溶血性贫血、真性红细胞增多症、原发性血小板增多症、高雌激素血症、高同型半胱氨酸血症、蛋白 C 和蛋白 S 缺乏、抗凝血酶Ⅲ缺乏、狼疮抗凝物和抗心磷脂抗体阳性，以及由高热、腹泻、脱水、重度消耗性疾病造成的全身衰竭及血液循环障碍等。在上述病因中，以产褥期血液高凝状态、应用雌激素或孕激素的发生率为最高，蛋白 C、蛋白 S 缺乏等血液成分改变次之，手术和外伤也是 CVST 较常见病因。尽管国内外对 CVST 病因进行了广泛研究，仍有 20% ~25% 的患者原因不明。

产后 CVST 的发病机制与下列因素有关：①围产期各种凝血因子明显增加，尤其是Ⅶ、Ⅷ、Ⅹ因子，纤维蛋白原、纤溶酶原增加近 2 倍，但血管内皮细胞释放的活性物质减少，使纤溶系统活性降低，血液处于高凝状态；②静脉窦内有许多横贯的小梁，在静脉窦内形成分隔，致使血流缓慢，尤其在产后出血、脱水、心力衰竭等情况下更易促发本病。

炎性 CVST 与炎症感染有关。非炎性 CVST 主要与血流动力学改变及血液凝固性增高有关，前者如充血性心力衰竭、休克、脱水等，后者如真性红细胞增多症、弥散性血管内凝血、糖尿病等。长期服用避孕药通过多种途径增加血黏度促成 CVST。老年患者 CVST 与获得性游离蛋白 S 缺乏密切相关。矢状窦旁脑膜瘤及转移癌直接压迫上矢状窦，或肿瘤细胞对窦壁浸润而引起 CVST。

1. 分类　脑静脉血栓可以分为感染性和非感染性两类。

（1）感染性血栓：各种感染可能通过改变凝血的级联反应引起高凝状态，从而导致 CVST。过去认为感染是导致 CVST 的主要原因，由于目前广泛使用抗生素，感染源性 CVST 比例已经显著下降；但部分稍年长儿童的 CVST 仍多由感染所致，其构成比远较成人为多。金黄色葡萄球菌是最常见的病原菌。而在慢性病例，革兰阴性杆菌和真菌（如曲霉菌）也比常见。不同的 CVST 感染来源不同：

1）海绵窦血栓：来源于鼻、唇、面部、口腔、眼睑等处的疖肿、蜂窝组织炎等化脓性病变，如鼻窦炎、中耳炎、乳突炎、蝶窦炎、后部筛窦炎、颈深部感染、扁桃体周围脓肿、上颌骨髓炎等。

2）乙状窦血栓：中耳炎、乳突炎等使通向乙状窦的静脉发生血栓，小静脉内的血栓逐渐扩展到乙状窦，开始为附壁血栓，以后发展为窦血栓。

3）上矢状窦血栓：来源于额部、鼻腔感染，半球背外侧部及内侧面的脑膜炎、脑脓肿、邻近头皮的感染及颅骨骨髓炎等。

4）脑静脉血栓：少数继发于静脉窦血栓。单纯脑静脉血栓多数病因不明，易与脑肿瘤和炎性假瘤混淆。

（2）非感染性血栓

1）血流动力学及血管因素：①上矢状窦及大脑深、浅静脉直接损伤。如穿通伤、颅骨凹陷性骨折、产伤或肿瘤（脑膜瘤、头皮恶性肿瘤等）累及静脉（窦）；②创伤、肿瘤导致的间接血管损伤。如压迫造成局部血管内皮损害和血流动力学改变；③近年来认为，硬膜动静脉瘘所致血流动力学改变也可能是导致 CVST 的原因之一。

2）凝血机制异常：许多疾病可造成血液高凝状态，相关因素包括蛋白 C、蛋白 S、抗凝血酶Ⅲ和纤溶酶原缺乏等。上述因素的失调或功能变化可导致高凝状态，从而造成 CVST。蛋白 C 是一种维生素 K 依赖性活化凝血调节蛋白，活化的蛋白 C 具有潜在的抗凝血特性，当其与维生素 K 依赖性辅助因子、蛋白 S 结合于磷脂表面时，其活性增高 10 000 倍。缺乏蛋白 C、蛋白 S 可致高凝，这种情况可以继发于感染或蛋白缺乏（如肾病综合征）；而蛋白 C 活化拮抗剂亦可造成高凝状态，从而导致 CVST。凝血因子 V（Factor V Leiden）和凝血因子（凝血因子Ⅱ）发生基因突变被认为是发生 CVST 的危险因素。

3）自身免疫性疾病：系统性红斑狼疮患者体内存在狼疮抗凝物（一种自身抗体），在体内循环时可以直接附着于膜磷脂，引起高凝状态，已有与狼疮抗凝物相关的 CVST 报告。此外，抗心磷脂抗体也是 CVST 的形成因素之一。下列疾病可以导致凝血机制异常，从而可以并发 CVST，如白塞病、炎症性肠病（如溃疡性结肠炎）、Wegener 肉芽肿病以及 Cogan 综合征、糖尿病等。脑深静脉系统血栓形成占神经系统白塞病的 1/4，以大脑内静脉或 Rosenthal 基底静脉血栓形成为主。

4）血液系统疾病：在缺铁性贫血恢复期，以及溶血性贫血、再生障碍性贫血和发作性夜间血红蛋白尿患者，由于体内促红细胞生成素水平高，具黏附性的网织红细胞增加，存在发生 CVST 的危险。

5）口服避孕药：CVST 常见于年轻女性，口服避孕药可能是其患病的重要因素。存在凝血因子基因突变等高凝体质的女性，如同时口服避孕药，发生 CVST 的危险性会增加。有文献报道，绝经后使用雌、孕激素替代治疗也是危险因素之一。此外，服用他莫昔芬（一种抗雌激素药物，用于治疗乳腺癌）也是 CVST 的危险因素。

6）腰椎穿刺：腰穿后颅内静脉及静脉窦血流速度减慢，通过经颅多普勒超声检测发现这种流速的减慢可以持续到腰穿 6h 以后，这可能是腰穿后发生 CVST 可能的机制之一。也有人认为腰穿后低颅压导致脑组织向下移位，牵拉静脉窦及皮质静脉，导致血栓形成。

7）颈静脉狭窄或闭塞：近来研究发现，各种病因（肿瘤、非特异性炎症等）导致的颈静脉重度狭窄或闭塞是颅内静脉窦血栓形成的重要因素。多与静脉反流所致的静脉内膜损伤和血流缓慢相关。

2. 发病率　CVST 为罕见疾病，其真实患病率不明。患病率多由尸检估计，但通常会有偏倚，因为尸检者大多为病情危重和预后差的病例。尸检报告中，最低的发生率为 0.03%，最高为 9%。Scotti 等对 240 例儿童行脑血管造影，发现儿童患者 CVST 的患病率约 4%。CVST 可发生于任何年龄、性别，但多见于年轻成人和儿童；女性患者中多见于 20～40 岁，可能与这个年龄段女性服用避孕药、雌激素或经历妊娠或产褥期相关。

脑静脉血栓形成早期，由于脑静脉系统有广泛侧支循环存在，静脉梗阻区域可通过侧支静脉代偿引流，临床症状轻微，或没有症状。如给予有效治疗，可不导致脑实质损伤。随着静脉窦血栓形成速度的加快和延伸，侧支代偿不足以维持血流动力学的平衡，静脉压逐渐升高，导致静脉及毛细血管扩张，受累局部脑细胞肿胀，代谢产物积聚，最终神经元细胞变性、坏死，形成静脉性脑梗死。

三、颅内静脉窦血栓形成的病理生理学机制

CVST 可发生于脑静脉系统的任何部位，如静脉窦、皮层静脉和深静脉。由于脑静脉回流受阻，脑组织瘀血而并发梗死或出血。颅内血栓形成后，静脉回流受阻，静脉血自寻出路，促使脑内静脉和颅内外静脉侧支循环通路的开放或建立。血栓形成的部位、范围、静脉受累数量、速度和潜在侧支循环代偿能力决定了疾病的病理生理改变和临床症状，提示预后。随着病程进展，机体纤溶活性不断增强，D-二聚体浓度显著提高，成为急性颅内静脉血栓形成的特异性实验室检查指标。

1. 静脉压增高　在急性静脉梗阻时，上矢状窦（SSS）压和静脉跨壁压升高，一旦自我调节"突破"，将引起静脉扩张、静脉压增高。研究表明，SSS 压力达到 $600mmH_2O$（约 6.6kPa）稍高于此水平将出现皮层浅静脉显著扩张。由于静脉扩张有限，必将影响脑血流灌注，一旦下降至脑血流自动调节限度以下，脑实质损害不可避免，受损容积取决于受累静脉的范围。静脉窦内压力每增加 10～15mmH_2O，脑实质将随之出现阶段性变化，血管源性水肿加重。梗阻晚期，随着静脉压力进一步增高，轻度脑实质改变可进展为严重脑水肿，少数甚至引起皮层和皮层下静脉破裂，继发蛛网膜下腔出血和（或）脑实质出血性梗死等。另一方面，脑实质的出血部位常提示相邻区域皮层静脉及其属支有血栓形成，多项临床和实验研究显示广泛皮层静脉梗阻在静脉性脑梗死后出血过程中起重要作用。不过，脑实质损害的严重程度在急/慢性静脉梗阻进程中是不同的，慢性梗阻时静脉压可达到比急性梗阻高得多的水平，但同时有较多时间形成侧支，临床上发生脑实质损害的可能性并不大。但持续静脉高压加速了血液的凝固，导致皮层静脉及其属支血栓形成和脑组织水肿恶化，脑灌注压进一步下降。因此，慢性静脉梗阻进程中脑实质受损程度取决于静脉高压的程度、静脉梗阻持续的时间以及皮层静脉是否受累等因素。

决定静脉梗阻结局的两个主要因素：是否存在有效的脑静脉侧支代偿和血栓沿静脉蔓延的程度。皮层静脉在侧支静脉代偿中占有重要地位，按其走行分为五段：起始段（包括毛细血管、毛细血管后微静脉和交通浅、深静脉的吻合部）；软脑膜段（构成浅静脉网）；蛛网膜下腔段；硬膜下腔段（即桥静脉）和硬膜段。在皮层浅静脉，侧支连接着邻近的静脉，而且上、下吻合静脉作为静脉侧支通路连接着大脑上、中、下静脉系统；皮层浅静脉梗阻只要范围不大，则侧支静脉足以代偿而不至于形成梗死。在静脉窦梗阻，是否出现静脉性脑梗死及梗死严重程度主要取决于静脉窦梗阻的部位和范围。静脉回流汇入脑表面大的引流静脉时，每一分支常能保持层流状态；而软膜段静脉间吻合床内，由于缺乏静脉瓣，血流流向慢且不规则，局部静脉梗阻后，其远端血流方向随压力梯度的改变而改变，有时呈停滞、逆流或摆动状态。随着梗阻的进展，侧支静脉代偿较差区域的血流会逐渐变慢甚至停止，出现血栓形成。如果血栓蔓延到整个侧支静脉，病理改变将会逐步显现。

大脑内静脉的代偿循环通道：当大脑内静脉受损时，其分布范围的静脉血液主要通过以下途径进行代偿：①通过大脑穿静脉到大脑浅静脉系统；②通过丘纹上静脉、丘脑上静脉到丘纹下静脉，进入基底静脉。由此可见，大脑内静脉系统的代偿循环通道较少，其对血液回流受阻的耐受力较差。

基底静脉的代偿循环通道：当基底静脉主干受损时，其分布范围的静脉血液则通过如下途径进行代

偿：①通过大脑前静脉、眶额静脉与大脑额叶的浅静脉形成交通；②通过大脑中深静脉与大脑中静脉和海绵窦相吻合；③通过大脑脚静脉、中桥脑脑前外侧静脉，以及中脑外侧静脉与岩静脉相交通；④通过颞叶底面的静脉属支与大脑浅静脉系统相连；⑤通过前、后交通静脉与对侧基底静脉吻合；⑥通过脉络膜下静脉入脉络膜上静脉，从而与大脑内静脉相连。可见，基底静脉系统的代偿循环通道较多，其对血液回流受阻的代偿能力较强。

2. 局部脑血流量（reginal cerebral blood flow，rCBF）　CVST 患者在急性期静息状态下，rCBF 轻度减少，功能性刺激可使 rCBF 反应性增加 20% 左右，说明脑血流储备能力保留。但脑内乳酸盐浓度仍然持续增高，提示局部脑组织代谢障碍并没有得到改善，说明静脉梗阻可导致局部氧供与氧耗之间的持久失衡。脑静脉梗阻后缺血区域周边有充血和过度灌注现象，可能是由缺血区域酸性代谢产物堆积导致急性梗死灶周边区域血管舒张、不同程度的缩血管神经麻痹和小血管内早期聚集的血液成分解聚引起。

rCBF 减少引起的急性能量代谢障碍与细胞膜上的 $Na^+ - K^+ - ATP$ 酶的泵功能紊乱有关，水进入细胞内形成细胞毒性水肿，但脑细胞肿胀仅限于功能障碍而非不可逆损害。尽管脑静脉梗阻也存在血管源性水肿，但实验证明血管源性水肿继发于细胞毒性水肿之后。如果侧支静脉代偿良好，受累区域在血流速度减慢时仍有可能得到足够的灌注，则可逆转脑细胞水肿过程从而有痊愈的可能。

3. 微循环改变　正常皮层静脉起始段中有 50% ~ 84% 的毛细血管开放，剩余毛细血管则为储备之用。在脑静脉梗阻早期，储备毛细血管发挥代偿作用，如果 rCBF 减少达到缺血水平并出现乳酸酸中毒，毛细血管灌注则降低。随着血管源性水肿的进展，毛细血管遭到破坏：脑水肿或颅内压增高造成毛细血管压缩、已灌注毛细血管密度和体积分数降低。除此之外，缺血时淋巴细胞对静脉内皮的靶向损伤、平滑肌收缩和内皮细胞肿胀等因素共同作用，导致毛细血管灌注不足。

4. 梗死周边去极化　即缺血半暗带损伤梗死周边去极化（cortical spreading depression，CSD），又称皮层播散抑制。实验表明，CSD 是由梗死灶中心的钾离子和神经递质的缺氧释放而触发，并以 3mm/min 的速度向整个大脑半球扩散，之后脑代谢速度大幅增加，尤其对处于功能性到器质性损害之间（即缺血半暗带）的脑细胞代谢影响更为严重。少量触发的 CSD 并不会改变损伤水平，只有早期大量（至少 10 次）的 CSD 后可出现损伤水平上升、梗死总容积增加。总之，在急性脑静脉梗阻后，CSD 的出现比动脉性卒中更多见，可能是因为更为广泛的区域存在功能性和（或）代谢性障碍，而非不可逆性损害。

另外，静脉梗阻后脑组织的阻力指数增高。低频交流电主要通过细胞外间隙传导，细胞内空间扩大而细胞外间隙缩小可以导致组织阻力指数增高、传导性降低。所以，阻力指数是描述细胞肿胀程度或细胞毒性脑水肿程度的可靠参数，该值增高提示出现细胞毒性水肿。CVST 早期，缺血半暗带范围比动脉性卒中要广泛得多，其中细胞毒性水肿与血管源性水肿共存的范围起了决定作用。

（宋玉昕）

第二节　临床表现与影像学检查

一、临床表现

CVST 的自然病程多变，临床表现多样。症状的严重程度取决于血栓的长度、静脉血管受累的数量和血栓形成的速度，轻则为亚临床表现过程，重则因颅内压增高（头痛、呕吐、视盘水肿、视力减退），癫痫或癫痫持续状态，精神障碍和意识障碍而危及生命。CVT 造成的局灶性神经功能缺损与血栓部位有关，血栓伴静脉瘀血性脑梗死或梗死后出血常是严重神经功能缺损的重要原因。

发病类型可分为：急性发病为 1 周内，亚急性为 1 个月内，慢性则 >1 个月。大部分患者为急性或亚急性发病。发病形式不同于脑动脉血栓形成，可作为两者的鉴别点之一。

首发症状多为颅内压增高，可表现为头痛、喷射性呕吐、复视、视盘水肿、展神经麻痹，婴儿可表现为喷射性呕吐、囟门隆起、静脉怒张等。头痛是最早的症状，位于头顶部两侧，系上矢状窦扩张所致。视盘水肿有时是唯一的征象。一般认为，SSST 最突出的临床表现是颅内压增高综合征，血栓范围超过上矢状窦 2/3 时，可出现明显的颅内压增高症状。根据栓塞的部位和范围不同，临床表现也不相同。当血栓局限于上矢状窦和横窦时，大多只表现为单纯高颅压。若血栓延伸至皮质静脉，可发生局灶性神经功能损害和癫痫。双侧神经功能损害是上矢状窦血栓的典型症状。横窦血栓常并发耳痛、耳漏、颈部压痛以及潜在感染性疾病（如乳突炎、中耳炎）所致淋巴结病。海绵窦血栓的常见症状包括眼睑水肿、结膜水肿、眶后疼痛和突眼，也可出现动眼、滑车、展神经麻痹。当血栓累及深静脉系统时，轻者可有记忆障碍或轻度意识错乱，或锥体外系症状，重者可表现为无动性缄默、昏迷和去大脑状态。单纯皮质静脉血栓而无静脉窦血栓者表现为脑卒中症状。大脑深静脉血栓极为罕见，但常为致死性。

SSST 有时可表现为蛛网膜下腔出血，但较少见，容易误诊。近年来，随着对静脉窦血栓认识的提高，以蛛网膜下腔出血为首发症状的报道有所增加。

随着病情的加重，可出现不同程度的意识障碍及精神症状。表现为呆滞、记忆力下降、反应迟钝、嗜睡、昏睡、浅昏迷或深昏迷。部分患者可出现神经系统局灶体征，如旁中央小叶受累，可引起膀胱功能障碍、双下肢瘫痪；中央前、后回受累，可引起偏瘫、偏身感觉障碍；若影响到枕叶视皮质可引起偏盲。

颅内静脉窦血栓的癫痫发作多为局限性发作或大发作，有时呈癫痫持续状态。癫痫发作后出现肢体瘫痪，有学者认为此征对诊断 SSST 有重要意义。SSST 影响脑静脉回流，因而颅内压增高，但并未影响到脑实质，故常不引起癫痫发作。当疾病进展，上矢状窦血栓扩延到大脑皮质静脉，尤其是中央静脉时，常引起局限性癫痫发作。如血栓继续扩延，脑静脉回流进一步受阻，因脑水肿、脑出血和脑梗死等促使癫痫发作更加频繁。

不同类型的肢体瘫痪是 SSST 的常见表现，可出现四肢瘫痪、双下肢瘫痪、偏瘫、单瘫，共同特点是瘫痪下肢重于上肢。肢体瘫痪的原因是由于皮层静脉回流受阻，脑出血或出血性脑梗死所致。由于上矢状窦血栓的部位和程度不同，肢体瘫痪的类型也不同，甚至某些病例并无肢体瘫痪征象。

因上矢状窦通过板障静脉和导静脉与头皮静脉相交通，故严重病例可出现头皮水肿，小儿多见。其他有视力减退、脑膜刺激征、垂体卒中等。

本病的临床表现特异，甚至很隐匿，但归纳起来有两大综合征，即高颅压症状（栓塞发生于主要的静脉窦）和局灶性神经功能损害症状（栓塞发生于局部脑静脉）。有人将临床表现分为五类：局灶症状（局灶性功能损害或癫痫）、单纯高颅压综合征（头痛、视盘水肿、展神经麻痹）、意识障碍或模糊（亚急性脑病）、海绵窦综合征（疼痛性眼肌麻痹伴眼睑水肿和突眼）、单纯头痛而无其他症状和体征。头痛是最常见的早期症状，可见于大约 80% 的病例。值得注意的是本病需与腰穿后低颅压性头痛相鉴别；一般认为腰穿后低颅压会随着体位改变（平躺）而减轻，并在数天后消失；如果头痛没有随体位改变和时间延长减轻，反而加重，则可能是腰穿后 CVST 所致头痛。此外，还有恶心、呕吐、视力改变等，50% 的患者发生视盘水肿，25% 的患者可出现意识错乱、易激惹和其他意识状态改变。50%～75% 的病例常因静脉高压、脑梗死或脑出血而出现局灶性神经功能损害，如失语、偏盲和偏身感觉障碍等。癫痫也是常见的症状，约 33% 的病例有局灶性癫痫或大发作。一些患者可表现为脑积水、非外伤性昏迷、假脑瘤综合征（良性颅内压增高）等。在一周岁的儿童中，最常见的表现是癫痫和以轻偏瘫为主的局灶性功能损害；而年长一些的儿童主要表现为头痛、意识状态改变，癫痫并不常见。儿童患者约 1/2 以上表现为多发 CVST，且 40% 左右伴脑实质梗死。70% 的患者病程为数天至数周，症状波动或呈进展性变化。

病的临床表现还取决于侧支循环情况。静脉窦原发的血栓形成及继续扩展会引发广泛的神经功能障碍（头痛、颅内血压高、癫痫发作、意识混乱），然而孤立的皮层静脉血栓患者多表现为局灶性神经症状（运动和感觉功能障碍、病灶性癫痫）。大脑深静脉血栓少见，可表现为间脑水肿（这与肿瘤病变相似）或丘脑出血。由于血栓形成和内源性的纤维蛋白溶解同时发生，因此本病症状多呈波动性，在大多数病例中（65%～70%），病程为亚急性或迁延性，但与妊娠及产褥期相关的 CVST，发作往往较急（80%）。

伴精神改变的亚急性脑病、全身性癫痫、意识模糊或紊乱是 CVST 极易引起误诊的发病类型。患者通常非常年轻或很年迈同时伴有恶病质、恶性疾病或心脏疾病，肺栓塞或脑外静脉血栓在这些人中也很常见。鉴别诊断包括：脑炎、脑血管炎、脑脓肿。昏睡或昏迷在入院患者中占 15%～19%，这种情况常伴有广泛的血栓形成或深静脉系统血栓同时累及两侧丘脑的病变。在所有报道的 CVST 的临床症状中，严重的意识障碍是预后不良最有力的预示因素。在过去研究的一组病例中，肝素治疗初始就昏睡或昏迷的患者 53% 死亡，而意识障碍轻微的患者则最终能生存下来。

在前瞻性的研究中，颅内出血（ICH）发生率占 CVST 患者总数的 35%～50%。除了昏迷，ICH 的出现是预后不良最重要的预后因素。在大多数病例中出现多发的小的实质内出血点，分布在正常脑实质内或由不同大小的低信号所包绕（静脉性出血性梗死）。硬膜下血肿或蛛网膜下腔出血（单独出现或与大的实质出血并发），以及幕上渗血的报告罕见。广泛性 CVST 患者，大的 ICH 与自发性颅内血肿可能难以区分。不过，即使大的 CVST 相关的 ICH 也常表现为密度不均，边界不规则的特点，并且通常位于顶部和顶枕交界区的皮质和皮质下组织交界区。

从病理生理学的角度看，静脉血栓性闭塞增加了静脉和毛细血管的压力，从而促进了红细胞血管内渗出，这就是出血梗死在 CVST 中高发的原因。血管再通后，毛细血管的压力降低，从而减轻了进一步渗血。尽管肝素没有溶解血栓的特性，但它可以阻止血栓的继续形成，并可防止再通血管的再闭塞。这就解释了为什么肝素不会促进 CVST 的脑内出血，并且即使对已经存在 ICH 的患者应用肝素也是安全的。对败血症性 CVST 患者需要进行 CSF 检查以排除细菌性脑（脊）膜炎。同样，对有 ICH 患者，当需要测量或减低压力以治疗受损的视力时，也需要进行 CSF 检查。CVST 患者的 CSF 成分没有特殊的改变。最常见的异常表现为 CSF 压力升高，蛋白质含量升高，轻度的淋巴细胞或混合的脑脊液细胞增多，较少见的情况如红细胞或黄变，但 CSF 也可能完全正常（40%～50%）。寡克隆带的作用目前尚没有报道，但它可能对与脑炎的鉴别有所帮助。脑电图最常见的表现是弥散的（40%～50%）或局灶的慢波活动（20%～25%），但脑电图无助于 CVST 诊断。然而，它对大脑功能和结构紊乱的灵敏性对于确定症状不太严重（例如单纯头痛）的患者是否需要进一步检查是有帮助的。连续的经颅多普勒超声检查可对静脉的血流动力和侧支代偿进行监测，但静脉血流速正常不能排除对 CVST 的诊断。

二、影像学检查

现代影像学技术的高度发展，提高了脑静脉系统血栓的早期诊断率。CT、MRI（包括 MRV）和经颅多普勒超声（trans-cranial doppler ultrasound，TCD）为诊断、监测、疗效评价和随访提供了无创、可靠的检查手段。DSA 能观察脑动静脉循环时间、皮层静脉不显影和静脉窦中断、脑组织显影浅淡和大量静脉侧支循环的建立，仍为颅内静脉窦血栓形成诊断的金标准（表 7-1）。

表 7-1 CVST 的影像学特征

检查项目	影像特征
CT 扫描	直接征象
	束带征
	高密度三角征
	Delta 征（空三角征）
	间接征象
	大脑镰和小脑幕异常强化
	髓静脉扩张
	脑室变小
	无强化的脑白质低密度
	不能用动脉供血分布解释的静脉性脑梗死

检查项目	影像特征
CT 静脉血管造影（CTV）	窦壁强化的充盈缺损
	异常静脉侧支引流
	小脑幕强化
MRI	直接征象
	第 1 周　T_1WI 血栓为等信号，T_2WI 低信号
	第 2 周　T_1WI 和 T_2WI 血栓高信号
	2 周后　T_1WI 血栓等或低信号，T_2WI 血栓高信号或低信号
	间接征象
	静脉性脑梗死或脑出血（不能用动脉供血分布解释）
MRV	直接征象
	正常静脉窦和（或）部分脑静脉血液流空信号中断
	正常静脉窦流空信号消失，出现边缘模糊、不规则的较低血流信号
	间接征象
	梗阻处静脉侧支形成或其他途径引流静脉异常扩张
DSA	脉窦显影中断
	部分皮层静脉不显影，软脑膜静脉显著扩张
	动静脉循环时间延长，部分患者出现颈动脉与静脉窦同时显影的特征
	板障静脉网状扩张，静脉血通过丛状扩张的导静脉向头皮静脉引流
	静脉窦内局限性血栓形成患者，静脉引流区脑组织实质期显影浅淡，出血性梗死患者显示出血区充盈缺损
	侧裂静脉扩张，通过扩张的 Labbe 静脉向乙状窦引流或通过翼丛向颈外静脉引流
	颈静脉血栓形成患者，出现患侧颈外静脉扩张，向对侧颈外或颈内静脉引流征象
TCD	脑深静脉血流速度异常加快

　　CT 通常是急诊科的首选检查项目。束带征、高密度的静脉血栓形成及 SSS 后部的高密度三角征（提示新鲜血栓）都是 CVST 平扫 CT 的直接征象，但这些征象比较少见（图 7-1，图 7-2）。在其他的窦——如侧窦或直窦——也能看到异常高密度信号。最常见（25%～30%）的 CVST 的直接征象是"空三角征"，即注射造影剂后 CT 上窦汇未见充盈。如果 SSS 的后段未受累及，或 CT 扫描较早（症状发作后的 5 天内），通常看不到这种信号。潜在假阳性结果可能为 SSS 分叉较早，重复或分隔。CT 上更常见的是一些非特异的征象（图 7-3），如局部的或弥散的脑肿胀（40%～70%），镰和幕的强化显影（20%），脑回样强化（10%～20%），局部低密度区（水肿或静脉梗死）和（或）反映出血性梗死的高密度区（10%～40%）。然而，25%～30% CVST 患者 CT 正常显影，它的主要价值在于排除其他情况如卒中、肿瘤或脑脓肿。当 CT 与 CTV（对脑静脉解剖的显示敏感度为 95%）联合应用时，其诊断价值显著提高。在显示海绵窦、下矢状窦和基底静脉方面，CT 优于 DSA。CTV 可以显示充盈缺损、窦壁增强和异常的静脉引流，是检测 CVST 的优良设备（图 7-4）。多排螺旋 CTA 在急诊的应用可能成为一个新的影像学诊断进步，因为它可以快速（包括重建时间不超过 5 分钟）及同时对动静脉系统进行评价。

　　这样就方便了同动脉系统卒中的鉴别诊断。由于本项检查大大节省了检查时间（同单排 CT 比较），且 CT 完成后即刻就可进行本检查，因此本项检查可以对那些病情危重或不合作而未使用镇静药物的患者尤为适用。后颅窝的连续薄层 CT 扫描有利于发现横窦、乙状窦的高密度血栓影，易与蛛网膜下腔出血鉴别。对于随访观察来说，碘对比剂及电离辐射的损伤是该检查的一个缺点。

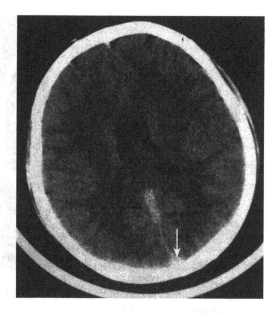

图7-1　CT平扫显示全脑脑回肿胀、脑沟变浅消失，白质密度下降，上矢状窦（白箭头）、大脑大静脉和直窦高密度影（黑箭头），提示静脉窦血栓形成

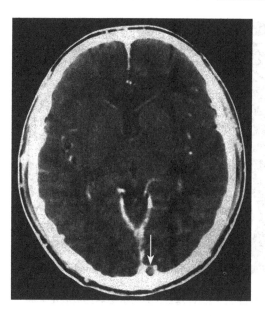

图7-2　同一患者CT增强检查显示小幕强化，皮层静脉扩张，上矢状窦后部造影剂充盈缺损呈典型的"δ"征（箭头）

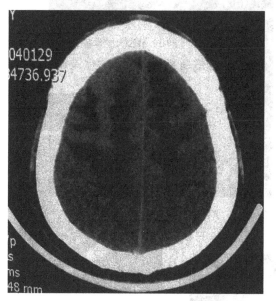

图7-3　上矢状窦血栓形成后双侧额叶静脉性脑梗死

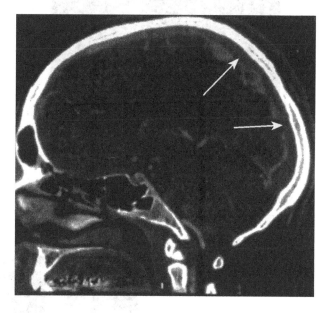

图7-4　强化CT扫描显示静脉窦充盈缺损

　　MRI/MRV被认为是CVST诊断和随访检查的最好工具（图7-5）。观察到异常信号依血栓的时期而定（图7-6～图7-9）。最初几天，血栓在T_1WI像呈等信号，在T_2WI呈低信号。在应用钆后，可以观察到在高信号的管腔内有无信号区，有时还可以观察到类似CT的"空三角征"（图7-11）。同时MRI也能显示出脑组织的静脉性脑梗死或脑出血改变（图7-10），有利于CVST的诊断和帮助指导治疗及预后评估。

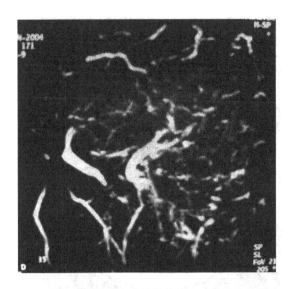

图7-5　MRV检查，主要静脉窦及深静脉未显影

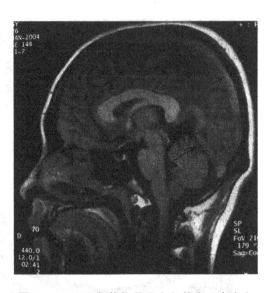

图7-6　MRI矢状位显示上矢状窦、直窦和大脑大静脉血栓形成

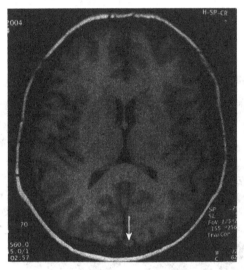

图7-7　同一患者，MRI T$_1$加权成像序列示上矢状窦内血栓呈等信号改变

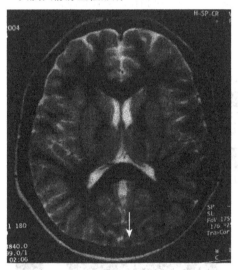

图7-8　同一患者，MRI T$_2$加权成像序列显血全呈短T$_2$信号

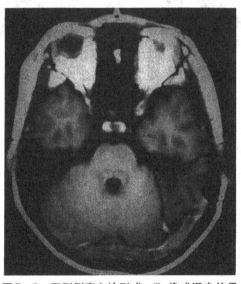

图7-9　双侧侧窦血栓形成，T$_1$像成混杂信号

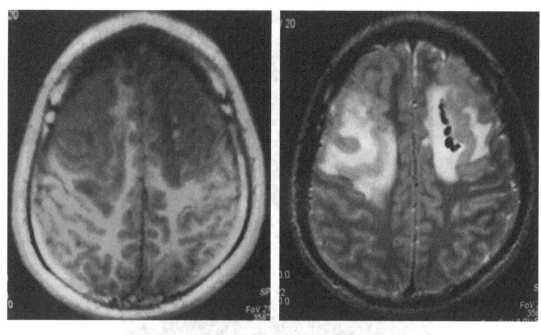

图7-10 MRI 显示双额叶出血性脑梗死改变

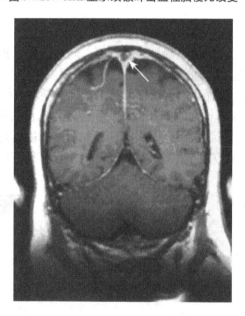

图7-11 钆加强 TIWI 展示 SSS 血栓的充盈缺损的征象（箭头）

在血栓形成初期，较低的血栓信号可能会造成管腔开放的假象，这时进行 MRI 检查来发现血流信号的缺失是很必要的。在亚急性期（第一个月），血栓表现为高信号——首先表现在 T_1WI，然后表现在 T_2WI 图像上。信号的变化从周边到中心发展，中心呈等信号，周围呈环形的高信号，呈一个典型的"靶征"，信号的改变表明了从氧合血红蛋白至高铁血红蛋白的转变过程。第一个月后，MRI 的信号的变化取决于闭塞血管再通与否。大多数情况下，在 T_1WI 呈等信号，在 T_2WI 呈高信号。应用血流敏感 GRE 序列可以发现管腔的持续闭塞。二维或三维 TOF MRV 可以发现由于血流中断而造成的血管信号缺失。TOF MRV 的潜在缺陷包括由于平面内自旋饱和或血流紊乱而造成的 SSS 后部、横窦及乙状窦内信号缺失。上述情况需要与相关的 T_1WI 和 T_2WI 结合以区分血管开放或血栓形成。最近，钆增强的三维 ATECO MRV 被应用于颅内静脉系统的成像。初步经验显示较 TOF MRA 技术比较，该技术对颅内静脉系统有更出色的显示，而且成像时间大大缩短。这项新技术对于区分一些特殊部位如横窦发育不良或血栓形成有很大的帮助。图7-12 展示的是钆增强的 MRV 图像。

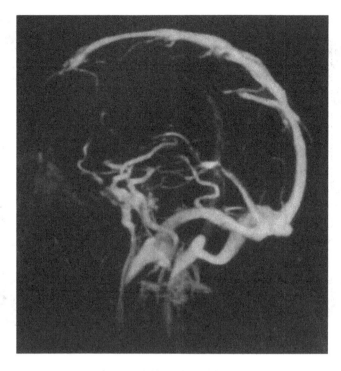

图 7 - 12 强化 MRV

DSA 一直被视为 CVST 诊断的金标准在确立诊断方面，间接征象（扩张的螺旋状的侧支静脉，静脉排空延迟，侧支循环的建立）较静脉窦信号消失征象更加重要。由于静脉期的延迟，很重要的一点是成像时间超过 12 秒（图 7 - 13）。这样我们就可以计算出动静脉循环时间（ICT），其定义为从动脉系统出现造影剂显影至完全从静脉系统排空的时间。ICT 显著延迟在死亡的患者中（平均 ICT 21.2s）较在生存的患者中（平均 ICT 13.3s）更常见。但 DSA 的诊断作用逐渐被具有较小损害的 CTV 及 MRV 所取代（图 7 - 14，图 7 - 15），DSA 只应用于那些 CTV/MRV 后仍没有得到确诊或单发的皮层静脉血栓的诊断。

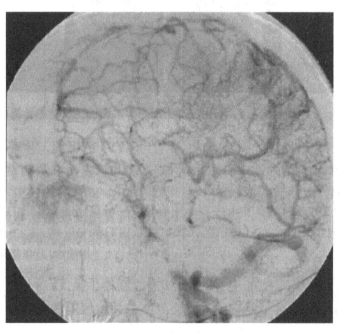

图 7 - 13 造影显示静脉期血液循环淤滞延迟

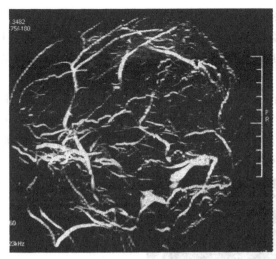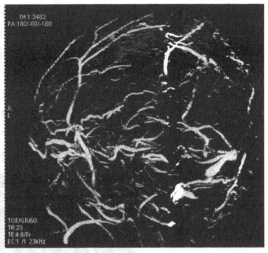

图7-14 MRV：主要静脉窦闭塞，引流静脉代偿性扩张

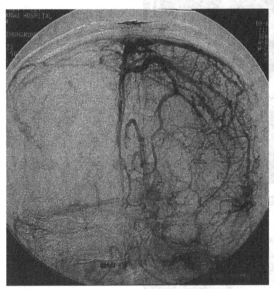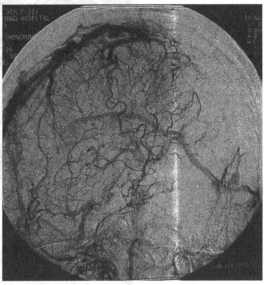

图7-15 DSA示颅内静脉窦显影不良，皮层引流静脉淤滞、扩张，动静脉循环时间明显延长

CVST临床表现无特异性，诊断较为困难，主要依赖影像学检查。目前的检查方法包括CT、MRI和全脑血管造影等。对怀疑CVST或出现急性意识障碍加重的患者，CT通常是初始的诊断性检查。20%的患者CT平扫可见静脉高密度征和索带征。索带征和高密度三角征分别对应于高密度的皮质静脉和静脉窦，可见于血栓形成后的1~2周。有时δ征即高密度三角征，可看成是血栓占据上矢状窦的表现。CT增强扫描上可见空δ征，包括中央不增强的血栓（血栓中央密度低）和周围硬膜薄片增强，可见于10%~30%的上矢状窦血栓。CT的假阳性率较高，约4%~25%，可见于下列人群：新生儿、脱水患者、血红蛋白增高者。CT也可显示CVST引起的静脉引流障碍所致出血性梗死，其通常为双侧。当出现广泛性出血性梗死且不能用动脉栓塞解释时，要考虑CVST的可能。主要静脉窦栓塞时，脑脊液循环受阻发生在转运通路的终末阶段，蛛网膜下腔和脑表面以及脑室之间没有压力梯度，因此可以不出现脑积水而无脑室系统扩大。目前，MRI/MRV是CVST最敏感的检查手段，可分别显示颅内血管动、静脉期。其具有以下优势：可直接发现血栓和颅内病变，如水肿、出血性梗死。深部静脉或直窦可引起深部灰质结构的静脉性梗死，而矢状窦、横窦及乙状窦可引起皮质及皮质下的静脉性梗死。

在一些特殊情况下，结果往往不够准确，如急性期栓子呈T_1等信号、T_2低信号，不易与流动的血液鉴别；先天性静脉窦缺如或发育不良时会导致假阳性；高铁血红蛋白的MRI信号有时类似流动血液以及MRI的伪影等因素可导致假阴性；海绵窦和皮质静脉在MRA、MRV显影很不清楚，造成这些部位CVST的诊断困难。亚急性期栓子呈T_1低信号而易于诊断，有时甚至不需要MRV检查。弥散或灌注成像有助于发现静脉栓塞导致的静脉充血，并可用于鉴别血管源性和细胞毒性水肿，但无助于鉴别动静脉梗死。静脉性梗死可降低颅内局部血流速度从而引起组织损害，发病初期在 MRI 弥散加权成像（DWI）上表现为早期缺血性病变及细胞毒性水肿。但随后的影像学检查往往不特异，这也是造成诊断困难的原因之一。

DSA 目前仅用于 MRI 不能确诊或需行神经放射治疗时。CVST 造影的典型表现：静脉期静脉窦不显影或仅部分显影。在皮质静脉血栓，栓塞静脉出现突然中断，中断处上游静脉周围可见扩张迂曲的"螺旋状血管"以及侧支循环从其他途径代偿分流（图 7 - 16，图 7 - 17）。这种情况有时要与先天性静脉窦发育不全或缺如鉴别。目前，高分辨 CT 可以部分代替 DSA。

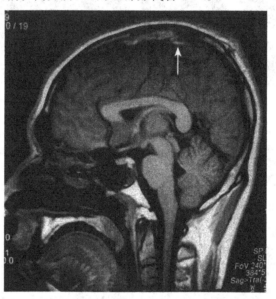

图 7 - 16　MRI 检查，上矢状窦前、中部短 T_1 混杂异常高信号影（白箭头），额后部脑回肿胀，脑沟变浅，脑回增宽

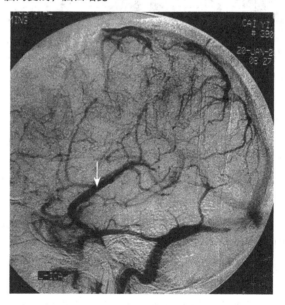

图 7 - 17　DSA 上矢状窦前中部未显影，局限性脑实质染色浅淡，正常上浅静脉不显影或显影中断，软脑膜静脉扩张，血流通过侧裂静脉（白箭头）向海绵窦代偿引流

TCD 在无创监测 CVST 病程中的血流动力学方面发挥作用。需要进一步研究论证的是，是否连续的 TCD 监测能够提供早期血管再通的可靠信息，从而对是否继续治疗的决策有帮助。

（宋玉昕）

第三节 CVST 的治疗

（一）病因治疗

CVST 的病因是多方面的。危险因素通常被归类为获得性危险（诸如手术、创伤、脱水、妊娠、围产期、抗磷脂抗体综合征、癌症、外源性激素）和遗传性危险（遗传性易栓症）。

部分 CVST 患者可以针对病因进行有针对性的治疗，如对于感染性 CVST，应用敏感抗生素控制感染；可以获得很好的效果。针对 CVST 其他病因的还有慎用避孕药、纠正缺铁性贫血、降低同型半胱氨酸等。但对于癌症、易栓症等病因的 CVST 患者，部分患者病因难以去除，目前只采用抗凝等对症治疗措施，规范的抗凝治疗常常也能获得良好的预后。

（二）抗凝治疗

CVST 抗凝治疗的目的是避免血栓扩大，有助于自发性血栓溶解和预防肺栓塞，尤其是伴有颅外深静脉血栓形成的患者。目前证据表明，没有抗凝禁忌证的 CVST 患者应该积极给予抗凝治疗，抗凝治疗是 CVST 的一线基础治疗方案。抗凝药物主要有肝素、低分子肝素及华法林等药物。

仍不清楚的是，静脉使用普通肝素与皮下注射低分子肝素两种方法对于 CVST 的疗效是否相同。有一项研究比较了单一剂量的皮下低分子肝素与不同剂量普通肝素对于颅外静脉血栓栓塞的疗效，结果表明皮下使用低分子肝素其效果优于普通肝素，且很少引起出血。低分子肝素的另一优点是给药途径，皮下注射可增加患者用药灵活性，且不需要定期监测凝血功能及调整使用剂量。对于危重患者来说，如果发生并发症，或需进行外科手术，静脉内使用普通肝素治疗在停药后，部分活化的组织促凝血因子激酶时间能在 1~2 小时之内恢复正常，有利于急诊手术治疗。

华法林等维生素 K 拮抗剂与胎儿致畸及新生儿出血等疾病有关，妊娠期禁用。因此，大多数妇女妊娠期和早期产褥期 CVST 应选用低分子肝素抗凝治疗。

资料提示 CVT 抗凝后颅内出血的危险范围是 0%~5.4%，一般认为抗凝治疗不会增加 CVST 颅内出血的发生率。颅内出血不是 CVST 抗凝治疗的禁忌证。

综上所述，抗凝治疗是 CVST 的首选治疗方案。当病人病情平稳后，开始使用口服华法林治疗，使凝血因子时间国际标准化比值（INR）控制在 2~3。一般需维持抗凝治疗 3~6 个月，对于易栓症等患者可能需要终身服用抗凝治疗。

（三）对症治疗

除了常规一般治疗外，主要是控制颅内压和防止癫痫。

1. 颅内高压的处理　虽然 50% CVST 患者 CT 显示脑肿胀，但是对于轻度水肿的大部分患者，抗凝治疗可改善颅内静脉血流减轻脑水肿，因而无须再使用其他降颅压手段。仅 20% 的患者需要脱水治疗。降颅压治疗应根据颅内压升高程度选择适当的方法（上半身抬高 30°；过度换气，使 CO_2 分压达到 30~35mmHg；静脉使用高渗脱水药物；利尿剂）。值得注意的是，CVST 表现为静脉回流血受阻，因此高渗性脱水可能是有害的。因为渗透性物质不能很快从脑循环中去除。在治疗脑水肿中，不主张严格限制液体的摄入，因为由此可能增加血液黏稠度，使病情进一步恶化。

对于单纯颅内压增高和视力受损的患者，腰椎穿刺是安全的。颅内压增高和视力受损明显时需重复行腰椎穿刺，直至脑脊液压力恢复正常，再联合抗凝治疗。但抗凝治疗应在最后一次腰椎穿刺 24h 后才能开始。腰穿的缺点是需要停用抗凝治疗，不利于 CVST 的治疗。对于持续视盘水肿的患者，虽然没有可靠数据证实，但可以考虑给予乙酰唑胺抑制脑脊液分泌。对于视力迅速下降的患者，考虑微创视神经鞘减压术，术后 6h 恢复抗凝治疗。对于 CVST 患者，类固醇不作为降低颅高压的治疗手段。

对于单侧大面积出血性梗死有诱发脑疝风险的患者，可考虑外科手术减压，挽救患者生命。但目前缺乏开颅手术减压的足够证据，且开颅术围术期需停止抗凝治疗可能导致静脉窦血栓延伸，因此开颅手术应慎重。亚低温作为一种有效的降低颅内压手段，可以尝试应用于控制重症 CVST 患者的高颅压。

2. 抗癫痫治疗 CVST 患者预防性抗癫痫药物治疗缺乏相关研究资料。但是有证据表明对有脑实质病变并发抽搐发作的 CVST 患者，早期开始抗癫痫药物治疗，可预防癫痫进一步发作。一般口服控制癫痫药物的治疗时间为一年。如果在第一次癫痫发作之前没有预防性给予抗癫痫治疗，那么应在较短的时间内给予足够剂量抗癫痫药物，使其迅速达到一定的血药浓度。否则的话，癫痫症状会频繁发作，难以控制，进一步加重脑水肿，影响预后。对没有脑实质病变但并发单次抽搐发作的 CVST 患者，根据病情，也可早期开始一定疗程的抗癫痫药物以预防进一步的抽搐发作。在没有抽搐发作的情况下，不建议对 CVST 患者常规应用抗癫痫药物。

（四）溶栓治疗

目前仍缺乏有力的证据表明 CVST 患者需采用全身性或局部溶栓治疗（药物接触溶栓、机械碎栓等）。对于重症、病情不断恶化及抗凝治疗无效的患者，可使用溶栓治疗。

溶栓治疗的相对适应证：

（1）规范的抗凝治疗开始后，不能阻止病情进展或继续恶化的患者。

（2）并发严重的静脉性脑梗死或出血。

（3）规范抗凝及静脉溶栓无效的患者，可考虑血管内介入治疗。

（4）病情进展迅速，很快出现意识障碍的患者。

（5）视力进行性下降的患者。

（6）没有血管造影、溶栓治疗禁忌。

溶栓治疗的禁忌证：

（1）凝血功能严重异常。

（2）并发颅内出血风险的疾病（动脉瘤、动静脉畸形等）。

（3）并发严重的心、肝、肺、肾等疾病，不能耐受手术创伤。

（宋玉昕）

第四节 CVST 溶栓的基本技术

血管内介入治疗技术的临床应用，使颅内静脉窦血栓形成患者的死亡率和重残率降至 2% 以下。近年来，血管内技术的进步使得经静脉选择性局部使用溶栓剂（tPA 和尿激酶）和采用导管机械性吸引血栓成为可能。具体方法：将导管尖置于局部静脉窦血栓处，脉冲式注射溶栓剂，剂量参照治疗动脉卒中，tPA 起始剂量 0.3mg/kg，总剂量参考栓子的大小和栓塞范围。由于缺乏有说服力的临床研究，因此操作主要依赖术者的经验。局部使用溶栓剂有许多优点：最小化全身反应，提高血栓局部溶栓剂浓度等。并发症包括股动脉壁损伤或破裂引起出血、血管夹层、股动脉假性动脉瘤、血肿、血栓扩大、缺血性卒中恶化等，而发生颅内血肿的危险性相对较低。此外，可行血管内机械血栓切除术，采用特殊的具有吸引功能的导管将栓子取出，或用微导丝协助将栓子分割成小块后取出，需要联合应用溶栓药物。

静脉窦血栓形成的病理解剖学、发病机制、血流动力学和溶栓治疗时间窗不同于动脉血栓形成。研究表明，颅内静脉窦血栓形成的神经功能症状与病变累及深、浅静脉有关，临床治疗目的是恢复深浅静脉引流，而静脉窦血栓溶解是前提。因此，经静脉途径的静脉窦内接触性溶栓治疗成为科学、最有效的治疗手段。在静脉窦血栓溶解后，经动脉溶栓治疗成为溶栓深浅静脉血栓的有效方法。对于部分贻误就诊和病程超过两周的患者，由于尿激酶对陈旧性血栓的溶栓速度缓慢、效果较差，需要配合采用机械性取栓和碎栓的方法进行治疗。对于并发静脉窦狭窄的患者，必须对局限性血管狭窄进行成形治疗，去除血栓形成的病理基础。

随着溶栓技术和药物的发展，CVST 的溶栓治疗逐渐被大家认同，其优点是能够快速恢复脑血流，使脑内血液循环得到快速恢复，从而改善患者预后。溶栓治疗尤其被用在抗凝治疗无效，神经症状进行性加重的患者。因此对溶栓技术和药物的掌握和使用对 CVST 有很大意义。

1. 脑静脉造影 脑静脉造影包括经颈动脉选择性造影和经静脉途径静脉窦内选择性造影。经颈动脉选择性造影技术与常规脑血管造影类似。要求观察动脉血流通畅情况、动静脉循环时间、皮层静脉显影、静脉窦排空时间和侧支静脉代偿情况。脑静脉造影的技术要点：①需行选择性颈内动脉造影，避免颈外静脉显影干扰颅内静脉的观察；②正侧位投影包括头顶部和枕部皮肤，便于观察导静脉和头皮静脉扩张和静脉代偿情况；③前后位（汤氏位）投照时，向同侧斜位10°~15°，避免矢状窦前半部与后半部分重叠，便于观察上矢状窦全貌；④造影时间足够长，观察深部静脉和静脉窦排空，计算动静脉循环时间。经颈动脉途径静脉窦造影的技术参数为造影剂流速7mL/s，流量12mL，注射压力300Pa。

股静脉穿刺点选择在腹股沟韧带下2~3cm，股动脉内侧1cm。经股静脉穿刺选择性静脉窦造影的优点是操作简单，类似于股静脉置管。其缺点是导管路径较长，在试图将导管通过颈静脉孔进入颅内时，导管较易在右心房内迂曲，难以顺利到达乙状窦、横窦和上矢状窦前段，显示整个颅内静脉窦概况。股静脉穿刺可以在股动脉穿刺的同侧进行，位置比动脉穿刺点低1cm左右即可。

经颈静脉穿刺插管最好在双C形臂监视下，选择颈静脉显影较好的一侧进行。穿刺点位于颈总动脉外侧，平甲状软骨水平。经同侧颈内动脉注射造影剂，采集静脉期路图（roadmap）。双向路图下，穿刺颈内静脉。穿透颈内静脉前后壁后一边后撤穿刺针，一边使用注射器轻轻抽吸，回血通畅后，固定穿刺针，顺序插入导丝，拔出穿刺针，插入血管鞘。

经颈静脉途径穿刺插管的优点是导管在体内路径短，较易通过颈静脉孔到达上矢状窦中前部、直窦、对侧横窦和乙状窦，插管成功率高。另外，静脉窦选择性造影可直接显示静脉窦充盈缺损，同时方便进行静脉窦内压力测定。

导丝导引下，将头端柔软的5F或6F导管缓慢通过血栓置入上矢状窦前部造影。缓慢手推造影剂，观察造影剂走行方向、速度、静脉窦形态和通常情况。切忌在没有手推造影剂了解静脉窦内血流情况下，进行高流量造影剂造影。导管近端静脉窦内有顺向血流患者，造影技术参数为造影剂流速3mL/s，流量5~7mL，压力200Pa。忌将导管置于上矢状窦或直窦血栓内使用高压注射器造影，以免造成静脉窦和皮层静脉内瞬间压力增加，导致皮层静脉破裂出血。怀疑静脉窦局限性狭窄患者，将导管远端分别置于狭窄的远端和近端，使用颅内压测量管测量狭窄段两端的压力梯度，压力差超过150cmH$_2$O患者是血管成形的适应证。

2. 静脉窦内接触性溶栓　先将8F导引管送至静脉窦血栓形成侧颈内静脉，或窦内血栓形成较严重侧颈内静脉颅底水平。在导引管引导下，将同轴微导管送至同侧乙状窦内血栓近端，行静脉窦内血管造影观察血栓形成情况。采用三轴微导管技术，在微导丝导引下将微导管头端插入血栓近段。静脉窦内分隔较多，导管操作难度较大。介入操作应十分小心，严格在正侧位双向路图（road map）下操作导管、导丝，切忌操作幅度过大和暴力操作，以免引流静脉破裂或静脉窦壁穿孔、撕裂。微导管插入近端血栓后，采用脉冲技术以5万IU/15min的流率注入稀释尿激酶（urokinase，UK）（将50 000IU UK加入20mL生理盐水中）。随时手推对比剂造影，观察血栓溶解情况。随着血栓溶解，不断将微导管向前推进，直至静脉窦主干通畅。术中使用UK总量为100万IU。对于病程长（超过7天），血栓溶解缓慢（局部使用UK总量超过150万IU，造影检查血栓无明显变化）的患者，在静脉窦主干恢复血流的情况下，可将微导管的头端放置到血栓远端，固定导管和导管鞘后，回神经科监护室，小剂量持续泵入UK（50 000IU/h）。溶栓治疗过程中，每2~3小时检测纤维蛋白原含量（>1.5g/L）。24小时后血管造影复查，观察血栓溶解情况。如果血管通畅情况满意，3小时后拔除导管鞘，并继续给予抗凝治疗。在静脉窦主干血流没有恢复的情况下，切忌置管溶栓。

通常，CVST的局部溶栓治疗通过股静脉途径实施，患者要给予肝素化处理，先将导引导管于颈静脉球部，然后在导丝导引下将微导管置于血栓内，通过微导管将溶栓剂尿激酶或r-tPA直接注入血栓内。溶栓治疗目的是恢复静脉窦部分或完全再通。我们的研究发现，血管部分再通患者预后也可能较好，因此溶栓过程中要避免一味追求静脉窦完全再通导致的溶栓并发症。术后及时规范的抗凝治疗非常必要，可以防止血栓再形成。

3. 机械性碎栓　通过导引导丝，将Boston 8F导引导管头端置于血栓远段，将机械碎栓装置（如Cordis保护伞、Solitaire等）或螺旋状可塑形导丝插入血栓内，机械性切割血栓，对于未并发脑出血患者可同时进行尿激酶接触溶栓。同时将血液回收装置通过Y形阀与导引导管连接并抽吸血栓。间断性手推造影剂判断局部血栓清除情况。随着血栓的清除，逐步回撤引导导管头端，采用上述碎栓方法，直至血栓全部溶解、静脉窦恢复通畅。最后经动脉造影复查，观察静脉窦再通情况，包括动静脉循环时间恢复、脑皮层静脉和脑深静脉开放情况。如果脑皮层静脉或脑深部静脉显影不良，动静脉循环时间无显著恢复，可分别经双侧颈内动脉灌注尿激酶（10万~20万U）溶栓治疗。机械药物溶栓是机械碎栓和药物溶栓相结合，以增加血栓碎片暴露在溶栓剂中的面积，提高溶栓效率。

4. 经动脉溶栓治疗　将5F单弯导管置于皮层静脉显影差或动静脉循环时间显著延长侧颈内动脉远端，采用同轴导管技术将Prowler 14微导管放于颈内动脉后交通动脉起始段以远，以2 000IU/min流率泵入尿激酶，直至闭塞的皮层静脉再现，动静脉循环时间恢复正常，或纤维蛋白原含量低于1.5g/L，停止溶栓治疗。血管造影显示皮层静脉改善不明显的患者，保留动脉鞘，24h后继续溶栓治疗，直至皮层静脉再现和动静脉循环时间恢复正常。单纯经颈动脉灌注溶栓治疗静脉窦血栓没有循证学依据。经颈动脉溶栓治疗的前提是静脉窦主干血栓溶解，恢复通畅，动静脉循环时间没有明显恢复的患者。

5. 静脉窦内支架植入术　对颅脑外伤、手术、血栓机化所致的局限性静脉窦狭窄患者，行静脉窦内支架植入术。根据血管造影测量结果选择支架的规格。选择自膨式支架，支架直径为狭窄段静脉窦管腔直径的110%，支架长度以两端超出狭窄段静脉窦各2mm为宜。将8F导引管置于患侧颈静脉球水平后，在微导丝导引下，将支架输送器送至狭窄段静脉窦。路图下调整支架位置后，准确释放支架。造影复查，观察静脉窦管腔恢复通畅情况。对于支架展开不充分的患者可施行球囊扩展，直至狭窄消失。术后严格抗血小板（阿司匹林100mg/d和氯吡格雷75mg/d）半年。同时积极治疗原发病。

6. 多途径联合血管内治疗　颅内静脉窦血栓形成是脑血液循环的流出道闭塞导致的脑血流动力学障碍。特殊的静脉解剖结构和血流动力学改变、不同的血栓质地、不同病变范围、不同病因和不同并发症决定了单一的血管内治疗方法疗效有限。因此，视患者具体情况选择不同的血管内治疗方法并联合应用，提高治疗效果、缩短治疗时间、减少药物剂量、降低并发症。重症颅内静脉窦血栓形成患者，采用多途径联合血管内治疗研究结果显示，血管内治疗时间1~3天，平均1.7天。明显短于Alise等报道的经静脉溶栓治疗时间1~7天，平均4.2天。尤其是最近采用机械性碎栓联合血栓抽吸的方法，90%以上的患者术中即刻获得血管再通，避免置管溶栓和二次治疗，降低了治疗费用和手术风险。

药物溶栓治疗有加重颅内出血并发症的可能，并发出血性脑梗死和外伤性颅内血肿的CVST患者为药物溶栓治疗禁忌证。文献报道，上述2类患者传统治疗的严重致残率和死亡率在90%以上。因此，应采用机械性碎栓为主的治疗手段，积极疏通静脉窦主干。辅以小剂量溶栓治疗，恢复皮层引流静脉通畅，降低梗死区静脉压。既实现静脉窦再通，又避免颅内出血加重。采用个体化血管内治疗手段后，宣武医院一组研究结果显示静脉窦再通率和临床症状改善率均为100%，手术相关并发症发生率和死亡率均为零。

经静脉途径血管内治疗对恢复静脉窦主干血流有效，但对皮层和深静脉血栓形成作用有限。从生理学角度分析，经颈动脉途径顺行性溶栓治疗对皮层和深静脉血栓形成治疗有效。但在静脉窦主干部分再通，形成有效的生理性血液循环之前，单纯经颈动脉灌注的溶栓药物后，静脉端血栓不能顺利到达病变的静脉窦，产生有效的溶栓治疗作用。而一旦闭塞的静脉窦部分再通，血栓的静脉窦内形成有效的循环通路，则溶栓药物便可能通过微循环到达静脉端血栓内，实现有效溶栓。因此，经静脉途径溶栓治疗是经颈动脉溶栓治疗的前提。

多途径联合的血管内治疗方法克服了上述方法的缺陷，其优势在于可一次性尽可能溶解静脉窦主干、皮层和深静脉血栓，保持引流静脉和静脉窦通畅。提示最大限度的溶栓和（或）碎栓治疗对预防颅内静脉窦血栓复发有重要临床意义。多途径联合血管内治疗是颅内静脉窦血栓安全、有效的治疗手段。

（宋玉昕）

第五节　并发症和预防

1. 出血　包括机械操作导致的血管壁损伤性出血和药物溶栓出血。前者是由于操作不当导致静脉窦壁、皮层引流静脉撕裂所致。后者是由于溶栓药物引起的梗死灶出血、蛛网膜下腔出血、硬膜下出血和全身其他部位出血。由于静脉窦发育的变异较大和静脉窦梗阻造成皮层静脉扩张，手术中应谨慎操作，避免静脉窦内高压注射造影。对于并发出血性梗死患者应严格控制溶栓药物的使用。

2. 肺栓塞和气体性栓塞　颅内静脉窦血栓的机械碎栓有并发肺动脉栓塞的风险。但是溶栓过程中采用血栓抽吸和药物溶栓很少发生类似于下肢静脉血栓脱落导致的肺栓塞。气体性栓塞主要为气体通过颈静脉鞘进入血液循环所致，规范神经介入操作可以避免。

3. 静脉窦血栓复发　临床上部分病因不明和易栓症患者，由于术后没有进行规范的抗凝治疗（包括抗凝未达标或擅自停药），容易造成血栓复发，对于该部分患者应该延长抗凝治疗的时间一年以上，易栓症患者须终身抗凝。

（宋玉昕）

第六节　CVST 的预后

大多数颅内静脉窦血栓（CVST）患者抗凝治疗预后良好。在 ISCVT 研究中，最后一次随访（平均16 个月）时，79% 的患者完全恢复；随访结束时总的死亡率是 8.3%，而生活无法自理发生率为 5.1%（mRS 评分≥3）。在一项包括回顾性和前瞻性研究的 Meta 分析中，总的死亡率是 9.4%，而生活不能自理（mRS 评分≥3 或 Glasgow 预后量表评分≥3）的比例是 9.7%。CVST 复发比率在 3% 左右。

大约 3%~15% 患者死亡发生在急性期。继发大量颅内出血或弥漫性脑水肿导致的脑疝是 CVST 急性期死亡的主要原因。早期死亡的其他原因包括癫痫持续状态、长期强力脱水导致肾衰竭等内科并发症。非急性期死亡主要与基础疾病有关，特别是与癌症等恶性基础疾病有关。

CVST 存活者长期神经心理和神经精神预后的资料很少。一般来说，由深静脉系统血栓伴双侧丘脑广泛梗死可导致意识丧失、执行力缺失以及健忘等。记忆缺失、行为或执行力缺陷可以持续存在。而优势半球侧横窦血栓伴颞叶梗死或出血可引起失语，通常恢复良好，但轻度自发性语言和命名障碍可能持续存在。

（宋玉昕）

第八章

外周大血管的介入治疗

第一节　夹层动脉瘤的介入治疗

主动脉夹层动脉瘤（dissection aortic aneurysm）现统称主动脉夹层（aorticdissection，AD）即主动脉动脉壁夹层形成。系指由各种原因造成的主动脉壁内膜破裂，血液通过内膜的破口进入主动脉壁中层而形成血肿，导致血管壁分层，剥离的内膜片分隔形成"双腔主动脉"。但 Coady 报道有 8%～15% 的病例并无内膜撕裂，这可能是由于主动脉壁中层出血所致，又称为壁间血肿（intramural hematoma）。主动脉夹层是主动脉腔内的并非主动脉壁的扩张，有别于主动脉瘤。

一、病因及发病机制

主动脉夹层病因至今未明。可能机制包括以下几种。

1. 主动脉中层囊性变性　主动脉中层退行性改变，即胶原和弹力组织退化变质，常伴囊性改变，被认为是主动脉夹层的先决条件。囊性中层退行性变是结缔组织遗传缺损的内在特征，尤其多见于 Marfan 综合征和 Ehler–Danlos 综合征。主动脉夹层，特别是近端夹层常是 Marfan 综合征的严重且常见的并发症，有报道，主动脉夹层患者中有 6%～9% 是 Marfan 综合征。近来，也有报道在 Noonan 和 Turner 综合征患者发生主动脉夹层，囊性中层退行性变可能是其共同问题。在妊娠和主动脉夹层之间有一种未能解释的关系。40 岁以下女性主动脉夹层约半数发生在妊娠期间，且多发生在妊娠后 3 个月内或产褥期的早期，伴 Marfan 综合征和主动脉根部扩张的妇女在妊娠期间急性主动脉夹层的危险性增加。血容量、心排血量及血压增加，在妊娠期间也可能是危险因素，但尚未被证实。

2. 高血压　80% 以上主动脉夹层的患者有高血压，不少患者有囊性中层坏死。高血压并非引起囊性中层坏死的原因，但可促进其发展。高血压是导致夹层的重要因素，约半数近端和几乎全部的远端主动脉夹层者有高血压，急性发作时都有血压升高，有时伴有主动脉粥样斑块溃疡面。因为长期高血压可引起平滑肌细胞肥大、变性及中层坏死。

3. 外伤　直接外伤可引起主动脉夹层，钝挫伤可致主动脉局部撕裂、血肿而形成主动脉夹层。主动脉内插管或主动脉内球囊反搏插管均可引起主动脉夹层。心脏外科手术，如主动脉–冠状动脉旁路移植术，偶也可引起主动脉夹层。

二、病理

主动脉夹层的病理改变包括动脉中层弹性纤维囊性坏死，局部断裂或坏死，基质有黏液样和囊肿形成。主动脉中层囊性变性导致主动脉反复屈曲、高血压施加于主动脉的血流动力学作用及外伤等因素，使主动脉内膜撕裂形成夹层血肿。约 60% 的撕裂发生于升主动脉，10% 在主动脉弓，30% 在胸降主动脉的第一部分。夹层侵入中层的深度和夹层血肿蔓延的距离，都与主动脉中层变性范围有关。主动脉腔内血液进入中层，将内膜与中层分离开来，这种管壁的分离一般向动脉远端发展，也可短距离逆行向上延伸。主动脉夹层在动脉管壁呈螺旋状走行，呈广泛性夹层时，可累及它所发出的分支而影响邻近器官的血供；或者中层先有出血，形成血肿，并纵行发展将主动脉腔分成了一个真腔和一个假腔，假腔破裂可使血液返回动脉腔形成"自然治愈"，但更多的是破入心包或破入胸膜腔、纵隔、腹膜后等，导致严重并发症。实验证明，促使夹层血肿扩展的是脉搏陡度（dp/dt）及血压，这正是急性主动脉夹层药物治疗的理论基础。

三、分型

（一）DeBakey 将主动脉夹层分为 3 型（图 8 – 1）

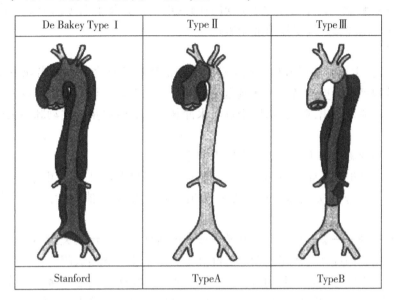

图 8 – 1 主动脉夹层的 DeBakey 分型和 Stanford 分型

（1） Ⅰ型夹层起自升主动脉并延至降主动脉。

（2） Ⅱ型局限于升主动脉。

（3） Ⅲ型夹层起自降主动脉并向远端延伸。

（二）Daily 和 Miller 将主动脉夹层分为两型

1. A 型 凡升主动脉受累者为 A 型（包括 DeBakey Ⅰ型和Ⅱ型）。

2. B 型 病变在左锁骨下动脉远端开口为 B 型（即 DeBakey Ⅲ型），A 型约占全部病例的 2/3，B型约占 1/3。

四、临床特征

1. 突发剧烈疼痛 这是发病开始最常见的症状，可见于 90% 以上的患者，并具有以下特点。

（1）疼痛强度比其部位更具有特征性：疼痛从一开始即极为剧烈，难以忍受；疼痛性质呈搏动样、撕裂样、刀割样，并常伴有血管迷走神经兴奋表现，如大汗淋漓、恶心呕吐和昏厥等。

（2）疼痛部位有助于提示分离起始部位：前胸部剧烈疼痛，多发生于近端夹层，而肩胛间区最剧烈的疼痛更多见于起始远端的夹层；虽然近端和远端夹层可同时感到前胸和后背的疼痛，但若无后面肩胛间区疼痛，则可排除远端夹层，因为远端夹层的患者 90% 以上有后背疼痛；颈部、咽部、额或牙齿疼痛常提示夹层累及升主动脉或主动脉弓部。

（3）疼痛部位呈游走性提示主动脉夹层的范围在扩大：疼痛可由起始处移向其他部位，往往是沿着分离的路径和方向走行，引起头颈、腹部、腰部或下肢疼痛，约 70% 的患者具有这一特征，并因夹层血肿范围的扩大而引起主动脉各分支的邻近器官的功能障碍。

（4）疼痛常为持续性：有的患者疼痛自发生后一直持续到死亡，止痛药如吗啡等难以缓解；有的因夹层远端内膜破裂使夹层血肿中的血液重新回到主动脉管腔内而使疼痛消失；若疼痛消失后又反复出现，应警惕主动脉夹层又继续扩展并有向外破裂的危险；少数无疼痛的患者多因发病早期出现昏厥或昏迷而掩盖了疼痛症状。

2. 高血压 患者因剧痛而有休克外貌，焦虑不安、大汗淋漓、面色苍白、心率加速，但血压常不低或反而升高，有80%~90%以上的远端夹层和部分近端夹层有高血压。不少患者原有高血压者起病后疼痛使血压更高。低血压，常是夹层分离导致心脏压塞、胸膜腔或腹膜腔破裂的结果，而当夹层累及头臂血管使肢体动脉损害或闭塞时，则不能准确测定血压而出现假性低血压。

3. 夹层破裂或压迫症状 由于夹层血肿压迫周围软组织，波及主动脉大分支，或破入邻近器官引起相应器官系统损害，出现多系统受损的临床表现。

（1）心血管系统

1）主动脉瓣反流：主动脉瓣反流是近端主动脉夹层的重要特征之一，可出现主动脉瓣区舒张期杂音，常呈音乐样，沿胸骨左缘更清晰，可随血压高低而呈强弱变化。根据反流程度的不同，主动脉瓣关闭不全的其他外周血管征也可出现，如脉压增宽或水冲脉等，急性严重的主动脉瓣关闭不全可出现心力衰竭。

近端夹层引起主动脉瓣关闭不全的机制有以下四个方面。

第一，夹层使主动脉根部扩张，瓣环扩大，舒张期时主动脉瓣瓣叶不能闭拢。

第二，在非对称性夹层，夹层血肿压迫某一瓣叶，使之处于其他瓣叶的关闭线以下，造成关闭不全。

第三，瓣叶或瓣环支架撕裂，使一个瓣叶游离或呈连枷状，导致瓣膜关闭不全。

第四，夹层血肿撕裂内膜片游离出主动脉瓣叶之下，影响主动脉瓣关闭。

2）脉搏异常：近端夹层者有半数可累及头臂血管，少数远端夹层可累及左锁骨下动脉和股动脉，出现脉搏减弱或消失，或两侧强弱不等，或两臂血压出现明显差别，或上下肢血压差距减小等血管阻塞征象。其原因或是由于夹层扩展直接压迫动脉管腔，或是由于撕裂的内膜片覆盖在血管口而阻断血流。

3）其他心血管受损表现：夹层累及冠状动脉时，可出现心绞痛或心肌梗死；血肿压迫上腔静脉，可出现上腔静脉综合征；夹层血肿破裂到心包腔时，可迅速引起心包积血，导致急性心脏压塞而死亡。

（2）神经系统：夹层血肿沿着无名动脉或颈总动脉向上扩展或累及肋间动脉、椎动脉，可出现头昏、神志模糊、肢体麻木、偏瘫、截瘫及昏迷；压迫喉返神经，可出现声嘶；压迫颈交感神经节，可出现霍纳（Homer）综合征等。

（3）消化系统：夹层累及腹主动脉及其分支，患者可出现剧烈腹痛、恶心、呕吐等类似急腹症的表现；夹层血肿压迫食管，则出现吞咽障碍，破入食管可引起大呕血；血肿压迫肠系膜上动脉，可致小肠缺血性坏死而发生便血。

（4）泌尿系统：夹层累及肾动脉，可引起腰痛及血尿。肾脏急性缺血，可引起急性肾功能衰竭或肾性高血压等。

（5）呼吸系统：夹层血肿破入胸腔，可引起胸腔积血，出现胸痛、呼吸困难或咯血等，有时可伴有出血性休克。

五、器材准备

1. 输送系统 见图8-2。

2. 支架 人工血管内支架的长度为100~227mm，支架近端直径为24~46mm，直形支架和逐渐变细的支架（支架末端较头端直径细4mm）（图8-3）。

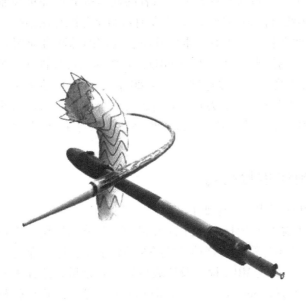

图8-2 输送系统

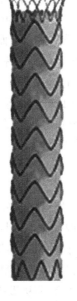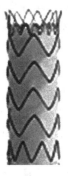

图8-3 支架

六、方案制订

主动脉夹层患者临床和病理生理变化较为复杂，覆膜支架置入术技术操作难度较大和存在一定风险。

（1）手术方案制订之前，首先要确定本单位和医生是否有能力完成手术，包括硬件心血管造影机和能完成心血管手术的手术室。其次医院应该有心脏外科或血管外科医生和介入放射科医生。如心血管外科医生单独完成手术，应具备2年以上介入治疗经验。因此，我们认为资质单位应为三级以上的医院。

（2）手术方案制订应该由介入放射科、心血管外科和麻醉科医师共同完成。确定Stanford B型AD诊断和覆膜支架介入治疗适应证后，首先应评价患者的全身情况、生命体征（包括呼吸频率、心率和血压等）和实验室结果，评估患者的心功能、肾肝功能和血流动力学情况。

（3）认真分析术前主动脉CTA或MRA，并回答以下问题

1）内膜破口和再破口的位置、大小、数量，内膜破口与左锁骨下动脉开口距离。

2）AD近侧端主动脉弓管径和形态，是否有夹层逆撕。

3）AD在降主动脉累及的范围，真腔和假腔位置、管径和形态及假腔内是否有血栓形成。

4）主要分支血管是否受累，包括头臂动脉、腹腔动脉、肠系膜上动脉、肾动脉和双侧髂总动脉。

5）有无并发症。

（4）根据CTA或MRA显示内膜破口位置和近侧端主动脉弓管径测量结果，预测选择覆膜支架的型号（管径和长度）；根据夹层的范围和双侧髂股动脉是否受累，选择经左髂动脉或右髂动脉置入支架。

（5）与患者及家属谈话，详细交代病情和治疗计划，并签知情同意书。

七、术前准备

（1）急性AD早期死亡率非常高，同时多数学者不主张在急性期进行介入治疗，除非B型AD危及患者生命需急诊介入处理。一般认为急性发作后1~2周为最佳治疗时机。因此，及时有效地内科非手术治疗对降低病死率、争取时机进行介入及手术治疗意义重大。

（2）患者应安置于监护病房，对患者的意识、血压、尿量、心率以及中心静脉压等血流动力学指标进行严密监控。内科治疗的核心是缓解疼痛、降低血压，减小主动脉壁所受到的压力。

（3）减小血压的波动范围，降低脉压及减小左心室搏动性张力。患者的剧烈胸痛可加重高血压并造成心动过速，故应迅速使之缓解，可于静脉内缓慢注射吗啡 5mg，必要时可给予冬眠疗法治疗。

（4）急性期 β 受体阻滞药适合于血压轻度增高者。对于血压重度升高者则需静脉联合应用 β 受体阻滞药与硝普钠以控制血压及降低心率，将收缩压控制在 100～120mmHg，心率降至每分钟 60～80 次。硝普钠以 20μg/min 开始静脉滴注，根据血压的监测情况缓慢递增，直至 800μg/min。倍他洛克每 5 分钟静脉注射 5mg，直至达到目标心率水平，但以不超过 15mg 为宜。同时还可联合应用钙通道阻滞药及维拉帕米等兼具血管扩张及负性肌力的药物。血压正常的患者，静脉应用普萘洛尔每 4～6 小时 1mg 或口服美托洛尔每 4～6 小时 20～40mg。

八、操作步骤技巧

最好由介入科、心血管外科和麻醉科医师共同完成。具体如下。

1. 桡动脉穿刺　患者取仰卧位。局部麻醉下穿刺左侧桡动脉并置入 5F 或 6F 桡动脉鞘。以超滑导丝引导 5F 头端带有刻度标记的猪尾导管（金标猪尾导管）自桡动脉鞘经左锁骨下动脉送至升主动脉。

2. 股动脉穿刺　综合盆腔及双下肢血管螺旋 CT 或 MRA 检查及体表血管检查结果，选择未受夹层累及一侧的股动脉，常规消毒下腹部和腹股沟术野，Seldinger 法穿刺股动脉后并置入 6F 动脉鞘。以 1mg/kg 静脉推注肝素达到全身肝素化后，穿刺钢丝送入 2 个血管缝合器，止血钳固定后备用，在沿钢丝送入扩张芯，预扩张后送入 8F 股动脉鞘。肝素化后，自鞘管送入 0.965mm×260cm 超硬导丝并将其头端置于升主动脉内。

3. 胸主动脉造影　以 CTA 或 MRA 上展示夹层破口及真假腔最好的角度行胸主动脉造影，一般为左前斜位，投照角度 45°～60°。造影视野中应包括升主动脉、主动脉弓、降主动脉、右无名动脉、左颈总动脉及左锁骨下动脉近端。

4. 胸主动脉造影参数　行胸主动脉造影，造影剂总量一般为 35～45mL，流率为 20～25mL/s，采用 DSA 或电影采集。

5. 分析胸主动脉造影　首先应证实超硬导丝位于主动脉真腔内，如不明确需换其他投影角度造影。如超硬导丝位于假腔，应在透视导引下改变路径将导丝送入真腔，并重新进行胸主动脉造影。明确超硬导丝位于主动脉真腔内后，以金标猪尾导管不透 X 线的刻度为标准，测量破口与左锁骨下动脉开口的距离以确定锚定区，测量锚定区主动脉弓部直径和长度，并结合 CTA 或 MRA 测量结果选定支架型号。选择的支架应大于锚定区主动脉弓部直径 10%～15% 内径的支架。

6. 送入覆膜支架传输系统　再次证实加强导丝位于真腔后，即撤出股动脉鞘管并压迫止血和固定导丝，将已选定好的覆膜支架传输系统沿超硬导丝送入真腔，并在透视下将其送到降主动脉近段。

7. 调整血压及确定支架位置　硝普钠或其他降压药控制患者血压，一般收缩压控制在 70～90mmHg。血压控制在理想范围后，即可将覆膜支架送到主动脉弓降部并准备释放。根据胸主动脉造影和金标猪尾导管与超硬导丝的交叉点，反复确认支架释放的位置，切记支架覆膜近端标记释放时应在左锁骨下动脉开口以远的锚定区内，远端固定在夹层破口以远的真腔内，以保证覆膜支架不覆盖或仅部分覆盖左锁骨下动脉开口，但绝对不能覆盖左颈总动脉开口。在支架释放过程中，应随时观察支架覆膜起始部（各厂家产品有不同的金属标识）与金标猪尾导管和超硬导丝的交叉点的相互位置关系，随时调整支架位置，切务使支架覆膜段超越猪尾导管造成左颈总动脉的闭塞。

8. 释放支架　透视监测下右手固定传输系统的支撑器导管尾端，左手撤传输系统的鞘管，当释放支架第一节后，确认支架释放的位置准确无误后，应快速后撤传输系统的鞘管释放完整个支架。切记释放过程中右手一定要固定好传输系统的支撑器导管，绝不能前移或后移，否则可能造成严重后果。

9. 效果评定　支架释放完后，再次行胸主动脉造影，方法同术前。观察支架位置、支架覆膜部分与左锁骨下动脉的关系、内膜破口封堵情况和明确是否存在内漏等并发症。最后确定准确无误后即可撤除猪尾导管、桡动脉鞘管和覆膜支架传输系统，并进行血管缝合器堵闭穿刺股动脉，加压包扎，结束手术。

10. 术后处理　术后将患者送 ICU 病房，24h 一级护理，观察指标包括患者一般情况、呼吸、心率、血压和尿量等。24h 内患者情况，24h 后即可将患者转回普通病房。

11. 覆膜支架置入术中注意事项和复杂病例的处理　AD 覆膜支架介入治疗技术操作比较复杂，并发症和死亡率并不少见。根据国内外报道和我们近几年的经验应注意以下几点。

认真评价术前 CTA 或 MRA 检查结果，选择好手术的适应证，周密制订手术计划（包括支架型号、股动脉入径及术中和术后可能出现的问题），确保手术成功。

（1）一些复杂的 AD，由于假腔持续扩大导致腹主动脉真腔受压闭塞或双侧髂动脉受累或 AD 的远端再破口较大，这样常常使超硬导丝经股动脉途径进入真腔和主动脉升弓部失败。在这种情况下，可采用左桡动脉途径，将 260cm 长交换导丝经左锁骨动脉逆向送到降主动脉真腔和髂股动脉，然后将导丝经股动脉切口拉出。最后经交换导丝将猪尾导管送到升主动脉。

（2）对内膜破口与左锁骨下动脉开口距离≤1cm 的 B 型 AD 患者进行覆膜支架治疗时，可使覆膜支架部分或完全覆盖左锁骨下动脉开口，否则可能因内膜破口覆盖不严造成 I 型内漏。但在术前均应对患者的颈部血管、脑内血管及颅底动脉环的发育情况以 CTA 及 MRA 或 DSA 进行了综合评估，特别是双侧椎动脉情况至关重要。也有一些学者主张患者在介入前后行双侧锁骨下动脉间人工血管转流术。

（3）支架释放是成功的关键，也是引起并发症的主要原因。因此，在操作中，一定要保证支架释放位置正确，支架的覆膜部分绝对不能覆盖或影响左颈总动脉开口。因操作错误造成脑中风的病例国内外都时有发生或报道。

九、并发症及处理

AD 支架治疗的并发症主要包括：①内漏；②中风和缺血性脊髓损伤造成的截瘫及下肢麻痹；③动脉瘤形成；④入路血管损伤（入路血管撕裂、医源性逆撕夹层、动脉切口缝合处血栓形成及狭窄等）；⑤切口感染、缝线肉芽肿。各项并发症中以内瘘、脊髓损伤及动脉瘤形成后果最为严重，现将这三方面的问题分述如下。

1. 内漏　内漏是指覆膜支架置入术后血液以各种途径继续流入假腔的现象。支架释放后未能完全隔绝瘤腔与动脉血流间的交通为内漏发生的根本原因。内漏可分四型：I 型内漏为血液经支架近心端与主动脉间的缝隙流入假腔，原因包括过大的主动脉弓降部迂曲和扩张、锚定区不适当及支架直径选择不当，造成近端内膜破口封堵不严。I 型内漏必须及时处理，这是因为在支架放置后，支架近端的高速血流将会使假腔变为只进不出的高压腔，大大增加假腔或动脉瘤形成及破裂的概率。对支架远端存在再破口的病例，持续的近端高速血流也会导致假腔血栓化受阻而无法保证支架治疗的疗效。第一种治疗方法是采用高压球囊扩张支架近端，使支架贴紧主动脉壁封闭内漏。如球囊扩张效果不佳，可在内漏近端再加一个较短的覆膜支架以完全封闭内漏口。II 型内瘘是指多破口夹层，在近端夹层封闭后血流经夹层远端破口逆向灌注假腔或假腔与分支动脉相通，假腔不缩小或压力不减低。II 型内漏如漏口或漏量不大无须即刻处理。术后用 CTA 随访观察，如假腔完全性或不分性血栓化，不需要进一步治疗。但对于大量逆流造成假腔不变或增大者，则应在支架置入另外一枚支架覆膜以封堵远端破口，但此时应特别注意覆膜支架覆盖范围不能过大，以避免影响脊髓动脉造成的脊髓缺血性损伤。III 型内漏指支架覆膜撕裂或放置多个支架时支架之间对合不佳，真腔与假腔之间血流交通。随着支架覆膜材料的不断改进，覆膜撕裂已极为罕见，而多支架连接处间隙所致的内漏一般也无须即刻处理，可留待随访观察。IV 型则为覆膜材料的渗透特性有关，无须处理。

2. 脊髓损伤　传统外科手术治疗 B 型主动脉夹层截瘫并发症的发生率为 7%~10%。脊髓前动脉是胸腰段脊髓的主要供血动脉，作为脊髓前动脉的主要滋养动脉，根大动脉 75% 的概率起自第 6~12 肋间动脉，约 15% 起自上 3 个腰动脉之一。综合国内外文献报道，AD 治疗截瘫的发生率远低于外科手术，考虑与目前绝大多数经覆膜支架治疗的 AD 破口距左锁骨下动脉开口较近（即所谓 B 型 3 区）覆膜封闭段位置较高有关。另外支架治疗常出现的 II 型内漏也降低了脊髓缺血的风险，自远端破口的反流使肋间动脉得到了较为持久的血液供应，而逐渐发生的假腔血栓化也为侧支循环的建立提供了时间。尽管如此，覆膜支架治疗主动脉夹层时仍需对截瘫的发生保持警惕，应尽量避免将支架放置于胸腰段（T_8 ～ L_2 水平）。在不得不覆盖远端降主动脉时，首先用 DSA 详细了解脊髓前动脉或根大动脉分布和供血情况。也有国外学者提出于支架放置后即刻释放脑脊液，降低蛛网膜下隙压力，并于术后 4 天内继续释放脑脊液使蛛网膜下隙压力维持在 10 ～ 15mmHg，以防止截瘫的发生。

3. 主动脉瘤形成　主动脉覆膜支架术是防止主动脉夹层发展为动脉瘤的有效手段，但动脉瘤形成同样也是主动脉夹层支架治疗后的一项并发症。动脉瘤大多发生在支架近端，也可发生于支架远端，甚至发生在受夹层累及的腹主动脉。主动脉瘤的产生原因除与内漏因素有关外，还与假腔血栓化后形成的壁内血肿所传导的内部张力有关，但也可能是支架远端的主动脉夹层自身进展的结果。在随诊疗中如发现主动脉瘤，则应考虑再次支架置入治疗。

十、术后处理及随访

（1）患者术后应在监护病房监测 24 ～ 48 小时，待病情稳定后转入普通病房。

（2）常规静脉使用抗生素 4 ～ 6 天，再改用口服抗生素 1 周。

（3）术后患者如出现所谓"三高二低"的一系列临床综合征，应考虑到覆膜支架术后综合征的发生。"三高二低"即体温升高（常不超过 38.5℃），白细胞计数升高（较术前升高 10/L）和 C 反应蛋白升高，同时血小板和红细胞呈不同程度地降低。该综合征的发生考虑与置入的异物反应、假腔内血栓形成后再吸收、支架对红细胞的直接机械破坏等因素有关，症状较轻的患者可予小剂量泼尼松口服 5 ～ 7 天，一般为每天 3 次，每次 5mg，一般 2 周内可恢复。

（4）对症状较重者，当血红蛋白低于 80g/L 和血小板计数低于 60×10^9/L 时，应及时给予成分输血。

AD 介入治疗在近十年来已取得了很大的进展，但仍是一项较新的且并不十分成熟的技术。这不仅反映在覆膜支架的结构及材料仍在改进当中，适应证的选择及手术方法也在不断调整发展，对各类并发症的认识也在进一步深入。目前尚缺乏大宗病例和 10 年以上的回顾研究，增加了支架治疗 AD 远期疗效的不确定性。另外，由于 AD 是一种无法终身治愈的疾病，主动脉壁的一系列病理过程不会完全终止。非介入失误引起的主动脉瘤扩张、破裂及新发夹层等远期并发症也可能随着病程的发展而逐步发生。因此不仅要对介入治疗后的患者密切随访，进行螺旋 CT 等检查定期以观察夹层的转归、支架的形态和结构变化，对同一患者新发主动脉疾病的迹象也应予以特别的关注。另外，介入治疗后的内科药物治疗对防止或延缓主动脉壁疾病的继续发展也具有重要意义，而其中尤以 β 受体阻滞药、钙通道拮抗药及血管紧张素转换酶抑制药联合应用控制血压及心律最为关键。

（毕晓燕）

第二节　髂总动脉、股动脉狭窄的介入治疗

髂总动脉、股动脉狭窄是四肢动脉疾患的代表，主要见于：①动脉硬化性闭塞症。是全身性动脉粥样硬化在肢体的局部表现，是全身性的动脉内膜及中层呈退行性、增生性改变，使血管壁变硬、狭窄、失去弹性，从而继发血栓形成，致使远端血流量进行性减少或中断。45 岁以上男性多见，多数患者并发冠心病、高血压及糖尿病等，男女之比 8 ：1，四肢动脉均可发病，下肢发病率高于上肢。②血栓闭塞性脉管炎。主要病理改变为内膜增厚和中膜成纤维细胞增生，继发血栓形成，引起管腔向心性狭窄和完全闭塞。③大动脉炎。为侵犯动脉全层的非特异性动脉炎，主要发生于主动脉及其分支，我国以年轻女性为主。④其他疾病（如纤维结构发育不良等）。累及髂动脉、股动脉时表现为 Lericbe 综合征，典型症状是间歇性跛行，指在持续活动后出现下肢肌肉的疼痛、痉挛或无力，短时休息可缓解，表现为典型的"行动—疼痛—休息—缓解"的重复规律，每次能行走的距离亦大致相等。

一、病理变化

1. 内膜和内膜下改变　血管壁内膜下组织的动脉粥样硬化导致斑块形成和过量的纤维物质沉积，

并因此使内膜结构增厚。动脉粥样硬块呈黄色肿块，突入管腔。组织学所见为内皮细胞、纤维细胞、泡沫细胞增生和大量脂质浸润，后期可见钙质沉积，内膜改变有利于血栓生成，逐步使管腔发生阻塞和出血。

2. 中层改变　内膜病变的同时，中层也变性改变。包括肌纤维萎缩和坏死，代之以胶原纤维和钙质的沉积。

二、临床特征

1. 症状

（1）间歇性跛行：是最典型的症状。初起症状是患肢发凉、麻木、感觉异常等，继之可出现组织坏疽、缺血性神经病变、皮肤色泽改变、皮肤附属器营养障碍、失用性肌萎缩及关节僵硬等症状。髂动脉闭塞的男性患者常有阳痿。间歇性跛行是因肢体运动而诱发的肢体局部疼痛、紧束、麻木或肌肉无力感，肢体停止运动后，症状即可缓解，重复相同负荷的运动则症状可重复出现，休息后又可缓解。

（2）静息痛：病情进一步发展，动脉严重狭窄以致闭塞时，肢体在静息状态下也可出现疼痛症状。多见于夜间肢体处于平放状况时，可能与丧失了重力性血液灌注作用有关，若将肢体下垂可使症状减轻。

（3）缺血性溃疡：更严重时肢体下垂也不能缓解症状疼痛，患者丧失行走能力。

2. 体征

（1）主要体征为狭窄远端动脉搏动减弱或消失，血管狭窄部位可闻及杂音。单纯收缩期杂音提示血管狭窄，如出现连续性杂音则表明狭窄的远端舒张压很低，侧支循环形成不良。

（2）肢体缺血的体征包括肌肉萎缩，皮肤变薄、苍白、发亮，汗毛脱落，皮温降低、趾甲变厚。当肢体下垂时，可继发性充血而发红。

（3）从肢体高位移向下垂位，到出现发红和静脉充盈所需时间与动脉狭窄程度和侧支循环状态有关。从肢体下垂到肢体转红时间 >10 秒，表浅静脉充盈时间 >15 秒，即提示有动脉狭窄。相反，如将肢体上抬成 60°角，≤60 秒即出现明显的肢体苍白，也提示有动脉狭窄。

（4）严重缺血时因患者经常被迫使肢体处于下垂而可出现水肿。

（5）缺血性神经炎可导致肢体麻木和腱反射减弱，晚期在骨凸出易磨损部位可见缺血性溃疡。

3. 临床病情分级　分级方式主要有 Fontaine 分期和 Rutherford 分期两种方式。

（1）按 Fontaine 分期法将下肢缺血临床分期分为以下几期。Ⅰ期：凉、麻、不适；Ⅱa 期：轻微间歇性跛行；Ⅱb 期：中至重度间歇性跛行；Ⅲ期：缺血性静息痛；Ⅳ期：溃疡、干性坏疽、湿性坏疽。

（2）按 Rutherford 分类法分为 7 类：0：无症状；1：轻微跛行；2：中度跛行；3：重度跛行；4：缺血性静息痛；5：轻度组织丧失；6：溃疡或坏疽。

4. 辅助检查

（1）实验室检查：血常规、血生化、尿常规检查了解有无伴发糖尿病、高脂血症、真性红细胞增多症等危险因素。

（2）特殊检查：包括以下几种。

1）彩色多普勒超声检查便于早期普查和精确测量定位动脉闭塞部位、狭窄程度、病变范围、血流速度。

2）彩色多普勒血流图可比较肢体节段性动脉收缩压测定和踝、肱指数，准确评价下肢血流量、缺血的部位和程度。

3）磁共振血管成像（MRA）能够重建周围动脉的三维图像，便于了解病变部位，尤以大中口径的动脉效果为好，但末梢动脉效果较差。

4）计算机断层扫描血管成像（CTA）效果与 MRA 相似，创伤小，便于广泛应用。

5）数字减影血管造影（DSA）可确定动脉钙化情况，DSA 将注射造影剂后的图像减去之前软组织的图像，便于观察自躯干到双足的全部周围动脉，精确显示病变部位和范围，造影剂用量少，安全舒适，常经股动脉或上肢动脉穿刺置管造影。

5. 诊断要点　主髂动脉硬化闭塞症可引起下肢缺血症状，主要表现为患肢发凉、麻木、感觉异常、间歇性跛行等症状，进一步发展可出现静息痛及组织坏疽、缺血性神经病变、皮肤色泽改变、皮肤附属器营养障碍、失用性肌萎缩及关节僵硬等症状。主髂动脉硬化闭塞症的男性患者常有阳痿。Doppler 超声血流检查、彩色多普勒超声、MRA、CTA 等可基本明确诊断。

诊断应包括：病因学诊断、发病部位诊断以及缺血程度诊断。同时需要与具有同样下肢缺血表现的其他疾病鉴别，包括急性下肢动脉栓塞、血栓闭塞性脉管炎（burger 病）、多发性大动脉炎（takayasusa rteritis，TA）、雷诺症（Raynauds syndrome，RS 肢端动脉痉挛）、结节性动脉周围炎、特发性动脉血栓形成（并发真性红细胞增多症和系统性红斑狼疮、结节性动脉周围炎、类风湿关节炎等胶原性疾病）、手术或动脉损伤、椎管狭窄、坐骨神经痛、末梢神经炎、神经营养性溃疡、痛风、关节炎、冻伤、平底足等疾病。

三、经皮动脉成形术（percutaneous transluminal angioplasty，PTA）介入要点

1. 适应证　各种病因（主要为动脉粥样硬化、大动脉炎、纤维结构发育不良等）所致动脉狭窄性病变：①近心端、局限（<10cm）、无钙化；②狭窄远近端收缩压差>2.67kPa（20mmHg）；③狭窄远端有缺血症状；④血管搭桥术后吻合口狭窄及搭桥血管的狭窄。

2. 禁忌证　①狭窄梗阻段严重钙化；②狭窄病变较长>15cm；③髂动脉完全梗阻不能通过导丝者；④血管腔内有新鲜血栓形成，应在溶栓术后根据狭窄病变程度，实行 PTA；⑤重症糖尿病者；⑥其他同于常规血管造影禁忌证。

3. 设备及器械准备　带有影像增强器 - 电视系统的 X 线机，心导管造影室全套设备。Seldinger 经皮穿刺器械，5～7F 端孔导管（以采用 Van Andel 导管为宜），引导导丝（145～260cm 长，直径 0.035in 或 0.038in，直型或 J 形可移动芯），聚乙烯双腔球囊导管（球囊直径 59mm，长 4～10cm），带压力表注射器。

4. 术前准备　常规询问病史及体检，测量四肢压力、脉搏，全套实验室检查，肢体血流图及多普勒超声检查，术前常规血管造影，确定诊断，明确病变部位，程度及性质。术者制订介入治疗方案。术前 3 天服用血小板抑制药。

5. 介入治疗技巧和步骤

（1）导管入径需根据病变部位与程度而定。

（2）股动脉成形术多数经同侧顺行股动脉穿刺入径。

（3）髂动脉成形术有三种入径方式：①同侧股动脉逆行穿刺入径；②对侧股动脉逆行穿刺，采用 Cobra 或 Simmons 导管将导丝引入患侧髂动脉；③双侧股动脉逆行穿刺入径，适用于球囊扩张髂动脉分歧部狭窄。

（4）穿刺成功后送入引导导丝并通过狭窄区，沿导丝送入端孔导管（5～7F VanAndel 导管），测量狭窄远近端压力，经导管试验注入造影剂，以确定狭窄部位，并在体表作记号。

（5）经导管注入肝素 30～50mg（成人），沿导管送入 260cm 长替换导丝过狭窄区，撤出端孔导管，换入预先选好的球囊导管，使球囊中部置于狭窄区，以稀释造影剂（约 1：3）加压充盈球囊，压力 4～8atm，持续时间 60～90 秒，重复 3～5 次，间隔 3 分钟。

（6）操作完毕，减压抽出造影剂，撤出球囊导管，换入端孔导管测压及造影，观察效果。

6. 疗效评价　技术成功标准：①PTA 术后管腔直径≥50% 正常血管径；②血流动力学测定狭窄段压差<2.67kPa（20mmHg）；③无重要并发症。

四、经皮髂总动脉、股动脉支架置入术要点

1. 支架

（1）镍-钛记忆金属支撑架：利用记忆金属在特定条件下能够恢复原来形状的特点，制成支架置于血管腔内。

（2）自动扩展支架：以 Wallstent 支架为代表，由不锈钢丝编织并压缩于套管内，释放后可自动扩展支撑于血管腔内。

（3）球囊扩张支架：应用有 Strecker 支架，Palmaz 支架。将不锈钢或钽金属支架置于球囊导管上，经球囊扩张，支架扩展支撑于血管内。

（4）髂动脉分支支架系统（IBD）：是 COOK 公司制作的产品。侧支与髂动脉支之间缝合连接并呈30°。髂支支架近端直径 12mm，远端直径 10～12mm，侧支直径 8mm。装置上通过ⅡA分支预置了导管。

2. 支架置入技术要点

（1）支架置入前须知：①最好选择病变同侧进入，以缩短操作路线，易于控制；②支架直径 8～10mm，长度根据病变长度而定；③当 PTA 后血流情况改善不佳，仍有局部钙化或狭窄和有内膜撕裂、有夹层则行支架置入。

（2）支架置入过程：同 PTA 过程。

（3）髂动脉分支支架系统（IBD）支架置入过程如下

1）使用时输送系统经患侧导入（图 8-4A），释放近端和分支支架型血管后，保证近端在髂总动脉瘤腔内、分支朝向ⅡA开口（图 8-4B）。

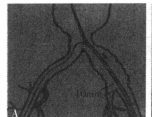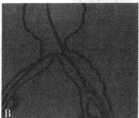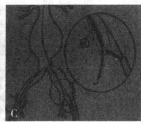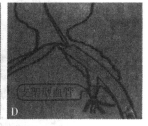

图 8-4　IBD 释放后

A. IBD 近端位于髂总动脉内，分支标记物距离ⅡA开口 10mm；B. IBD 分支指向ⅡA开口释放，以 IBD 分支预置导管从对侧放置长鞘；C. 长鞘、导管指引导丝进入ⅡA；D. 经长鞘放入ⅡA支架型血管与 IBD 分支连接

2）经预置的导管放入导丝进入腹主动脉并应用抓捕器将导丝经对侧髂动脉拉出体外。

3）撤出预置导管，经对侧导丝放入 6～8F 长鞘，这样长鞘就很容易进入到分支支架腔内。

4）经长鞘放入另一导丝在导管指引下进入ⅡA内，并将长鞘沿导丝推进ⅡA内（图 8-4C），如此便可以经长鞘放入合适支架型血管进入ⅡA。近端与 IBD 髂动脉腔内修复时，首先完成的是应用 IBD 重建单侧或双侧ⅡA，然后再进行近端主体和分支的放置。

（4）使用 IBD 重建ⅡA时要求：①ⅡA条件良好适合支架型血管锚定；②髂动脉瘤有足够的瘤腔可以让分支充分展开；③进入ⅡA的支架型血管不宜覆盖ⅡA分支血管；④近端与 IBD 分支既有充分重叠以防止接口处内漏又不应重叠过长而影响髂外动脉血流；⑤当 IBD 近端放置过高或主动脉分叉夹角很小时可能造成经对侧放置长鞘困难。

（毕晓燕）

第三节 颈动脉狭窄的介入治疗

颈动脉狭窄介入治疗的研究是脑血管病领域的热点和焦点，目前颈动脉介入术已成为颈动脉狭窄主要治疗方案的备选方案之一。

一、适应证

1. 主要适应证

（1）影像检查证实颈动脉狭窄率达到70%并伴有明确相关的症状和体征者。

（2）颈动脉狭窄率为50%以上且伴有明确的溃疡形成和（或）不稳定斑块者。

2. 次要适应证

（1）无症状性单侧颈动脉狭窄，管腔狭窄率（直径）>80%者。

（2）无症状双侧颈动脉狭窄，狭窄直径均>70%者。

（3）无症状双侧颈动脉狭窄，狭窄直径50%～70%，但需要进行全身麻醉的重大手术者，为预防发生术中脑缺血可在术前行单侧（优势侧）颈动脉支架成形术（carotidartery stenting，CAS）。

3. 特殊适应证 影像检查证实颈动脉完全闭塞，但闭塞段长度≤10mm，且远端流出道通畅并伴有明确相关的症状和体征者，在技术可行的情况下属特殊适应证（图8-5）。

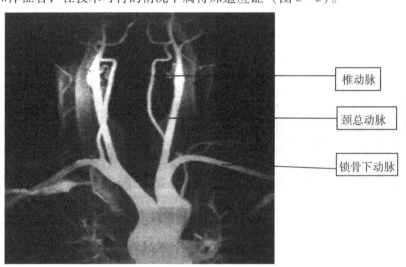

椎动脉

颈总动脉

锁骨下动脉

图8-5 颈动脉磁共振血管显影

二、器材准备

（1）高质量的X线影像设备和多功能生理监测仪、复苏设备、除颤仪、气管插管包、血管活性及抗心律失常药物。

（2）必要的鞘管、导管、导丝、球囊、支架和血栓保护装置，各种规格齐全；必备导管捕获装置和血栓切除装置。

三、操作步骤及技巧

1. 血管造影 先行常规主动脉弓、颈动脉造影和选择性全脑血管造影。

2. 远端脑保护装置（EPD）技术 是在狭窄病变的远端放置一过滤网，术中允许血流通过，但可将脱落的栓子捕获，支架置入后取出滤网。常用超滑涂层导丝［0.035in（1in=2.54cm）/150cm］、超长导管（如125cm 5F MPA导管和VTK导管）和8F MPA引导导管（或6F引导长鞘）三者同轴技术，或超滑导丝、造影导管选择性插管至颈外动脉远端，通过 260cm 导丝交换技术，将导引导管或长鞘头端置于狭窄近端预定位置（通常位于狭窄病变近端 3～5cm）。经导引导管或长鞘输送远端 EPD，通过狭窄至颈内动脉狭窄远端预定位置（至少位于狭窄病变远端 3cm 以上）释放 EPD。若狭窄病变 >90% 以上（近闭塞病变），为防止 EPD 通过困难和减少栓子脱落风险，可先行小球囊（直径 2.5mm）预扩张后再将 EPD 输送装置通过狭窄病变。

3. 近端脑保护装置（EPD）技术　近端保护装置国内使用较少，原理上是采用两个闭塞球囊分别阻断颈总动脉和颈外动脉，使颈内动脉血流暂时停滞甚至逆流。支架置入后通过导引导管回抽颈动脉的一定量血液，将可能脱落的栓子吸出体外。方法：超滑导丝（0.035in/150cm）、4～5F 造影导管选择至颈外动脉，通过长导丝（260cm）交换近端栓子保护装置至预定位置，选择 0.014in 导丝通过狭窄至颈内动脉远端（虹吸弯段）

4. 支架置入　通过远端 EPD 自身导丝或近端 EPD 放置的导丝对狭窄颈动脉行球囊扩张和支架置入术。对重度狭窄病变推荐进行球囊预扩张技术。支架置入前预扩张多主张采用 5～6mm 直径，长度 20～30mm 球囊，扩张后置入自膨式颈动脉支架，多不再需要后扩张。若置入支架后仍残余再狭窄 >30%，再以直径 5～6mm 球囊做后扩张。

5. 支架置入后即刻检查　支架置入后即刻行颈动脉血管造影，观察颈动脉内是否有充盈缺损（栓子），确认没有后再回收 EPD，并在体外进行冲洗，以确认是否捕捉到红白栓子。若造影发现颈动脉有栓子存在，应即刻采取导管取栓和药物溶栓治疗。确认栓子取出或溶解消失后，再取出 EPD。

6. 完成手术后检查　再次进行治疗侧颈动脉和颅内血管造影评价，达到形态学疗效满意和查体没有脑缺血等并发症，则手术操作完成。

四、并发症及处理

1. 脑梗死　脑梗死是 CAS 术中最主要的并发症，发生率在 2%～5%。目前认为在术中使用 EPD 可以减少脑栓塞事件的发生概率。另外，术前和围术期有效的抗栓治疗是公认的预防手段。术中一旦发生严重栓塞事件应立即进行动脉溶栓和取栓治疗。

2. 脑过度灌注损伤　脑过度灌注是指严重的颈动脉狭窄解除后，同侧脑血流量显著增加，从而导致脑水肿甚至颅内出血发生。有报道脑出血发生率在 0.5% 左右。围术期有效的血压控制是预防过度灌注损伤的最有效手段。癫痫发作及颅内出血被认为是严重过度灌注损伤的表现，一旦出现，应立即停止抗凝治疗。严重者可考虑脑室引流或外科治疗。

3. 颈动脉并发症　血管痉挛多可自行恢复，也可采用血管扩张药物，如硝酸甘油、尼莫地平等动脉推注，可取得即刻疗效。颈动脉和颈动脉支架内急性血栓形成应在积极抗凝和溶栓治疗的基础上，考虑动脉导管取栓治疗。

4. 心血管并发症　主要表现为心动过缓、心搏骤停及低血压。是由于颈动脉球内感受器对机械压迫导致的迷走神经反射引起。常出现在颈动脉分叉部位的球囊扩张时，也可在支架置入后发生。球囊扩张和支架置入前要准备阿托品，一旦发生迷走反射，立即静脉推注 0.5～1.0mg，能有效防治心动过缓的发生。必要时使用临时起搏器。发生持续低血压时，可使用多巴胺等药物稳定血压。

5. 一般并发症　穿刺点损伤，局部血肿形成，对比剂过敏、对比剂肾病等。处理原则参照动脉血管造影等有关治疗方案。

（毕晓燕）

第四节　肾动脉狭窄的介入治疗

肾动脉狭窄（renal artery stenosis，RAS）的介入治疗主要包括经皮腔内血管成形术（PTA）和支架置入术（PIAS）。

一、适应证

（1）影像检查证实肾动脉直径狭窄率≥70%，跨狭窄收缩压差≥20mmHg，系严重狭窄。一般认为有血运重建指征。其中双侧或单功能肾动脉狭窄达到这种程度系强力指征。

（2）肾动脉狭窄率为50%～70%，需测量跨狭窄的压差、患肾血流储备分数、分肾血流量和肾小球滤过率等功能评估。结果阳性可提示狭窄有功能意义。有功能意义的狭窄才适合做血运重建，且需要伴有明确的临床情况。目前认可的临床标准包括以下几种。

1）高血压3级。

2）挽救肾功能：突发/进行性的肾功能恶化，无法用其他原因解释，患侧肾萎缩、使用降压药，尤其是ACEI或血管紧张素Ⅱ受体拮抗药（ARB）后肾功能恶化。

3）伴随的心脏问题：不稳定型心绞痛、反复发作的急性肺水肿与左心室收缩功能不匹配。

二、器材准备

（1）高质量的X线影像设备、多功能生理监测仪、复苏设备、除颤仪、气管插管包、血管活性及抗心律失常药物。

（2）必要的鞘管、导管、导丝、球囊、支架和血栓保护装置，各种规格齐全；必备导管捕获装置和血栓切除装置。

三、操作步骤及技巧

（1）局部麻醉后穿刺股动脉，放置动脉鞘管，通过鞘管送一根6F Cobra指引导管至肾血管，进行肾动脉造影。明确肾动脉狭窄部位、长度、程度及狭窄两端的正常肾动脉管腔直径。

（2）经导管在肾动脉开口注入肝素5 000U、硝酸甘油200μg，以防止急性血栓形成和动脉痉挛。

（3）将一根直径0.889mm（0.035in）或0.457mm（0.018in）的特殊导丝送至狭窄部位远端，沿导丝送入导管至狭窄远端，更换长交换导丝至肾动脉分支，导入导引导管。将选择好的球囊（直径与狭窄两端正常肾动脉相同或略大）送至病变部位，使球囊中部位于狭窄段，以稀释造影剂加压充盈球囊。

（4）动脉硬化与纤维肌性发育不良患者一般用4～6个大气压，大动脉炎一般为6～10大气压，每次持续60～90秒，扩张完毕后，行肾动脉造影；单纯扩张效果不良者行支架植入术。若直接行支架置入，则选择比正常肾动脉小1～2mm的球囊做预扩张后释放支架。

（5）复查造影，观察狭窄部位扩张和支架张开结果。若扩张满意，可结束手术。

（6）对于经验丰富的术者，在器械齐备的心血管介入治疗中心，肾动脉介入治疗可与冠心病介入诊断治疗手术同台完成（图8-6）。

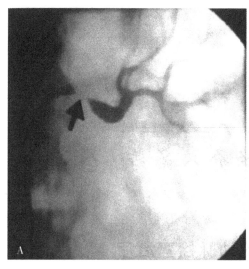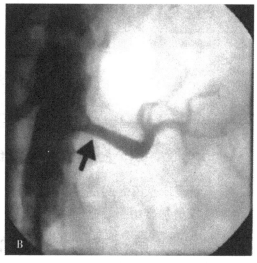

图 8 - 6 肾动脉球囊扩张和支架术

A. 箭头示左肾动脉狭窄约 95%；B. 箭头示术后狭窄消失，血管直径恢复正常

四、并发症及处理

1. 肾动脉破裂 肾动脉破裂是最危险的并发症，可引起腹膜后或肾周围血肿，导致失血性休克。术中注意操作，避免用过大的球囊和支架，指引导管和导丝均需小心，勿损伤血管壁。

2. 肾栓塞 肾血管扩张时粥样硬化斑块或血栓脱落栓塞肾小血管，导致肾功能损害。为防止肾动脉栓塞，有条件时可在介入治疗过程中应用肾动脉保护装置。

3. 一般并发症 穿刺点损伤，局部血肿形成，对比剂过敏、对比剂肾病等。处理原则参照动脉血管造影等有关治疗方案。

（毕晓燕）

第九章

出血性疾病的介入治疗

第一节　大咯血的动脉栓塞治疗

大咯血是危及生命的临床急症，死亡率极高，主要为失血性休克或呼吸道大量血液堵塞，窒息而致死。目前已知可引起咯血的疾病有近100种，按其解剖部位不同，可将其分为四大类：①气管、支气管疾患；②肺部疾患；③心血管疾患；④全身性疾患。各种疾病在不同的地域、时期、年龄组的患者中发病率不同。根据最新的内外科系列的综合研究，在上述病因中，引起大咯血的常见病因依次为：支气管扩张（约占30%）、肺癌（约占20%）、肺结核（占15%～20%）。此外，肺曲霉菌病、慢性支气管炎、肺内血管畸形、肺隔离症也是导致咯血较常见的病因。大咯血的认定目前尚无统一标准。一般认为24小时内咯血量在200mL以下者为少量咯血，200～600mL为中量咯血，超过600mL则为大咯血。据估计，肺泡内积血量达400mL即可出现明显的气体交换障碍，虽然此时生命体征仅有轻微改变。因此也有学者将24小时咯血量大于500mL或一次咯血量超过300mL定义为大咯血，这样有助于对患者的重视，有利于对患者的抢救。临床症状的出现与出血速度密切相关，当患者出现面色苍白、脉搏细速、呼吸急促、血压进行性下降和发绀等威胁生命的症状体征或需输血维持血容量时均可视为大咯血。

临床实践和病理学已证实，大咯血最常见的出血来源是支气管动脉，占90%以上，而出血来自肺循环者仅占10%左右。支气管动脉担负着支气管壁、肺间质、胸膜、肺动脉管壁及部分纵隔结构的血供。咯血的机制分为漏出性和破裂性出血。漏出性是因毛细血管、毛细血管后静脉、毛细血管前动脉的血管壁因病变侵蚀通透性增高，血液漏出于管腔外。破裂性出血是由血管破裂所致。1963年Viamonle成功实施了第一例选择性支气管动脉造影（selective bronchial arteriograpy，SBAG），1974年Remy首次报道将支气管动脉栓塞（bronchial arter embolization，BAE）应用于肺部慢性炎性病变引起的大咯血获得成功。经过几十年不断地发展完善，这项技术日臻成熟。

支气管动脉解剖变异较大，绝大多数开口于第5胸椎体上缘到第6胸椎体下缘范围内的主动脉腹侧壁。李相万及河西达夫根据100例成人尸检发现右侧支气管动脉起源于右侧肋间动脉（44.9%）、主动脉降部（30.6%）、主动脉弓（14.3%）和右锁骨下动脉（10.2%）；左侧支气管动脉主要起源于主动脉降部（86.5%）和主动脉弓（10.9%）。此外，支气管动脉尚可起自头臂干、甲状颈干、胸廓内动脉、心包膈动脉、膈下动脉、腹主动脉，甚至冠状动脉等。值得重视的是，约有5%的人脊髓动脉与肋间动脉、肋间-支气管动脉干或支气管动脉存在交通，甚至直接开口于肋间动脉。这是支气管动脉造影栓塞中最严重的脊髓损伤发生的解剖学基础。由于右侧支气管动脉与肋间动脉共干者远多于左侧，因此理论上引起脊髓动脉损伤的机会亦较左侧大，在临床工作中尤应引起注意。

一、适应证

一般说来，急性大咯血或反复咯血；一次咯血量≥200mL，经内科治疗无效或经手术治疗又复发咯血，而无血管造影禁忌证者均可考虑行BAE治疗。包括：

（1）反复大咯血，胸部病变广泛，功能差，无法做肺切除者。

（2）需手术治疗，暂不具备手术条件，必须先控制出血者。

（3）咯血经手术治疗后复发者。

（4）拒绝手术治疗的大咯血患者。

（5）栓塞术后复发咯血者。

二、禁忌证

（1）严重出血倾向、感染，碘对比剂过敏，严重心、肝、肾衰竭。

（2）肺瘀血及肺动脉严重狭窄或闭塞的先天性心血管病患者。

（3）导管不能稳固地楔入支气管动脉内，试注对比剂时发现有明显反流入主动脉者。

（4）支气管动脉与脊髓动脉有交通，且导管又不能深入以避开脊髓动脉。

三、技术和材料

（一）术前准备

大咯血病情变化迅速，随时可能导致窒息，因此病情危重时应在全面权衡患者当前病情、发展趋势的基础上，向患者家属说明病情的预后，介入治疗的方法、价值和介入治疗中可能出现的危险性和并发症，并当机立断、分秒必争、及时抢救。术前除行常规血管造影准备外，对于因咯血而紧张焦虑的患者可肌内注射地西泮 10mg；在病情许可的情况下造影前胸部 CT 扫描了解病变部位性质，有助于制订全面而有重点的造影和栓塞方案；保持呼吸道通畅，必要时连续吸氧；备好气管插管、气管切开包、吸痰器及各类抢救药品。

（二）支气管动脉插管和造影

穿刺侧腹股沟区消毒、铺巾、局部浸润麻醉后，采用 Seldinger 技术穿刺一侧股动脉，并插入 5F/6F 动脉鞘，然后根据患者血管情况选择 4~5F 的 Cobra、Yashiro 或 Simmon 等不同类型的导管，必要时可对导管进行塑形，使其更适合患者主动脉宽度和支气管动脉的形态。有学者在工作中体会到，采用较人弯曲度和较高硬度的 Cobra 导管较易进入支气管动脉开口。将导管口送至胸主动脉气管隆突水平后，缓慢轻柔地上下推拉并轻轻地旋转导管，重点在气管隆突附近胸主动脉前壁和侧壁。当导管头有嵌顿或钩挂感时即可试注造影剂。值得强调的是，试注时所用造影剂一定要低浓度、低流速、小剂量，因为此时尚不明确支气管动脉是否与肋间动脉共干或与脊髓动脉有交通支存在，高浓度的造影剂一旦进入脊髓动脉，对少数敏感患者即可造成脊髓损伤。当反复试注造影剂证实支气管动脉与脊髓动脉无交通后即可进行造影。支气管动脉管径相对较细、流量较低，因此造影时不宜用高压注射器，手推对比剂更易控制其流率，减少并发症的发生。多数情况下，病变处支气管动脉血流量增大，管径不同程度增粗，插管并不困难。但临床保守治疗中如果使用了较大剂量血管收缩药物（如垂体后叶素），也可造成支气管动脉收缩，给插管带来一定难度。此外，部分患者年龄大，动脉硬化迂曲明显，导管不易控制，给选择性插管带来一定困难，此时使用长鞘可以减少下段动脉的迂曲度，有利于插管操作。

（三）造影表现

对比剂从支气管动脉中外溢是活动性出血的直接征象，此时造影剂聚集在肺间质、肺泡或细小支气管分支内，经久不散，随着患者咳嗽，部分患者感觉口中有苦味或异味。当造影过程处于出血静止期时则需要根据间接征象来推测出血来源。间接征象包括病变部位支气管动脉扩张、迂曲，小动脉瘤，新生小血管，静脉早显等，若是肺癌引起的咯血还可见到肿瘤血管、血管侵蚀、肿瘤染色等。但这些征象仅仅能反映肺内有引起咯血的病理过程，若是局限在某一局部，则说明该处引起出血的可能性最大，若是分布于不同肺叶或双肺则难以准确定位。在这种情况下，为了避免咯血反复发作，保障患者生命安全，可对这些病灶分别加以栓塞。

气管动脉以外的其他体循环动脉亦可向肺内供血，成为咯血的来源和出血复发的原因。已经发现的非支气管动脉性体动脉侧支（non-bronchialsystemlc collaterals，NBSC）主要有肋间动脉、锁骨下动脉、胸廓内动脉、腋动脉、膈下动脉、甲状颈干等。Goh 等报道 103 例咯血患者中 41% 发现 NBSC 参与供血，并且 11.7% 病例的 NBSC 为其唯一的出血源动脉，支气管动脉并无异常。赖清等报道 124 例咯血患者中，NBSC 显现率为 29%，而且来自不同部位的侧支供血区域相对恒定：胸廓内动脉多供血于邻近前胸壁和纵隔旁病灶，膈下动脉供血于邻近侧胸壁和肺底病灶，锁骨下动脉、胸外侧动脉、甲状颈干主要分布于两上肺，肋间动脉供血于胸壁附近的病灶。NBSC 参与肺内病变供血出现率较高的因素有：病变范围广泛，与胸膜关系密切，合并胸膜增厚、粘连的比例较高。Yoon 等认为，CT 预测 NBSC 供血的灵敏度为 80%，特异度为 86%，阳性预测率为 73%，阴性预测率为 91%，精确率为 84%，其中对锁骨下动脉和腋动脉侧支供血最为敏感，而对胸廓内动脉侧支灵敏度最低，对肋间动脉侧支供血的特异度最高。因此，在咯血患者接受介入治疗前，胸部 CT 增强可以让介入医师在术前对患者肺部病变、血管分布、可能出血的血管有比较全面的了解，对手术操作和提高疗效有重要的指导作用。

近年来，文献对于支气管动脉 - 肺循环瘘的报道较多，发生率 6.6% ~ 35.3%。根据分流方式不同分为支气管动脉 - 肺动脉瘘、支气管动脉 - 肺静脉瘘；或者根据造影表现分为肺动脉主干型、肺动脉毛细血管型、枯枝型和其他体循环动脉型等。气管动脉 - 肺循环瘘是咯血的一种病理解剖结构。在胚胎发育过程中，体循环与肺循环间存在交通，肺循环必须通过体循环的吻合支获得血液和进行血气交换。这些交通支在出生后完全闭塞或成为潜在的交通。当肺内炎症、肿瘤使肺动脉受损阻塞时，血氧饱和度降低，潜在的交通支可重新开放，形成向肺血管代偿供血。支气管动脉 - 肺动脉瘘形成后导致大咯血的可能原因是：支气管动脉血液出现"盗流"，远侧分支因血流减少，病变组织血供不足而坏死、糜烂导致出血；近段支气管动脉和分流的肺血管分支显著扩张，管壁受病变侵犯时易出血；出现了区域性肺动脉高压，当存在外界因素如精神紧张、咳嗽、劳累等时，病变区压力迅速增高而破裂出血。

（四）栓塞治疗

当造影明确出血部位，并且确保所选支气管动脉与脊髓动脉无交通后即可进行栓塞治疗。栓塞前务必将导管头牢固地楔入支气管动脉，试注时无造影剂向胸主动脉反流。随着同轴微导管应用的普及，支气管动脉超选择插管的作用受到广泛重视。超选择插管不仅可以更加精准地控制栓塞范围，更重要的是可以避开共干的肋间动脉、脊髓动脉等，避免栓塞造成肋间肌缺血、脊髓损伤等严重并发症，使 BAE 更安全有效。但如对于出血凶猛、病情危重的患者，过分强调超选择插管有时会延误抢救时机，应根据具体情况酌情考虑。

研究表明，选择不同栓塞剂对咯血的疗效和复发率有显著性差异。明胶海绵是 BAE 最常用的栓塞剂，其栓塞机制除了机械性栓塞外，其海绵状框架内可被红细胞充填，并在血管内引起血小板凝集和纤维蛋白原沉积，很快形成血栓；它还能引起血管痉挛，也促使血栓形成，起到栓塞作用。但明胶海绵易被吸收，造成被栓塞的血管再通。近年来 PVA 应用于 BAE 越来越多见于文献报道。选择适当颗粒直径的 PVA 不仅能造成末梢性栓塞，而且 PVA 是非生物降解材料，可达到永久性栓塞的效果。临床应用证明 PVA 栓塞后咯血复发率显著低于明胶海绵。直径 500μm 左右的 PVA 较受推崇，直径过小（< 300μm）易引起靶器官的坏死，直径过大（> 700μm）则易形成侧支循环而复发。Embosphere 微球是最新出现的栓塞材料，和 PVA 一样有不同大小的微粒直径可供选择，同样可达到永久性栓塞的效果。与 PVA 相比，Embosphere 颗粒形状更加规则、均匀，悬浮性和分散性更好，有学者在使用过程中感觉比 PVA 更易控制，有望成为 PVA 的升级产品。Embosphere 微球在子宫肌瘤的栓塞治疗中取得了成熟的经验和很好的疗效，但对于 BAE 临床应用效果尚需更多临床观察。有文献提出支气管动脉双重栓塞的概念，即用不同大小或不同类型的栓塞剂对支气管末梢和主干进行逐级栓塞，如先用 PVA 等末梢型栓塞剂栓塞支气管动脉末梢，再用明胶海绵颗粒栓塞其主干。理论上 PVA 或 Embosphere 等末梢型栓塞剂可防止侧支循环的形成，而明胶海绵可减少主干动脉对末梢颗粒栓塞剂的冲刷，双重栓塞可以提高临床疗效，降低复发率。最终结论尚需大组病例，尤其是随机化临床对照试验加以验证。

当主要出血血管被栓塞后，患者情况开始趋于稳定，此时还不要急于拔除导管，而要对其余支气管动脉或肋间动脉等进行全面仔细的检查，以避免漏栓而影响疗效。确认出血动脉均被栓塞后再拔除导管，并对穿刺点进行可靠压迫、包扎，送回病房后平卧 24 小时。术后尽管出血源得到了有效控制，但患者肺泡、小支气管内仍可能有凝血块存在，应密切观察患者生命体征，给予吸氧，及时清除咳出的凝血块，保持呼吸道通畅。

四、并发症

（一）脊髓损伤

这是支气管动脉栓塞最严重的并发症，不仅对患者造成严重后果，而且常常导致医疗纠纷。文献报道其发生率从0.4%到5%不等。当支气管动脉或肋间－支气管动脉干与脊髓动脉存在交通时，除造影剂和化疗药物直接对脊髓神经细胞产生毒性影响或刺激脊髓动脉引起痉挛外，导管过粗、插入过深、停留时间过长将会堵塞血流，操作粗暴损伤血管内膜引起血栓形成，未超选择插管而行主干栓塞等因素都会导致脊髓动脉血流量下降。脊髓节段性血流量降低50%以上时由于缺血缺氧可逐渐出现脊髓横贯性损伤表现，其严重程度及临床表现主要取决于缺血的程度、速度、持续时间及神经元的易损性。但也有学者认为高浓度的毒性药物（包括造影剂和化疗药物）直接损伤脊髓神经细胞，同时引起血管内膜受损、管腔痉挛狭窄或完全堵塞，共同造成脊髓缺血损伤，这是导致患者截瘫的主要因素；而较大颗粒的栓塞剂进入脊髓末梢血管床造成误栓的可能性很小，即使栓塞物误入脊髓根动脉，由于脊髓前、后动脉上下贯通，可代偿被栓塞的脊髓根动脉供血区的血供，相应节段的脊髓不会出现严重的缺血改变，即使出现短暂性的缺血，其损伤程度也较轻，恢复较快。杨熙章等报道的583例支气管动脉介入治疗中，373例肺癌支气管动脉灌注化疗或加明胶海绵栓塞中有11例发生脊髓损伤致截瘫（发生率2.94%），而210例大咯血栓塞无一例发生脊髓损伤。

支气管动脉试注造影剂，灌注化疗药物或栓塞时出现一过性脊髓疼痛、背部不适、腹部肌肉收缩、双下肢肌肉痉挛等表现是早期脊髓损伤综合征。大部分患者于术中及术后5小时内出现双膝关节跳动，其特点为突然发作，双侧呈对称性，跳动幅度小，频率高，无疼痛，不自主，可持续10~30min。此时判断脊髓损伤至关重要，否则病情逐渐加重，术后6~20小时将出现受损平面各种感觉丧失，双下肢呈上运动神经元性瘫痪及括约肌功能障碍，受损节段束带感明显，此时即使治疗，恢复也需3~6个月，并将产生不同程度的后遗症。

避免脊髓损伤的重点在于预防。预防措施包括：①支气管动脉造影选用毒性小的非离子型造影剂，且试注时低流速、低浓度，密切观察患者感觉和运动有无异常；②造影和栓塞过程中熟悉血管解剖，谨慎操作；③尽可能超选择插管，微导管的使用有助于避开共干的肋间动脉和脊髓动脉，减少脊髓动脉的损伤；④利多卡因脊髓功能诱发试验，即动脉内缓慢注入1%利多卡因3~5mL，出现双下肢感觉迟钝、无力者为阳性，提示支气管肋间动脉干与脊髓动脉共干，必须用微导管进行超选择插管，避开脊髓动脉；⑤栓塞剂选用大小适当的固体颗粒型栓塞剂如PVA、Embosphere、明胶海绵颗粒等，慎用或不用液体栓塞剂。

一旦出现脊髓损伤症状，首先应调整导管头位置以减轻支气管动脉阻塞，同时经导管推注肝素盐水和利多卡因可缓解症状。术后用尼莫通、地塞米松、20%甘露醇等相应的药物治疗。绝大部分患者经治疗后在数天至2个月内可逐渐恢复或部分恢复，亦有少数患者为不可逆性损伤。

（二）异位栓塞

异位栓塞发生较少，主要与操作有关。其主要原因是栓塞时导管头未牢固地楔入支气管动脉中，注入栓塞剂时压力过大，注入过快，导致栓塞物质反流，随血流冲击到达其他部位，造成非靶器官的栓塞。Remy曾报道1例因误栓导致小肠坏死而行肠切除者。

（三）其他

其他如栓塞后发热、胸闷、肋间痛、胸骨后烧灼感、吞咽疼痛等，主要是由于纵隔和肋间组织缺血引起，常见于支气管动脉与肋间动脉共干者。一般经对症治疗1周内可逐步缓解。但对于病变多支动脉供血者，同时栓塞支气管动脉、膈下动脉、胸廓内动脉、肋间动脉等多支动脉可出现呼吸肌缺血、胸痛，甚至严重呼吸困难，对高龄及有心肺疾患的患者应慎重。

五、疗效评价

关于栓塞后疗效判断，不同文献中表述不同，缺乏统一的标准。2003 年美国介入放射学协会发表的指南（Quality Improvement Guidelines for Percutaneous Transcatheter Embolization）中对栓塞后疗效作了如下定义：栓塞成功是指病变局部去血管化，或靶血管床、整个器官血流减少或中断；技术成功（technical success）指栓塞后的即刻效果，根据栓塞后血管造影结果作出评估；临床成功（clinicalsuccess）指栓塞后 30 天内的效果，根据患者追踪结果作出评估。完全临床成功（complete clinical success）定义为通过栓塞治疗症状和体征完全消除；部分临床成功（partial clinical success）定义为通过栓塞治疗症状和体征显著改善，病情进程向好转方向发展和（或）需要后续治疗（如大咯血支气管动脉栓塞后少量咯痰）；姑息性栓塞（palliative embolization）指成功达到为了减轻临床症状目的而进行的栓塞（如盆腔大出血通过栓塞减少输血量）。

文献报道支气管动脉栓塞对大咯血的止血率为 76.7% ~96%，是一种可靠、有效的急症止血方法，不仅对于危及生命的大咯血可挽救患者生命，改善患者一般情况，为外科手术治疗争取时间，创造条件，而且对那些有外科手术禁忌证的患者还可达到长期控制出血的目的。但是经追踪观察支气管动脉栓塞后数天至 22 个月，咯血复发率为 15% ~20%，其近期复发的原因主要是病变多重供血，导致栓塞不完全；侧支循环建立；栓塞物质被吸收，栓塞血管再通。远期复发的主要原因是原发疾病进展。由此也可看出，支气管动脉栓塞仍属于一种有效的姑息性治疗方法，对于大多数原发性疾病如支气管扩张、肺结核等并不能达到根治的作用，这是支气管动脉栓塞的局限性。因此，当患者出血被控制、病情稳定后，绝不能放松对原发性疾病的治疗。

（毕晓燕）

第二节 消化道出血的介入诊断和治疗

消化道出血是临床常见的急症之一，病情重、变化快，病死率高。根据出血量和出血速度分为急性出血、显性出血和隐性出血。传统分类将 Treitz 韧带以上包括食管、胃、十二指肠、胆道等部位出血定义为上消化道出血，根据出血的病因又分为非静脉曲张和静脉曲张两类。消化性溃疡是非静脉曲张性上消化道出血最常见的病因，其次分别是糜烂性胃炎、上消化道恶性病变和胆道疾患。Treitz 韧带以下小肠、结肠、直肠出血为下消化道出血，占消化道出血的 15%，较上消化道出血相对少见，但病因却相对复杂，包括：①肿瘤性，如结直肠癌、小肠癌、小肠间质瘤、息肉（绒毛膜状腺瘤、家族性息肉病）、Peutz - Jeghers 病；②血管性，如肠道血管畸形、Dieulafoy 病、动脉瘤、遗传性毛细血管扩张症、肠系膜血管栓塞、痔核等；③炎症性，如溃疡性结肠炎、Crohn 病、感染性结肠炎、放射性肠炎、出血坏死性肠炎等；④机械性疾病，如肠扭转、肠套叠；⑤先天性疾病，如 Meckel 憩室、肠重复畸形；⑥全身性疾病，如血液病、尿毒症、出血热、钩虫病等。近年来，新检查技术的发展和应用克服了过去诊断上的延误，同时也重新审视关于消化道出血来源的传统定义。2007 年美国胃肠病学会将消化道出血分为三类：上、中、下消化道出血。Vater 壶腹以上即胃镜可及范围内的出血定义为上消化道出血；从 Vater 壶腹至回肠末端的小肠出血定义为中消化道出血；结肠、直肠、肛管的出血定义为下消化道出血，可通过结肠镜检查。

临床上对于每例消化道出血患者，需要关注的问题依次是：出血量的大小，是否还在出血，出血的大致部位，病变性质和处理方式。近十年来，由于内镜设备和技术的进步，多数消化道出血可获得准确定位，但对于少数患者诊断仍然存在困难，尤其是小肠因远离口腔和肛门，长度较长，活动度大，肠襻重叠，蠕动活跃，一般检查难以到达，诊断往往比较困难，小肠疾病是临床上不明原因消化道出血的主要原因。1960 年 Nusbaum 等首次报道选择性血管造影可确定消化道出血的部位。这在一定程度上可以弥补传统检查方法的不足，尤其是对于胃肠道动脉瘤、血管畸形、肠血管发育不良等血管性病变，血管造影诊断效果明显优于其他检查手段。血管造影不仅可以明确出血部位，还可明确其病变的性质和范围，更为重要的是在诊断的基础上还有可能通过导管对出血部位直接进行治疗。1972 年 Roesch 经导管选择性栓塞胃网膜动脉，成功地治疗了一例消化道出血患者。近年来消化道出血的 DSA 检查是临床重要的诊断和治疗手段之一。

消化道的血液供应比较复杂，其特点包括：①来源广泛：食管血供可来源于锁骨下动脉分支甲状颈干、胸主动脉发出的多支食管动脉和腹腔动脉分支胃左动脉的食管支；胃的血供来源于腹腔动脉的三个分支，即胃左动脉、肝动脉发出的胃十二指肠动脉以及脾动脉发出的胃短动脉和胃网膜左动脉；十二指肠的血供来源于腹腔动脉分支肝动脉发出的胰十二指肠上和肠系膜上动脉的分支胰十二指肠下动脉；空回肠的血供来源于肠系膜上动脉；左半结肠和横结肠的血供来源于肠系膜上动脉，右半结肠的血供来源于肠系膜下动脉；直肠的血供来源于肠系膜下动脉的分支直肠上动脉和髂内动脉的分支直肠下动脉。因此，对于不明原因、不明部位的消化道出血，血管造影检查至少应包括腹腔动脉、肠系膜上动脉和肠系膜下动脉，必要时还要对髂内动脉等进行全面而详细的检查。②血管间有丰富的吻合支：消化道的血管不仅是同一血管的不同分支间有着丰富的吻合支，而且腹腔动脉与肠系膜上动脉、肠系膜上动脉与肠系膜下动脉，以及肠系膜下动脉与髂内动脉均有相应的分支在末梢形成广泛的吻合。

一、适应证

（1）不明原因的消化道出血，经纤维内镜等检查仍不能明确出血部位或内镜下止血不成功者。
（2）各种原因引起的消化道出血，血流动力学不稳定，无法耐受内镜检查者。
（3）急性消化道大出血，临床上暂不能行外科手术治疗或手术高风险者。
（4）因外科手术、介入操作、经皮肝穿等医源性因素引起肝脏损伤导致胆道出血者。

二、禁忌证

（1）出现休克，不能耐受血管造影的危重患者。
（2）肝、肾功能严重衰竭，凝血功能严重障碍者。
（3）对造影剂严重过敏者。
（4）冠心病、高血压、心律失常者为药物灌注治疗的相对禁忌证。

三、技术和材料

（一）术前准备

在行血管造影和介入治疗前首先应详细了解患者病史，并结合临床体征、实验室检查、纤维内镜检查、核素扫描等相关检查结果来确定最佳的造影时机、造影部位和范围，拟订治疗方案。同时还应如实地向患者或家属交代检查治疗的目的、方法、价值及可能发生的不良反应和并发症。其他术前准备如腹股沟备皮，碘过敏试验，术前禁食、禁水等同一般造影检查。

估计出血强度和再出血的风险对于制订治疗计划非常重要。2005 年中华消化学会在急性上消化道出血疾病诊疗指南中提出入院时应当对患者进行评分以评估患者的死亡危险。Rockall 评分标准被公认为最简便快捷的评估方法之一。Rockall 等于 1996 年对急性上消化道出血与病死率有关的高危因素进行了前瞻性研究，其研究分两个阶段进行。第一阶段是经过对 4 185 例 16 岁以上急性上消化道出血后患者多项指标进行多因素回归分析，结果发现年龄、休克、合并症、诊断、近期出血征象都是完全独立的预测指标，利用这些参数设计了一个数字评分法。第二阶段应用这个评分系统对 1 625 例患者测试其可行性，发现上述每一项病态预测指标都具有对病死率可重复性预测价值，从而制订了一个简单的数字评分系统。Rockall 评分 0～2 分者属轻中度出血，再出血的风险只有 6%，病死率在 2% 以下。这类患者可入住内科，并争取在 24 小时内实施内镜检查和干预。评分 ≥3 分的患者，则需进行密切监护，尽快进行内镜检查和干预。评分 ≥8 分时属紧急情况，再出血的机会几乎达 40%，危及生命的可能性也在40% 左右，应将患者安置在方便多学科专家共同诊治的科室。Rockall 评分系统包含了内镜下的表现，因此对于不愿或不能耐受内镜检查的患者具有一定的局限，并且 Rockall 评分不适用于肝病导致的上消化道出血的评估，因为这类患者的预后与肝病的严重程度相关，而非与出血量相关。

（二）血管造影

经股动脉行 Seldinger 穿刺，引入造影导管。一般可选用 4F 或 5F 的 Cobra、Simmon、Yashiro 等导管。对于不明原因、不明部位的消化道出血患者，应对腹腔动脉、肠系膜上动脉、肠系膜下动脉等进行全面而详细的检查，如怀疑直肠病变，还需行髂内动脉造影，以防遗漏病理改变。如造影前已明确出血部位，或在造影过程中发现可疑之处，则应进一步超选择插管，准确显示病变的部位和性质。

消化道出血血管造影征象：①造影剂外溢，这是出血的直接征象：表现为局部造影剂异常聚集，外溢的造影剂可以为小片状，并恒定存在至静脉晚期，如果大量出血，造影剂可充盈局部消化道管腔，以后才逐渐弥散或随着胃肠道的蠕动及消化液的稀释逐渐变淡。其病因大多为动脉瘤破裂、外伤、溃疡等；也可表现为点状或线状的造影剂外溢，在胃肠胀气的背景图像衬托下呈线状影并恒定残存于胃黏膜沟内，多见于出血性胃炎。②病变异常血管，多为出血的间接征象：肿瘤性病变动脉造影特征性表现为供血动脉、引流静脉增粗，甚至可见"抱球征"，其内可见肿瘤血管，实质期可见肿瘤团块染色。血管畸形动脉造影特征性表现为供血动脉、引流静脉明显增粗，引流静脉早显，甚至可见明显的"双轨征"，实质期可见毛细血管不规则团絮状、片状染色，静脉期显示系膜缘肠壁内静脉扩张、迂曲，造影剂消退延迟，提示黏膜下静脉曲张。溃疡多于急性出血期可见造影剂溢出血管外。炎症特别是非特异性炎症，往往无明显异常，只有少部分有散在点片状染色。憩室和息肉易与肿瘤性病变混淆，只有少部分梅克尔憩室可见特征性的肠卵黄动脉（梅克尔血管）。③局部血管痉挛是出血的重要间接征象。根据上述直接或间接征象，尤其是特征性表现，多数情况下可对出血部位和病变性质作出诊断。国内席嘉元等报道定位诊断率为 84.38%，定性诊断率为 78.94%；朱结辉等报道定位、定性诊断率分别为 80.64%、64.52%。对于不同性质的病变，诊断的符合率明显不同。肿瘤、血管性病变由于特征性改变较多，诊断符合率明显高于炎症、息肉、憩室等特征性改变少或无特征性改变的病变。

尽管 1963 年 Baum 和 Nusbaum 通过动物实验发现用电影摄影记录血管造影可检出 0.5mL/min 的出血，但临床上直接征象即造影剂外溢的发现率仅为 18.4%~64%，更多地需要通过间接征象来推测病变所在部位。也有个别病例血管造影所发现的异常血管并不一定就是出血灶。对于如何提高诊断阳性率，国内外学者做了大量努力，归纳为以下几点：①掌握好造影时机：Lewis 报道消化道出血速度达 0.5mL/min 以上，选择性动脉造影检出阳性率达 50%~72%，出血速度低于 0.5mL/min 或出血停止时选择性动脉造影检出阳性率减少至 25%~50%。朱结辉、卢武胜等报道出血活动期检出阳性率为 80%~90%，出血间歇期阳性率仅 40% 左右。因此，为了提高诊断阳性率提倡在积极抗休克的同时行急诊选择性动脉造影。如造影过程中未发现明显异常可在一定时间内保留导管，以等待出血活动期重复血管造影。②正确选择造影血管：如前所述，除了对消化道的主要供血动脉如腹腔动脉、肠系膜上动脉、肠系膜下动脉等进行全面检查外，还要对临床上重点怀疑的出血部位及造影过程中可疑之处进行超选择插管造影，阳性率与靶动脉内造影剂的灌注量明显相关。胃左动脉、肝固有动脉、脾动脉、胃十二指肠动脉等高流量血管及出血易发区应尽量行超选择性造影。有学者在临床中曾多次经历常规造影为阴性或可疑阳性，但内镜高度提示十二指肠区出血，改用微导管在胃十二指肠动脉造影才发现确切出血部位和血管异常（包括微小动脉瘤、动静脉畸形等）。③有学者认为电影摄影能更有效地记录造影过程，避免肠气重叠和运动伪影对诊断的干扰；也有学者认为 DSA 能更清晰地显示小血管和细微结构。有学者认为对于能够很好地配合检查的患者，DSA 能更好地显示血管形态及造影剂异常聚集，而电影摄影较适用于不能很好地配合呼吸及运动的患者。必要时将采集的图像作减影与不减影对比分析。④延长造影摄片时间至 25 秒甚至更长，并与造影前平片仔细、反复对照，以期发现微量的对比剂外溢或静脉性出血。⑤Rosen 等报道出血间歇期动脉造影阴性时经导管灌注肝素、尿激酶、扩血管药物诱发活动性出血达到提高检出阳性率的目的，虽然有一定的风险，但对于长期慢性少量不明原因消化道出血的患者仍有较好的诊断效果。王鸿志等报道对 7 例常规造影无病变表现者，运用 $10\mu g$ 前列腺素 E_1 诱导后再造影，有 3 例表现异常，均表现为造影剂外溢。也有学者经肠系膜动脉应用东莨菪碱后并未提高出血病因检出阳性率，且扩血管药物有诱发大出血的可能，还增加了患者血压下降的危险性，因此要在充分做好抢救、抗休克、栓塞或手术准备的同时慎重应用。⑥Sandhu 等用 CO_2 来代替常规造影剂做血管造影，检查消化道出血，并未发现 CO_2 较常规造影剂更能显示出血。

（三）药物灌注治疗

药物灌注治疗主要用于除外血管异常和肿瘤引起的消化道出血。常用的介入治疗灌注止血的药物是垂体后叶素（pitressin）、内含缩宫素和血管加压素（vasopressin）。其中对消化道出血起治疗作用的是血管加压素。血管加压素的作用机制是使内脏小动脉的毛细血管前括约肌收缩，使汇入内脏循环的血流减少，降低局部血流量及流速，达到止血的目的。血管加压素注入靶血管后药物直接作用于血管平滑肌，且局部维持较高浓度，因此作用明显优于静脉全身用药。在理论上，导管尖端越接近出血部位，药物作用越集中，作用越强大，而且可减少药物用量，减少不良反应的发生。然而实际操作中精确的超选择插管并非易事，因此要根据术中实际情况决定超选择插管至动脉哪一级分支，做到安全、有效、易行。也有报道，对于少数血管造影阴性的患者，根据临床和其他检查结果，对高度怀疑的出血区域供血动脉如胃十二指肠动脉、肠系膜上动脉等行盲目性垂体后叶素灌注，也可取得暂时性止血效果。灌注最好用微量注射泵进行，以保持匀速，精确掌握用药剂量。灌注开始时剂量以 0.2U/min 为宜，灌注 20 ~ 30min 后复查血管造影。如灌注有效则可见血管管径明显收缩，但仍能保持良好的血流进入毛细血管和静脉，无造影剂外渗。如造影显示动脉无明显收缩，出血仍未控制，则将垂体后叶素增加至 0.4U/min，20 ~ 30min 后再次复查血管造影；如果效果仍不理想则应考虑栓塞、手术等其他治疗方法。如灌注有效则维持当前剂量持续灌注 4 ~ 6 小时，保留导管观察 12 ~ 16 小时，如在观察期间再次出血，则可重复灌注垂体后叶素或行栓塞治疗，确认出血已停止后方可拔除导管。垂体后叶素灌注治疗的总有效率为 52% ~ 91%，严重并发症发生率很低，但出血复发率高达 20% ~ 40%。痉挛性腹痛和排便感是灌注治疗难以避免的不良反应，在停止灌注后 10 ~ 20 分钟症状多可缓解，无须特殊处理。

（四）栓塞治疗

对于手术、外伤、感染等原因引起动脉损伤、破裂及动脉瘤等导致的消化道出血者，急性胃黏膜病变、胃十二指肠溃疡、恶性肿瘤等引起的消化道出血，可根据血管造影所见对病变部位进行栓塞治疗。对于肝脏、胃、十二指肠、直肠等部位和器官，由于其血液供应来源于多支动脉，且吻合支丰富，栓塞治疗可迅速止血，安全可靠。对于肠系膜上动脉和肠系膜下动脉供血区栓塞止血的安全性存在争议，原因是动脉弓以下为终末动脉，一旦较大分支受损，则侧支循环较难形成，尤其是结肠肠壁内微血管较小肠更为稀少，侧支循环不丰富，栓塞易导致肠坏死。早期 Palmaz 等报道栓塞治疗 18 例小肠出血，出现 4 例小肠坏死。近期 Patel 等综合分析了 8 家医疗机构的文献报道共 223 例胃肠道出血动脉栓塞治疗，无一例出现胃肠道坏死、穿孔等严重并发症，指出超选择性胃肠道动脉栓塞是安全的。Kusano 等用小剂量 PVA 栓塞犬肠系膜上动脉，结果小颗粒（149 ~ 250μm）组 3 只动物均死于肠坏死，而中等颗粒（420 ~ 590μm）和大颗粒（590 ~ 1 000μm）组各有 1 例出现小肠浅表性溃疡，其余 9 例均无明显胃肠道缺血性改变。结果表明栓塞颗粒越细小，越容易发生肠坏死，而大颗粒使局部血流减慢，但却不闭塞局部侧支循环，从而减少了栓塞后发生肠缺血坏死的可能。Bulakbas 等用 355 ~ 500μm 的 PVA 对 10 例下消化道出血患者进行了栓塞，除 1 例未能超选择插管而放弃栓塞外，其他 9 例均取得良好栓塞效果，无肠缺血发生。有学者在微导管超选择插管基础上用直径 350 ~ 500μm 的 PVA 分别对胃网膜右动脉、肠系膜上动脉、肠系膜下动脉分支进行过栓塞治疗，均达到良好的止血效果，未出现肠缺血、肠坏死等严重并发症。

近年来应用动脉栓塞法治疗各种原因引起的消化道出血取得成功的报道越来越多。1999 至 2008 年 10 年间中国科技论文统计源期刊上公开发表的关于消化道出血的论文共有 50 篇，因各种原因导致消化道出血接受 DSA 检查共 1 300 例，阳性率 33.3% ~ 100%，平均 74.8%。其中 735 例接受了动脉栓塞治疗，栓塞的靶血管依次是胃十二指肠动脉（43.1%）、肠系膜上动脉（32.7%）、肝动脉（9.6%）、胃左动脉（6.8%）、肠系膜下动脉（4.1%），其他包括脾动脉、直肠下动脉、膈动脉等（3.7%）。使用的栓塞剂依次为明胶海绵（条、粒、粉）64.9%、弹簧圈（包括微钢圈）18.3%、PVA 11.1%，其他材料（包括丝线段、丝线粒、钨丝等）5.7%。735例中除腹痛、腹胀、发热、恶心等栓塞后综合征外，出现严重并发症共计6例，包括肠壁间血肿1例、动脉破裂1例、动脉内膜夹层1例、严重肠缺血2例（栓塞材料为明胶海绵）、肠坏死1例（栓塞材料为PVA）。

胃肠道动脉栓塞常用的栓塞剂包括明胶海绵、PVA、钢圈等。栓塞剂的选择应遵循5个原则。①靶血管：对于胃十二指肠动脉、肝动脉、脾动脉等管径粗、流量大、流速快的动脉，可选择明胶海绵、弹簧圈等材料，以达到快速止血的目的；对于肠系膜上动脉、肠系膜下动脉栓塞强调超选择插管，可选用PVA、Embosphere、明胶海绵颗粒等末梢型栓塞剂。②病变性质：对于动脉瘤、血管畸形等血管性病变，在超选择插管的基础上，可选用PVA、Embosphere、微钢圈等永久性栓塞材料，达到根治病变的目的；对于溃疡、炎症、息肉或性质难以确定的病变可选明胶海绵等可吸收材料，以减少并发症的发生。③治疗目的：对于动脉瘤、血管畸形等血管性病变，栓塞不仅起到止血的作用，而且可达到根治的目的，可选用PVA+微钢圈的双重栓塞。对于可外科切除的肿瘤，栓塞的目的在于控制出血，为手术争取时间、创造条件，栓塞剂可选明胶海绵，不仅简便易行，而且安全性高。作为外科手术定位为目的，曾维新、颜志平等报道经造影明确病变部位后，取0.035～0.038in（1in=2.54cm）引导钢丝软头端长度5～6cm作为标记物，经导管用生理盐水或引导钢丝送入病变肠段的供血动脉，作为外科择期手术时的定位标记，或将导管插入病变的供血动脉，固定导管即刻手术。结果外科医师顺利找到并切除病灶，无肠缺血、肠穿孔发生。④无水乙醇可造成末梢血管床广泛破坏，引起胃肠道坏死，禁用于胃肠道动脉栓塞。尽管个别文献报道将NBCA用于胃肠道动脉瘤、血管畸形的栓塞，并获得成功，但其栓塞范围难以控制，其安全性尚待进一步研究验证，应格外慎重使用。⑤随着国家对介入材料的严格管理和介入学科的规范化，应选择国家认证的规范栓塞材料，如明胶海绵颗粒已有不同直径的标准制剂并通过国家认证，其质量和安全性远远优于传统手工自制再消毒的简易制剂，钨丝、线段或自行研制的栓塞材料不应随意使用。

曾庆乐、李彦豪等对动脉造影阴性的消化道大出血行试验性栓塞治疗，出血控制率为56%。试验性栓塞的机制只是减少供应出血灶的动脉血流、降低压力，减慢其血流速度，同时借助于内科相关的止血措施，依赖患者本身的凝血功能，在出血血管表面形成凝血块而达到止血目的。试验性栓塞的适应证为有明确的动脉性消化道出血病史，且一次性出血量较大，可导致血压改变或致休克的患者。栓塞前最好能行胃镜或肠镜检查明确存在着可导致出血的病灶。试验性栓塞适用于胃十二指肠动脉、胃左动脉或直肠上下动脉。因为胃十二指肠动脉、胃左动脉和直肠上下动脉侧支循环丰富，栓塞后即使不能有效止血，也不至于造成被栓塞胃和肠黏膜的缺血坏死。而肠系膜上动脉的供血区和结肠出血时，若未发现出血部位，禁止试验性栓塞。试验性栓塞的栓塞剂以使用固体栓塞剂如钢圈及明胶海绵为好。一般应首先使用小颗粒明胶海绵栓塞细小动脉，之后再辅以钢圈栓塞较大直径的动脉。明胶海绵为可再通的栓塞剂，钢圈也在临床工作中发现可以再通，所以即使试验性栓塞不能成功止血，此类栓塞剂因可再通也不至于严重影响胃肠道黏膜的正常血供。笔者认为在不明确出血部位的情况下，不应采用PVA等微小栓塞剂栓塞以避免引起肠坏死、穿孔等并发症。

Patel等回顾分析了1984至1999年8家医疗机构的文献报道，胃肠道动脉栓塞的完全止血率为40%～100%，平均为60%。综合国内报道，735例胃肠出血栓塞治疗后止血成功率为42.9%～100%，复发率为0%～26.7%。就疗效而言，栓塞治疗确实不失为一种有效的治疗手段，但在具体操作上则应谨慎：①严格掌握栓塞的适应证，充分意识到肠系膜上动脉、肠系膜下动脉分支栓塞潜在的风险性，并争取患者及家属的理解和配合；②谨慎操作，导管要尽可能超选择，接近出血部位；③栓塞水平必须在动脉弓吻合支之上，以保证被栓塞部位必要的代偿血供，但又要避免损伤或栓塞大的血管分支，以免周围血管代偿不足；④切忌使用无水乙醇、IBCA等末梢型栓塞剂，否则会损伤动脉弓及肠壁内血管网，不可避免地引起节段性肠坏死；⑤注入栓塞剂过程中反复造影，当无造影剂外溢或病理性血管不再显影时即可停止，切忌过度栓塞；⑥对于消化道出血的患者，栓塞治疗一定要在患者凝血功能控制良好的基础上进行。回顾性研究提示，不纠正凝血状态，患者的再出血机会高出2.9倍，死亡率也高出9倍多。

栓塞后应行血管造影以确认疗效，患者的黑便可能仍会持续 1～2 天（肠道残血），一般经过栓塞治疗，再出血的概率比较少，又因导管本身即可引起血栓形成，所以一般都不主张留置导管。

四、并发症

除穿刺插管引起的并发症及造影剂过敏反应外，垂体后叶素灌注最常见的不良反应是腹痛和排便感，可能是血管加压素使血管平滑肌和肠道壁收缩所致。大多数情况下停止灌注 10～20 分钟后可自行缓解，对患者影响不大。但如果腹痛持续 20～30 分钟，甚至进行性加重，就应考虑肠缺血的可能，原因可能是垂体后叶素剂量过大，给药速率过快，导管位置不当或进入小分支内造成药物分布不均匀，插管过程中损伤血管或引起血栓形成。此时应根据情况调整药物用量、给药速率，复查造影调整导管位置。血管加压素除作用于肠道外，还可使其他脏器、四肢、冠状动脉血流减少，引起高血压、心绞痛、心律失常等心血管系统反应。因此在给药时应密切监护患者血压、心律等，一旦出现异常，必须调整药物用量，甚至停止灌注。血管加压素还有抗利尿作用，可引起水潴留、电解质平衡失调等全身性不良反应，一旦出现应给予利尿，补充相应的电解质。

栓塞的并发症主要是栓塞剂反流造成邻近血管（如肠、肾动脉）栓塞，或随血流冲至远处（如下肢），造成非靶器官误栓。对于这类并发症关键在于预防，特别应注意的是在注射栓塞剂时应很好地掌握注射速率和压力，一旦发现血流变缓则应更加谨慎，少量、缓慢地注入栓塞剂，并随时用生理盐水冲洗，直至目标血管完全闭塞，血流停止。如果发生误栓，则应采用适当的保护措施，如给予激素、吸氧、疏通和扩血管药物等，以减少组织梗死的程度。肠系膜上动脉、下动脉栓塞的并发症是节段性肠缺血坏死，这是最严重的并发症，发生率为 10%～25%。其主要原因是栓塞范围过大，导致周围血管代偿不全或末梢血管受损，侧支循环不能建立。主要预防措施在于掌握好栓塞的适应证和栓塞范围，合理使用适当的栓塞剂。肠坏死一旦发生，则应及时切除坏死的肠管。

五、两种特殊出血情况的介入处理

（一）胆道出血的介入治疗

胆道出血是上消化道出血的常见原因之一，占上消化道出血的 1.3%～5%，在国内仅次于消化性溃疡、门静脉高压症、急性胃黏膜糜烂，居第四位。胆道出血早在 1654 年由 Glisson 在对 1 名穿透性腹部外伤死者肝脏标本进行解剖时加以描述的。1948 年 Sandblom 描述 1 例外伤后血液自胆总管流出而命名为"外伤性血胆症"。在欧美文献报道中，胆道出血的病因中外伤和医源性损伤占首位，而亚洲包括国内文献中胆道出血的病因以胆道结石和胆道感染为主。近年来随着胆道手术，尤其是侵袭性胆道检查和介入治疗的增加，如肝活检、PTC、PTCD、胆道支架、ERCP、EST、胆道镜等广泛开展，医源性损伤迅速上升为胆道出血原因的第一位，所占比例超过 50%。此外，肝脏及胆道的恶性肿瘤也是引起胆道出血的原因；胆道息肉、胃肠道和胰腺组织异位是引起胆道出血的少见原因。7% 的胆道出血尚可由动静脉畸形等血管性疾病引起，动脉－门静脉瘘可以引起严重的门静脉高压，继发的胆道静脉曲张也可以是胆道出血的原因。医源性损伤、外伤或感染、肿瘤侵蚀造成动脉－胆道瘘、静脉－胆道瘘或假性动脉瘤是胆道出血的病理学基础，其中肝动脉假性动脉瘤破裂是医源性胆道出血的重要原因。

胆道出血在临床上多表现为消化道出血（发生率 90%）、右上腹绞痛（发生率 70%）、黄疸（发生率 60%），Sandblom 称之为三联征，但临床上具有典型三联征只占 40%。胆道出血的另一个重要特点是出血呈间歇性、周期性，时间间隔可几周、几个月甚至数年之久。由于大量血液涌入胆道，造成胆道内高压，血液在胆管内积聚凝固，出血可自行停止，待血凝块排出或溶解后，出血又可再发。如不予控制，患者将死于出血性休克或严重感染。

PTC 和 ERCP 在 X 线下可看到充盈缺损，提示可能的出血，但不能确诊；B 超可以查见肝内或胆囊内的血肿；近年认为 CT 是一种适合筛查胆道出血的工具，正常胆囊 CT 值为 0～20Hu，出血发生时胆汁密度可渐增高至 50～60Hu，CT 复查提示胆汁密度不断升高及胆囊内的血块。CT 检查还可以查见胆石、钙胆汁、肿瘤及损伤，这些都可成为胆道出血的原因。

胆道出血时，选择性肝动脉造影可导致胆道显影，可靠地提示出血。但是应当排除以下因素所引起的胆道显影：此前已使用胆道造影剂；尿道造影剂也可经由胆道排出；或是由肠道反流回来的造影剂。排除了以上情况，再结合内镜方面的检查，胆道出血是有可能确诊的。50%的患者可由内镜直接看到血液自 Vater 壶腹漏出，这是出血最直接的征象，但由于大多数胆道出血呈间歇性，并非每个患者都能查见。目前有作者认为对患者行十二指肠乳头内的内镜检查并行内容物取样，血红蛋白阳性者提示胆道出血。腹腔干－肠系膜上动脉的造影在肝内发现假性动脉瘤强烈提示有胆道出血的可能，此外，若存在动脉－门静脉瘘也是提示出血的重要征象。25%的患者在造影时可见造影剂漏出血管外进入胆道。

胆道出血治疗的原则是止血，保持胆道系统的通畅和治愈潜在的病因。传统的外科手术在胆道出血治疗上主要包括肝脏的修补、部分切除、肝动脉的结扎等。与外科相比，介入治疗具有适应证广、操作简单和疗效好、损伤小等优势，所以在处理情况相对较平稳的患者时，介入性的方法应当作为首选。动脉栓塞的目的是降低出血血管的血压，而不是把这一范围的肝实质填塞住，因此最理想的治疗是对出血血管超选择插管，并用可吸收材料栓塞止血，一般情况下，明胶海绵粒已足够止血。对于肝动脉假性动脉瘤，Sugimoto 和 Ozkan 等建议将微钢圈作为首选，栓塞动脉瘤的远、近两端是标准的治疗方法。但有学者在实践中体会，对于肝动脉分支尤其是比较靠近动脉末梢的假性动脉瘤，尽管使用了微导管，但要超越动脉破裂口到达动脉瘤远端仍然是非常困难的。这时在超选择插管的基础上，在动脉瘤的近端用适当大小的颗粒型栓塞剂（如 PVA、Embosphere 等）栓塞其远端分支，然后用微钢圈栓塞动脉瘤近端，这样不仅可以阻断假性动脉瘤的血供来源，而且可以防止经末梢逆流而来的侧支循环，达到良好的止血目的。对于较大的肝动脉－门静脉瘘或血管－胆道瘘，可用弹簧圈或可脱球囊来栓塞出血的血管。肝脏有丰富的侧支和双重血供，所以上述治疗后肝梗死不常见。虽然如此，介入治疗时也要特别注意患者的门静脉情况，例如在门静脉性肝硬化，阻塞肝动脉就可能引起严重后果。目前认为门静脉灌注减少和胆道梗阻有关，在肝移植术后出血的患者一般依靠保守治疗和胆道引流止血，但这也带来一个问题，因为此类治疗会导致日后胆管系统的狭窄，所以对于顽固、大量的出血应考虑使用介入性的肝动脉分支栓塞。肝静脉出血的治疗方法是使用球囊导管对瘘口部位行暂时性阻塞，促进血栓形成以止血。尽管栓塞治疗的成功率可达80%～100%，但如果胆管结石和（或）梗阻等潜在性疾病未能得到根治，有可能导致出血复发。因此，当出血停止、病情稳定后，还有必要对于胆道内原发疾病进行进一步的治疗。

（二）胰腺疾病并发消化道出血

胰腺病直接导致的出血较少见，主要出血的原因是胰腺病并发的消化道溃疡、出血性胃炎，甚至少数可能因呕吐导致食管黏膜撕裂而引起出血。胰腺病直接导致的出血原因有二：胰腺或胰周血管的直接损伤或血栓形成（通常和门静脉有关）。

胰腺炎或胰腺创伤后胰酶的消化作用可致周围组织损伤而形成假性囊肿。胰腺假性囊肿具有不断增大并最终自发或因手术损伤而致破裂的特性，破裂后胰酶进入上消化道或结肠、腹腔或者在少数病例中可进入胰管、消化组织而导致出血，有时出血又流入假性囊肿中，偶尔可见胰腺假性囊肿引起重要血管的损伤而导致严重出血。常见受累的血管依次为脾动脉、胃十二指肠和胰十二指肠动脉。在严重病例中所有胰周血管均可被累及，包括腹主动脉和门静脉属支。上述这类出血病情危重，迄今为止死亡率甚高，多数学者认为这类出血与术前准备不足和过分的保守治疗延误手术有关。胰腺假性囊肿可以在术前、术中或术后破裂导致出血，据报道胰腺假性囊肿的出血率为6%～10%，假性囊肿内引流术后出血率约为18%。近年来由于介入性诊疗手段的广泛应用，以及更早更大范围的手术治疗，使此类并发症的死亡率显著下降。胰腺疾病并发出血的另一机制是胰周血管栓塞所致的肠梗死，若累及门静脉属支（特别是胰腺炎中，最常见的是脾静脉受累）则有可能造成相应的静脉曲张引发出血。肠系膜下静脉存在交通，以上三种情况胃左/右静脉和胃网膜右静脉都可经脾静脉回流进入门静脉，而脾静脉的栓塞可导致食管胃底或左半结肠的静脉曲张，引发出血。胃冠状静脉有时也由脾静脉回流，脾静脉栓塞，胃短静脉不能缓解门静脉高压时，静脉曲张也就形成了。造成胰周血管栓塞的原因并不限于胰腺炎，肿瘤（包括癌、胰岛细胞瘤和囊腺瘤）及其他机制不很清楚的原因（如脾切除、脾肾分流、脐静脉插管）都可以导致脾静脉阻塞。

临床表现和诊断：对一个已知有胰腺炎的患者来说，早期发现其出血是正确处理的前提。临床征象包括：1/2的患者可以有上消化道出血；1/4的患者可有反复的腹部钝痛；1/3的患者可查及脾脏增大。如果出现可触及的腹部包块有搏动感和杂音，同时有消化道出血征象及血清淀粉酶升高的表现，临床医生应警惕胰腺炎合并的出血。内镜检查可排除其他原因出血，也可提示假性囊肿溃入肠腔的位置，超声扫描可表现为胰腺假性囊肿的快速增大及内容物声学性质的突然变化：急性出血时胰腺假性囊肿像一个均质肿块，边界清楚。1周后表现为囊性包块内的混杂回声，可为软组织或脓液样回声表现。最后经过几周，若无新的出血，则血肿吸收，超声表现恢复到与出血前相似。要注意的是，有时假性胰腺囊肿难以和假性动脉瘤在B超上鉴别。CT是诊断胰内或胰周出血的可靠方法，因为出血在CT扫描上表现为胰周组织密度改变，动态增强螺旋扫描可以显示位于假性囊肿内的假性动脉瘤。此外，CT也是准确评估胰腺创伤的好方法。血管造影是必不可少的检查方法：动脉造影可以辨认出血的部位和血供来源，还可以排除因胃溃疡、出血性胃炎和食管黏膜撕裂等其他原因引起的出血；更重要的是血管造影可了解门静脉的情况，通过间接门静脉造影，可以分辨脾静脉的单独阻塞和肝病所引起的广泛门静脉高压；简言之，血管造影提供的信息可指导更准确和彻底的外科手术，因为以上这两种情况的外科处理完全不同，这一点使血管造影在胰腺疾病的诊疗中扮演十分重要的角色。胰腺疾病所致出血的血管造影表现包括：动脉受到侵蚀；假性动脉瘤形成（可以是大型的单个假性动脉瘤，也可表现为多发的小假性动脉瘤）；有时可见出血征象（包括假性动脉瘤溃入腹腔或消化道，少见出血进入胰管的情况）。

胰腺疾病所致出血的处理：应尽快确诊和完全彻底地行手术治疗。在术前检查中介入性的血管造影是十分重要的一环。一旦出血部位确定，应紧急进行剖腹探查。具体的手术方法尚有争议，近期的研究显示出血动脉结扎或囊肿瘤内动脉缝扎止血＋囊液引流，外加脾切除或胃、肠管切除的疗效优于胰腺的部分切除或全切。当然由于胰头肿物引起的胰管出血或胰腺炎应切除部分或全部胰腺组织，控制出血。介入放射学在控制出血方面有广泛的适应证：①如果患者情况危急，出血动脉粗大，可立即使用机械性的阻塞装置，包括球囊导管和可脱球囊或是GWC钢圈，可理想地控制出血，介入处理后立即剖腹探查，因为出血动脉的侧支循环可能开放。②如果出血的动脉是较小的假性动脉瘤或胰腺内的小动脉，使用明胶海绵粒就能控制出血，不用进一步手术，因为这些小假性动脉瘤十分脆弱，容易破裂，故栓塞时应把栓塞物质的载体溶液量控制到最少，注射压力也应控制在最低。③有时CT和B超提示明显的出血，而血管造影的征象不十分明确，这种情况多半是因为更小的动脉分支和假性动脉瘤造成出血所致，有时出血在造影上见得到，但具体的来源却不明确，这时用明胶海绵粒有限地栓塞脾和胃左动脉往往可以立即止血，使用明胶海绵这种可吸收的栓塞物是为保守治疗争取时机，临床情况改善后此处血管可重新开放。④介入性的治疗可作为外科手术治疗的辅助手段，因脾静脉栓塞导致左侧门静脉高压症。虽然理论上而言手术仅需切除脾脏，但实际上由于周围静脉迂曲、炎性反应使手术复杂，且手术要切除多处粘连，往往引起广泛出血。这时介入医生工作是在脾动脉留置球囊导管阻断脾动脉以控制出血，使手术更加安全。手术后更可以将球囊导管留在合适的部位，随时可以再次打胀球囊止血，特别是对于手术除了切脾还包括对胰腺假性囊肿引流或胰腺本身部分或全部切除的患者，这条球囊导管更显得必要。有数据显示，术后再出血的死亡率相当于胰腺病自发出血的两倍。综上所述，介入性的处理对于胰腺疾病所致出血的治疗是十分必要的，只要患者情况相对稳定都应行介入诊断和治疗。

六、疗效与评价

对于不明原因、不明部位的消化道出血，血管造影及介入治疗是积极有效的诊疗措施。尤其是对于动脉瘤、血管畸形等血管性病变，病变呈隐匿性，常规方法难以明确诊断，术后复发出血率高，选择性动脉造影和栓塞治疗是最可靠的诊断和治疗手段。

消化道出血时，若出血血管分支细小、出血量较小，经导管灌注垂体后叶素等药物即可达到止血效果。若为较大的动脉分支破裂或合并明显的肿瘤性病变、血管畸形，单纯的药物灌注不可能使出血完全停止，必须对出血的动脉分支进行栓塞。但对于溃疡性病变等慢性病理性过程，灌注治疗、栓塞治疗都只能起到暂时性止血作用，大多数患者仍需手术。恶性肿瘤持续生长、复发也是引起出血复发的原因，因此还要结合手术、化疗等综合性治疗。

（毕晓燕）

第三节　盆腔大出血的介入治疗

盆腔大出血常见于盆腔外伤、骨折、盆腔内肿瘤（包括膀胱肿瘤、直肠肿瘤及妇科肿瘤）侵蚀血管、盆腔术后、肿瘤放疗后、产后和其他医源性因素。本节重点讨论盆腔外伤和骨盆骨折出血的介入治疗。

交通伤是骨盆损伤的主要原因，机动车祸造成的骨盆骨折约占 60%，其次是高处坠落伤（23%）、重物挤压伤、锐器刺伤等。近年来随着交通运输的发达、建筑业的兴旺，骨盆骨折病例明显增多。外伤常引起的人体大量失血最常出现于胸腔、腹腔、腹膜后、肌间隙和损伤处，其中腹膜后出血最难发现，而且难以准确估计出血量。骨盆骨折常常合并大量腹膜后出血。骨盆骨折腹膜后出血的原因有多种，松质骨骨折、动静脉离断和软组织撕裂均可导致出血，大量输血导致凝血功能障碍以及复苏过程中引发的医源性疾病也是出血的原因。Rothenberger 分析了 604 例骨盆骨折，发现 69% 的患者直接死因是失血性休克。20 世纪 60 年代由于注意到骨盆骨折导致腹膜后大出血引起血流动力学不稳定，使其预后很差，于是开始尝试外科结扎髂内动脉。但这一技术的成效受到质疑，最终未能得以普及，其原因在于盆腔内出血动脉位置深，侧支循环多，外科手术常归于失败，而切开腹膜清除血肿不仅破坏了血凝块的填塞止血作用，而且增加了感染机会。1972 年 Margolies 首次描述了骨盆骨折合并出血的动脉造影表现，并用动脉栓塞来控制其出血，文章发表于《新英格兰医学杂志》。1979 年，Margolies 领导的研究团队再次在 AJR 上发表了一组大样本研究结果，验证了这一技术的临床应用价值。20 世纪 70—90 年代，多项研究表明骨盆骨折后尽早栓塞出血的血管可以明显减少出血量。动脉栓塞迅速被广泛接受，并应用于各种原因引起的盆腔大出血。

盆腔血供来源于双侧髂内动脉。髂内动脉分为前后两支，前支又称脏支，分为膀胱上动脉、膀胱下动脉、直肠下动脉、子宫动脉、阴部内动脉、闭孔动脉、臀下动脉，是盆腔内脏器的供血动脉；后支又称壁支，分为髂腰动脉、髂外侧动脉、臀上动脉，是臀肌、髂骨、骶骨和髋关节的供血动脉。盆腔内动脉间存在着广泛的侧支吻合，不仅双侧髂内动脉脏支末梢形成吻合，还有来自腹主动脉的腰动脉、骶正中动脉分别与髂内动脉的骶腰动脉、骶外侧动脉构成吻合；来自肠系膜下动脉的直肠上动脉与髂内动脉的直肠下动脉构成吻合；来自髂外动脉的旋髂浅动脉、腹壁下动脉、股深动脉与髂内动脉的臀下动脉、闭孔动脉吻合。临床上盆腔器官肿瘤、炎症、外伤破裂或产后大出血主要来源于髂内动脉脏支如膀胱动脉、子宫动脉、阴部内动脉等，而骨盆骨折引起的大出血最常受累的髂内动脉分支依次为臀上动脉、阴部内动脉、闭孔动脉、臀下动脉、骶外侧动脉及髂腰动脉。

一、适应证

（1）2007 年严重创伤出血处理欧洲指南建议：对于骨盆骨折，虽然骨盆环保持稳定，但血流动力学不稳定的患者需尽早进行血管造影，血管栓塞经常适用于骨盆骨折得到有效固定、出血位于骨盆、血流动力学进行性不稳定的患者。

（2）盆腔内良性肿瘤（如子宫肌瘤等）引起的出血。

（3）盆腔内恶性肿瘤（如膀胱癌、卵巢癌、宫颈癌及直肠癌等）引起的大量血尿、血便、阴道出血等。

（4）产后宫缩乏力、胎盘滞留、软产道损伤、产后感染导致产后大出血。

（5）股动脉穿刺或盆腔手术等医源性出血。

（6）原因不明的盆腔内出血。

二、禁忌证

（1）出现严重休克，不能耐受血管造影的危重患者。

（2）肝、肾功能严重衰竭。

（3）凝血功能严重障碍。

（4）对造影剂严重过敏。

三、手术和材料

（一）术前准备

无论何种原因所致的盆腔大出血，出血量往往较大，尽管有时患者看似情况比较稳定，但如诊断治疗不及时，常可导致病情在短时间内迅速变化，因此应充分提高警惕。在给予快速输液、输血、抗休克治疗的同时，立即做好血管造影和栓塞的准备工作，以免病情突然加重，措手不及。此外，还要向患者家属交代病情变化，以及介入治疗的必要性、方法、疗效及可能出现的不良反应，并在手术同意书上签字。其他准备如局部备皮、静脉碘过敏试验等同一般血管造影。

（二）血管造影

常规穿刺一侧股动脉，穿刺哪一侧股动脉不仅要考虑到易于操作，而且还要便于超选择插管。少数情况下，如果因双侧腹股沟区血肿或其他原因不宜穿刺，可选择肱动脉或腋动脉入路。

盆腔出血的直接征象是造影剂外溢并聚集。这只是在出血的活动期，且出血量 >0.5mL/min 时才能显示。渗出的造影剂常聚集在盆腔内较低的部位，如直肠后间隙、子宫直肠间隙、子宫膀胱间隙或膀胱前间隙，停留时间较长，血管内造影剂回流后，局部聚集的造影剂显示得更加清晰，随着时间推移逐渐弥散变淡。动脉完全离断回缩、部分断裂、内膜撕裂卷曲、内膜下出血、继发性血栓形成等病理改变，血管造影可表现为动脉截断样闭塞、假性动脉瘤、内膜瓣、动-静脉瘘、局限性或节段性动脉痉挛。肿瘤引起的出血除直接征象外尚可见到增粗、过曲的肿瘤血管和肿瘤染色等肿瘤特有的血管造影改变。

（三）栓塞治疗

明确出血部位和出血原因后即可行超选择性插管，然后进行栓塞治疗。对于血流动力学不稳定的患者，没有必要为了将微导管超选择插入小血管而无意义地延长栓塞操作时间。与其耗费大量时间去进行超选择插管，倒不如尽快栓塞髂内动脉整个前支或后支。对于出血量过大的患者，栓塞整支髂内动脉也是可取的。如果是髂内动脉脏支引起的出血，栓塞时最好避开臀上动脉，以减少栓塞后臀肌缺血性疼痛等不良反应。常用的栓塞剂是明胶海绵。一般 1~2 周后被栓塞的血管可再通，但继发性血栓形成、机化可维持长期止血效果。如果出血量较大或出血动脉为髂内动脉较大的分支，单纯明胶海绵可能不足以实现可靠的止血，此时可用弹簧圈对动脉分支主干进行栓塞。或者先置入弹簧圈，血流减慢后继续使用明胶海绵栓塞，直至血管闭塞。对于假性动脉瘤、动-静脉瘘，可用弹簧圈等进行精确、永久性栓塞。无水乙醇难以控制栓塞范围，而且会造成组织坏死，不能作为栓塞剂用于髂内动脉栓塞。对于髂总动脉或髂外动脉主干破裂，难以安全栓塞时，可用球囊导管临时阻断血流，尽快置入覆膜支架封闭破裂口，或者转送手术室修补破裂血管。骨盆损伤往往造成多发性血管损伤，或者当出血部位在中线附近时，栓塞双侧髂内动脉是必要的，否则对侧髂内动脉分支很快就会跨越中线形成侧支循环，造成出血复发。值得注意的是虽然骨盆骨折主要累及髂内动脉分支，但也经常会伤及髂外动脉属支如腹壁下动脉，尤其是耻骨联合、坐耻骨上下支骨折时。因此，髂外动脉造影观察有无异常应列为常规检查步骤。

四、并发症

（1）臀部皮肤肌肉缺血性疼痛，这主要是由于栓塞时插管未能超过臀上动脉造成臀部软组织一过性缺血，应用止痛剂后几天即可缓解。

（2）盆腔脏器功能性改变，如阳痿、排尿困难、大便失禁。这多见于双侧髂内动脉栓塞者，可能是由于盆腔内脏器供血相对不足引起的。如果栓塞剂选择不当，造成末梢血管广泛闭塞，则有可能出现严重的并发症如膀胱壁坏死，一般情况下较为少见。

（3）栓塞剂反流至髂外动脉，造成一侧足背动脉搏动消失，下肢供血不足。这要求手术者谨慎操作，避免此类并发症的发生。

五、疗效与评价

髂内动脉栓塞简便易行，一般情况下插管并不困难。对于少数年龄较大，动脉迂曲明显引起插管困难者，也不必拘泥于超选择插管，以争取时间挽救患者生命，只要选用合适的栓塞剂如明胶海绵，极少有严重并发症发生。尤其是对于骨盆外伤、骨折、产后、术后等原因引起的盆腔大出血，临床有效率超过90%，而对于恶性肿瘤引起的盆腔大出血，髂内动脉栓塞后有20%的患者近期内出血复发，长期疗效还有待进一步观察。

（宋玉昕）

第十章

支气管介入治疗技术

第一节　支气管镜下的热消融技术

组织消减技术是临床上用于气道良、恶性病变的一类常用的治疗技术，按速度可分为快消减及慢消减两类；按作用原理可分为机械消减（如硬质支气管镜机械清除肿块、冻切、微切割吸引等）、物理消减（如氩等离子体凝固、近距离照射、激光等）、化学消减（光动力、局部药物等）等；按能量形式可分为热消减及冷消减。热消减临床上也常称为热消融，本节主要讨论热消融技术，包括激光、氩等离子体凝固、电凝术、电切术、电圈套术、微波、热射频等技术。

一、激光消融

自从1979年首次报道医用激光技术在临床上应用于气道疾病的治疗以来，介入呼吸病学专家对于不同类型的激光在技术特性、适应证、安全性等方面积累了丰富的经验，并在临床上日益广泛使用。近年来，激光技术已开始成为我国呼吸内镜治疗的重要手段之一。

（一）概述

激光（light amplification by stimulated emission of radiation，LASER）的生物学效应与生物组织光学特性及激光特性有关，主要包括热效应、机械效应、光化效应、压强效应、电磁场生成效应。临床上主要对激光的热效应加以运用，当热效应足够高时即可产生切割、凝固、汽化等生物学效应，最终达到组织消融、止血等临床效果；当热效应较弱时则主要产生理疗效果。

医用激光种类较多，按工作物质可分为气体激光器（如 CO_2、N_2、He－Ne、He－Cd等）、液体激光器（如染料激光器、Ar^+激光器等）、固体激光器（如红宝石激光器、Nd：YAG、钕玻璃激光器）；能量释放方式有连续、脉冲、巨脉冲等。目前，临床上可用于气道疾病治疗的激光治疗仪主要有：CO_2激光治疗仪、掺钕钇铝石榴石激光治疗仪（Nd：YAG）、钬激光治疗仪、KTP/YAG激光治疗仪等。由于石英导光纤维只能传播波长为 $0.4 \sim 2.5\mu m$ 的光波，上述几种激光除 CO_2 激光外均在这一波长范围内，均可通过可弯曲支气管镜应用于气道病变的治疗。而 CO_2 激光的波长为 $10.6\mu m$，该波长的激光无法经石英纤维传导，因而不能用于可弯曲支气管镜，限制了其在呼吸介入领域的使用。

Nd：YAG是呼吸科常用的激光技术，主要用于深部凝固、切割、止血，有时也用于组织汽化。Nd：YAG激光的吸收基为组织蛋白，具有组织选择性吸收，难以精确手术。因组织穿透深度较大，其组织消融能力强于其他激光。深色组织（如出血区）能增加对激光能量的吸收，相反，浅色组织对能量较少吸收因而可在局部产生较大的热效应，因此该激光用于浅色组织时其组织穿透性最强。

钬激光是20世纪90年代研制成功的一种新型的固体激光机，通过光导纤维传播，组织穿透深度为0.5mm，释放热量很少，故热损伤小。钬激光吸收基为水，其波长非常接近水的最高吸收峰（$1.93\mu m$），水对钬激光的吸收远高于对 Nd：YAG 激光（$1.06\mu m$）的吸收，呈非选择性组织吸收，对组织的作用不随组织成分的改变而改变，因此手术精确，效果好，是一种相对较安全的激光技术。但其组织消融效率及止血效果相对不如 Nd：YAG 激光。

KTP 激光相对于 Nd：YAG 激光具有更窄的脉冲宽度和更高的功率密度，汽化能力强，方向性好，穿透周围组织浅，手术时热扩散效应极小，而且对周围组织损伤程度轻，组织瘢痕收缩小，适用于精细手术。临床上可较安全地应用于环形狭窄的放射状切开、肉芽组织的消融等。

CO_2 激光由于只能应用于声门下病变且消融效率较低，因此较少为介入呼吸内镜专家所使用。

临床实践中应特别注意防范医用激光的医护人员职业伤害及患者医源性伤害。所有外科激光均属于 Ⅳ 类激光，激光束可通过各种反射界面进行反射进而造成损害，尤其是视网膜，因此患者及医护人员均应使用针对特定激光波长的护目镜。在实际工作中还应指定专人负责激光治疗器使用前、使用中、使用后的管理，以免造成患者及医护人员的损害。应避免在气道中置入高易燃植入物如硅胶物品（气管插管、覆膜支架、硅酮支架等）的情况下同时使用激光，这种情况易引起气道内燃烧，特别是在吸氧浓度高于 40% 或激光输出功率较高的情况下。另一个值得关注的问题是激光治疗过程中所产生的烟雾，经常吸入这种烟雾的危害性尚不得而知，但已有一些文献报道在激光治疗乳头状瘤所产生的烟雾中可发现病毒颗粒存在，也有报道在相关患者的烟雾中发现 HIV 病毒片段，虽然意义不明，但应引起重视，做好吸引排烟。

（二）适应证与禁忌证

气道内激光治疗的主要目的是解除或减轻气道阻塞及由阻塞所引起的相关问题如呼吸困难、阻塞性肺炎、咯血等，通畅气道，引流分泌物。总的来说，其适用于向腔内生长肿瘤或组织的消融，而腔外压迫所致的气道狭窄应被视为禁忌证。主要适应证包括以下几方面。

（1）气管、支气管腔内型及向腔内突起的管壁型各种原发或转移性恶性肿瘤的消融：多数情况下，治疗的目标是解决阻塞、减轻症状。Cavaliere 等报道了 1982—1987 年五年间 1 000 例气道病变的 1 396 次激光治疗中恶性病变占 64.9%。

（2）气管、支气管良性肿瘤的消融：占 5.9%，对于良性肿瘤除了解除阻塞外，治疗目标更多的是完全切除，争取达到治愈疗效。

（3）气管、支气管增生肉芽组织的消融：KTP 激光及钬激光有较好的精确切割功能，组织穿透深度也较浅，较适合于肉芽组织增生性病变。

（4）气管、支气管瘢痕狭窄切开：占 13.9%，隔膜样狭窄或沿气道长径延伸但突入管腔的狭窄采用激光治疗往往可取得较好的效果。

（5）气管、支气管结石切割：采用钬激光进行接触性的结石切割最为合理和安全。

（6）呼吸道支架的切割：近年来，我国呼吸道金属支架置入因指征掌握不严格、随访不及时、患者依从性差等原因，造成支架被包埋、断裂、刺激气道再狭窄等严重并发症，这种情况需要将金属支架取出，激光在支架切割方面有其独到的效果，但往往需要较大的功率。

（7）呼吸道异物（包括外科缝线）的切割：对于与组织粘连、嵌顿，或体积较大的异物可采用激光进行切割分解再取出。

（8）止血：除 CO_2 激光外，以 Nd：YAG 激光的止血效果最好。

从病变的部位来看，以下情况较易取得良好的激光治疗效果：局限于气管或主支气管的病变、病灶长度较短、息肉样病变、病灶远端的支气管可见或肺组织功能存在、以管腔内病变为主的病灶等。相反，下列情况则较难以取得好的疗效：上叶或远端病变、锥形变窄且较长的病变、完全阻塞伴慢性肺萎陷、较长的黏膜下病变等。

除了通常的介入支气管镜的禁忌证外，激光治疗的禁忌证可从解剖及临床两方面来介绍。从解剖上看，以下情况应列入禁忌证：单纯的腔外压迫性病变；病变紧邻或浸润血管结构、食管或纵隔。从临床上看，以下情况应排除在激光治疗的选项之外：适合于外科手术切除的患者；近期预后不好者；凝血机制障碍；完全阻塞性大于 4~6 周。

（三）治疗步骤

经支气管镜激光治疗需要一支至少由呼吸内镜医师、麻醉师、激光治疗仪操作人员、护士组成的团队。

使用激光技术进行呼吸道介入治疗可通过硬质支气管镜、可弯曲支气管镜、硬质支气管镜及可弯曲支气管镜相结合的三种方式。三种方式有各自的特点，使用硬质支气管镜时需要静脉镇痛镇静麻醉，对于出血风险较大、量较多、需要大量清除组织碎块的患者有利于降低风险，提高工作效率。另外，硬质支气管镜也可与激光凝固相结合进行机械切除。经可弯曲支气管镜进行激光治疗大部分可在局部麻醉下进行，常用于阻塞程度或呼吸困难程度较轻、窄基或带蒂病变、隔膜样狭窄的切开等不需要长时间操作及反复进出气道的患者。

Cavaliere 的资料采用全身麻醉者占 78%，采用局部麻醉者占 22%。良、恶性肿瘤的激光治疗采用全身麻醉者占 67%~85%；而出血、良性狭窄、瘤样肉芽组织、外科缝线、瘘等的激光治疗则更多地采用局部麻醉，占 53%。术中吸氧浓度应小于 40%。

下面主要介绍 Nd：YAG 激光的操作步骤。如前所述，Nd：YAG 激光具有散射较强、组织穿透力强、深部凝固好、深色组织及物体吸收能量强等特点，属于非接触性激光，可通过光导纤维传导，可经硬质或可弯曲支气管镜实施治疗。术中将导光纤维经支气管镜工作通道送入，光纤的尖端至少应伸出支气管镜前端 10mm 以上，且与目标组织距离 4~10mm。输出功率设定 20~40W，脉冲时间设定 0.5~1秒。治疗前务必将激光治疗仪置于预备档，以免因误踩开关发射激光而造成人员或器械损害。治疗时以可见红光作为引导对准目标组织，任何情况下都必须使激光光纤与支气管长径保持平行，禁止将光纤对准正常组织或支气管壁。激光不应只对准某一个点长时间照射，而应将激光照射较均匀地分布于一个面上。照射开始可采用较低的功率以获得光凝固的效果减少出血，然后进行切割或汽化。如使用硬质支气管镜，则可先采用低功率照射使目标组织产生深部凝固，此时可见组织变白，随后采用硬质支气管镜的斜面对组织进行机械切割。对于完全闭塞的支气管，由于其远端的走行不清及存在扭曲变形的可能，此时使用激光治疗有很大的风险。

2~4 日后应进行支气管镜检查以对治疗效果进行评估及清除纤维素和坏死物。对于恶性肿瘤患者，生存期不是理想的终点指标，改善症状及增加受累管腔直径是更合理的指标。完全有效是指肿瘤完全被清除，而部分有效则指肿瘤部分清除、管腔有所增大。呼吸困难、相关症状、肺功能等方面改善，以及不张的肺叶复张等也是治疗有效的指标。

对于良性气道狭窄，如隔膜样病变易取得较好的治疗反应。但 Toty 等人报道了 17 例高度气管狭窄（包括塌陷），经 6~8 个月的随访，其中 8 例需要外科手术治疗。Dumon 的观察改善率为 50%，而 Simpson 为 33%。靖秋生等人采用 KTP 激光联合抗结核治疗对 23 例支气管结核进行治疗，91.3% 肉芽组织及干酪样坏死物完全清除，8.7% 大部分清除，其中 10 例肺不张均达到肺复张的疗效。

（四）并发症及防范

激光治疗是一种有着良好安全记录的介入治疗技术，其并发症的发生率为 2.3%~6.5%。Dumon 等对 839 例患者的 1 503 次激光治疗进行分析后，把并发症分为即刻并发症和迟发并发症两大类。

1. 即刻并发症　常见的即刻并发症如下。

（1）出血：是气道激光介入治疗所报道的并发症中最常见的，临床上常常是轻微的渗血，但有一些肿瘤如类癌、黑色素瘤、肾癌转移等则因血管丰富可引起大出血。道，激光治疗中出血量大于 250mL 者 14 次，占约 1%。对于血运丰富的肿瘤或病灶应先进行深部凝固，再进行切割。出现这种情况时按支气管镜操作相关大出血的处理流程进行抢救。

（2）心脏事件：在 Dumon 的 1 503 次治疗中共发生 7 次心脏事件，主要为严重心律失常、心脏骤停、心力衰竭等。也有人报道并发心肌梗死。

（3）气胸：见于 3 次治疗。

（4）气道内燃烧：有学者报道了气道内燃烧，该并发症罕见于硬质支气管镜，而主要见于可弯曲支气管镜。相关因素主要为气道内可燃物存在，如气管插管、可燃性吸引管、可弯曲支气管镜外鞘、激光导光纤维燃烧等。通过降低吸氧浓度、降低激光功率（<40W）、及时清除导光纤维尖端的组织凝固物避免自燃、术前移去激光治疗范围内的可燃物、禁止吸入可燃的麻醉气体等措施可防止本并发症的发生。一旦发生气道内燃烧，首先应立即拔出支气管镜及所有器械并灭火；其次应再次进镜对气道损伤情况进行评估；接着应常规给予糖皮质激素、抗生素、支气管舒张剂；最后还应根据损伤情况决定随访期限，因为气道内燃烧可能造成远期的气道瘢痕挛缩。

（5）低氧血症：常见，可发生于术前、术中、术后。如术前已存在低氧血症则应先纠正再治疗。如术中发生低氧血症，应停止发射激光，加强给氧措施，尽快清除呼吸道内的组织碎屑以通畅气道。

（6）气道穿孔：少见，但属严重并发症。主要是由于误将导光纤维指向支气管壁。防范的措施为"低功率（<45W）、短脉冲（0.5s）、平行管壁（导光纤维与支气管壁平行）"。

2. 迟发并发症　在 Dumon 的 1 503 次激光治疗中迟发型并发症主要包括：心脏事件 8 次，其中低氧 3 例（2 例死亡）、心力衰竭 2 次、心脏骤停 1 例（死亡）、心肌梗死 2 例（1 例死亡）；出血 1 例（1 例死亡）。

一次性完成激光介入手术并及时清理气道内组织碎屑、分泌物等以达到有效通畅呼吸道的目标，同时尽可能缩短手术时间，采取相关措施可以有效防范与低氧、心肺功能耐受能力等相关的术后迟发型并发症；通过术中使用低功率、短脉冲的方法可以有效预防术后继发性出血及穿孔等并发症。

二、氩等离子体凝固

（一）概述

氩等离子体凝固（argon plasma coagulation，APC）是一种非接触性电凝技术，Plasma 一词用以描述气体状态下原子电离后产生的导电介质。APC 利用氩等离子体的导电性通过可弯曲探头向组织传递高频电流，电流在组织表面转化为热能进而产生烧灼。APC 系统由一个氩气罐、一台高频电发生器、微电脑控制器、内镜治疗探头组成。APC 治疗探头由一条可弯曲空心导管及其中心的金属导电丝组成，金属导电丝用于将高频电流输送到导管的尖端并在该处进行高频放电，空心导管则用于输送高压氩气流并使其从导管尖端喷射而出。在导管尖端高速氩气流在高频电的作用下发生电离转变成氩等离子体束喷出。氩等离子体束趋向于阻力最小、距离最短的部位，具有自动寻找阻抗最小的区域而不是直线运动，因此对于一些拐弯的位置有时也能起作用。APC 电凝所产生的损伤区域由中心干燥区、中间凝固带、外周失活带组成。干燥或脱水的组织由于电阻较高、导电性差，可使 APC 的电凝效应下降，因此 APC 损伤具有自限性，组织损伤深度仅为 2~3mm。在进行肿瘤或组织切除时应清除烧灼凝固的组织后再次烧灼，如此交替进行。

APC 与激光都是热消融治疗技术，两者相比，激光可产生更高的温度使组织汽化，组织穿透能力更强，止血效果和消融效果更好，消融速度明显快于 APC。相反，APC 的组织损伤深度有自限性，不易引起气道穿孔。另外，在治疗过程中激光导光纤维必须始终与气道管壁保持平行，而 APC 的等离子束则可以侧向转弯，不必与管壁平行，操作更安全。

（二）适应证

APC 的适应证主要包括以下几方面。

（1）支气管镜可视范围内的气道内局部出血的止血。

（2）支气管镜可视范围内的气道内良、恶性肿瘤的消融。

（3）支气管镜可视范围内的气道内肉芽组织增生或坏死物清除，包括支架置入后的再增生。

（三）治疗步骤

APC 治疗可经硬质支气管镜或可弯曲支气管镜实施，采用何种手段完全取决于临床专家的个人专长。国外专家更多的是使用硬质支气管镜，而国内多数专家则采用可弯曲支气管镜。麻醉方式可以是静脉镇静镇痛麻醉或局部麻醉。

APC 的输出功能设定在 30～60W，氩流量 1.0～1.6L/min，单极探头。可采用持续电流或脉冲电流，持续电流时间最长不超过 10s，通常 1～3s。治疗前必须将中性电极与患侧的上臂或下肢相连接。

操作时，APC 探头的尖端应至少伸出支气管镜前端 10mm 以上，一般情况下，导管前端有一个黑色的线条标志，探头伸出的长度以看到该线条为准。探头尖端应距离目标组织 3～8mm。

Rodolfo C. Morice 等人报道一组患者中大量出血（＞200mL/d）6 例、中等量出血（50～200mL/d）23 例、少量出血（＜50mL/d）27 例。所有患者在 APC 治疗后均立即止血，在随访的（97±91.9）日里没有一例患者在 APC 治疗的位置复发出血。另有 3 例再出血接受第二次 APC 治疗者均为新的出血点。表现为气道阻塞的患者，气道面积由治疗前的阻塞 76%±24.9% 减少为治疗后的 18.4%±22.1%，肺功能及症状也明显改善。

（四）并发症

APC 治疗的主要并发症包括气体栓塞、气道内燃烧，虽然少见，但均属严重并发症，应引起重视。APC 对准血管丰富的病灶进行射流时可能导致气体从血管进入而发生气体栓塞，严重的气体栓塞少见。Reddy 等人报道了 3 例 APC 治疗引起致命性气体栓塞的病例，3 例病例均因肿瘤并发出血而接受 APC 治疗，是在出血的情况下或支气管损伤的情况下使用 APC，氩气流量均为常规流量，分别为 1L/min、1.5L/min、2L/min，功率均为 40W，其中 2 例治疗中出现严重心律失常、ST 段压低、心脏骤停，另 1 例表现低血压、脉搏消失等。3 例患者在发生气体栓塞后立即行经食管超声，均在左心室发现气泡，1 例还在主动脉根部及冠状动脉开口处发现气泡。2 例抢救成功，1 例心脏骤停患者因缺氧性脑水肿严重，放弃抢救后死亡。操作过程中，不将 APC 探头直接接触组织、不使用过大氩气流量等可能有助于减少气体栓塞的发生率。

与激光治疗一样，气道内燃烧主要发生于气道内存在可燃物质的情况下，吸入氧浓度过高可起到助燃的作用。

关于 APC 是否刺激炎症反应，引起肉芽组织增生，加重气道纤维增殖目前仍未有定论，但大多数临床专家从临床实践的角度出发支持这种观点。有限的研究也支持这种观点：曾奕明等对大鼠活体皮肤组织进行研究，比较热射频、APC、冷冻治疗三种消融技术，发现在刺激 TGF-β1 表达、新生肉芽组织形成、胶原沉积等方面，按强度排列依次为热射频、APC、冷冻治疗，其中冷冻治疗与假干预组无统计学差异。张杰等的动物试验提示，在 APC 治疗、机械刺激、冷冻治疗中，APC 明显更易引起实验狗气管肉芽增生、纤维增殖及气管狭窄。2012 年由国内结核病专家与介入呼吸病学专家共同撰写的《气管支气管结核诊断和治疗指南（试行）》指出，APC 的损伤范围大于激光及高频电刀，建议热消融用于突向管腔的较大的结核性肉芽组织，而对于靠近管壁的基底部则采用冷冻治疗。

三、其他热消融技术

其他热消融技术包括电凝术、电切术、电圈套术、微波、热射频等，其中电凝术、电切术、电圈套术的基本原理相近，而微波、热射频则大同小异。从适应证来看电凝术、微波、热射频较相近，但电凝术组织损伤深度明显大于后两者，如控制不当可引起气道壁穿孔；三者对气道壁的炎症损伤以及刺激肉芽组织增生、诱发气道再狭窄的可能性均较大，因此慎用于良性气道狭窄。对于中央恶性气道阻塞，由于激光及 APC 的安全性及治疗效率均较高，因此目前上述三者已较少使用。

高频电刀是一种非常有用的治疗技术，该技术是利用高频放电对组织进行切割，由于没有电凝作用，因此无法进行止血，操作中应避开血管或避免用于血运丰富的组织。目前常用于环形或隔膜型的良性气道狭窄。采用针型电刀（尖端有保护套者更安全）对狭窄处进行放射状切开，可起到快速缓解呼吸困难的效果。由于对组织的作用为点或线，因此刺激气道肉芽增生及再狭窄的可能性小。由于没有止血功能，因此，临床上几乎不用于恶性肿瘤消融。

电圈套术对于带蒂或窄基组织或肿瘤的消减是一种高效率的介入治疗技术，近来也有人用于大块突入管腔的宽基组织。该技术的基本原理是结合电凝与电切模式，采用先电凝后电切反复循环，逐步深入凝切，最终整块切除组织并同时止血。可用于良、恶性病变，是一种有用的治疗技术。

热射频是通过射频天线发射射频能量，以天线末端作为治疗探头，根据功率的不同，探头的温度通常可达 50～80℃，使组织产生蛋白变性、脱水、坏死，数日后坏死组织脱落，其组织穿透力可达 3mm 左右。

（宋玉昕）

第二节　支气管镜下冷冻治疗技术

冷冻治疗是利用对局部组织的冷冻，使细胞内、外的组织液形成冰晶，破坏细胞结构，导致组织变性、坏死以达到治疗目的。1968 年首次报道了冷冻探针在气道中的应用，可弯曲支气管镜的普及推动了冷冻治疗的发展。冷冻治疗是目前公认的治疗中央气道阻塞以及减轻恶性气道疾病症状的手段之一。它使用简单，易于掌握，与其他气道再通技术（APC、激光、高频电刀）相比，费用更便宜，并且具有良好的安全性。但冷冻治疗若要达到最佳疗效需要数日，因此在气道阻塞危及生命时不能单独使用。冷冻治疗也可用于早期恶性病变或是癌前病变的消融。冷冻治疗肺部疾病，大多是借助于支气管镜，有时也用于经皮处理不能手术的周围型肺癌。在这一节，我们将讲述冷冻技术在治疗气道疾病方面的原理、适应证和实用价值。

一、气道冷冻治疗的历史

众所周知，通过冷冻可以造成组织破坏，而通过冰冻减慢肿瘤生长以及减轻疼痛的治疗方法已经有数百年的历史了，最早古埃及人用低温来达到镇痛的效果，普法战争期间利用冷冻来进行截肢。但直到快速制冷技术的诞生，才使实用冷冻手术器械成为可能。现代冷冻探针利用所谓焦耳－开尔文效应的热力学原理使探针头部迅速达到低温。这种效应描述了气体或液体在绝缘与外界无热量交换的情况下从高压区通过真空管或多孔塞进入低压区所发生的体积膨胀。快速膨胀的蒸气需要从附近的区域吸收能量来获得动能，进而使周围区域失去能量迅速变冷，因此可使冰冻效应快速发生并集中在探针的尖端。

20 世纪中期，在泌尿科、妇科、耳鼻喉科和神经科，用于组织破坏及肿瘤切除的冷冻手术仪器逐渐发展起来。1961 年，Cooper 和 Lee 在基底神经节手术中运用自动化冷冻仪器治疗帕金森病取得成功，这种设备是使用液氮作为冷却剂，温度最低可以达到 -180℃ 左右。由于气道相对难以通过，为了避免对气管和支气管树造成损伤及穿孔，气道治疗所用的冷冻器械要更小更精确。过去的数十年里，许多研究者证明在狗和鼠的气道内肿瘤模型上，冷冻治疗可有效地破坏肿瘤，并且黏膜愈合后不留瘢痕。

冷冻治疗应用于气道的首例报道在 1968 年，是在硬质支气管镜下通过冷冻切除中央型肺癌。第二例报道是在 1975 年，来自梅奥诊所的 Sanderson 等，之后这个团队提供了首个案例分析，证实了冷冻治疗在减轻支气管恶性疾病引起的咯血和呼吸困难方面也有一定作用。由于对全身麻醉和硬质支气管镜的要求，以及其他先进的气道肿瘤破坏技术如 Nd：YAG 激光的存在，冷冻治疗在气道治疗领域的应用近十余年来一直受阻，直到德国 ERBE 公司开发出可弯曲冷冻探针，它可以通过可弯曲支气管镜，冷冻治疗才开始逐渐发展。总的来说，相较于其他支气管镜治疗手段，冷冻治疗在价格、安全性和操作简便上更具优势，是一项尚未得到充分发展与应用的技术。

二、冷冻治疗的原理及基本设备

（一）冷冻治疗原理

冷冻治疗利用低温破坏组织。组织损伤取决于多种因素，包括冷却速率、能达到的最低温度、解冻速率、冻融循环的次数，以及靶组织本身对冷冻的敏感性（与组织中含水量有关）等。冷冻敏感组织包括皮肤、肉芽组织和黏膜。因此，与激光切除或外科手术相比，冷冻治疗有选择性效应，在气道中应用，可以避免产生瘘或破坏气管软骨。肿瘤细胞因含水量高所以对冷冻治疗很敏感。冷冻产生的损伤可以在分子、细胞、组织水平上来分析。

冷冻损伤的机制是冷冻造成细胞内外冰晶形成，使细胞脱水，电解质的浓度及酸碱度发生变化，致细胞发生中毒而死亡。冷冻后的融化，特别是缓慢自然融化，使细胞内的小冰晶聚积成大冰晶，使类脂蛋白复合物变性，使细胞膜破裂，亦能促使细胞破坏死亡。冷冻损伤的性质和损伤的水平取决于冷冻的速度（越快损伤越大）及解冻速度（缓慢的伤害较大）。

在体内的冷冻损伤具有生物异质性，细胞环境尤其是微循环扮演了重要角色。恶性组织通常富含血管，血流可以减弱冷冻治疗的效果。但是，微循环对冷冻治疗、局部缺血、发生于数分钟到数小时内的局部物理梗死是很敏感的。这是因为冷冻引起血管收缩、内皮损伤，并因为血小板栓子形成导致血黏度升高，从而诱导血栓形成。这个机制解释了发生在冷冻治疗中的延迟的止血反应。冷冻手术后可以观察到，在冷冻过的和未冷冻的组织之间有明显的分界，但是在病变组织的治疗效果上，由于冷冻对周围血供产生影响，造成低氧和低体温，扩大了冷冻的损伤，在损伤区域可能会发生化疗药物的截留，从而造成冷冻治疗后对化疗的敏感性上升。但是，这些发现尚有争议，并且不足以成为临床依据。冷冻治疗的另一突出特点是，冷冻治疗损伤的黏膜愈合后不形成瘢痕，这使其在气道阻塞性疾病治疗，尤其是良性气道疾病、肉芽增生性疾病的治疗中独具优势。

冷冻细胞会在数小时到数日内坏死，被治疗过的组织也会脱落到气道中，可以通过咳痰排出，但多数情况下，在术后 5～10 日内需要再一次进行支气管镜操作来清理残骸。冷冻治疗的延迟破坏和止血反应解释了为什么这项治疗的效果不能在短期内被观测，也解释了为什么在中央气道阻塞造成急性呼吸衰竭时它并不是一项有效的技术。

（二）冷冻治疗的设备

1. 冷冻剂　用于冷冻治疗的冷冻剂常为液态的，它们在汽化的过程中持续带走热量使温度保持恒定。治疗的效果与治疗时所达到的温度直接相关。为了摧毁一个病灶，核心组织的温度必须达到 $-40\sim-20\text{℃}$，把肿瘤冻结到 -40℃甚至以下，可达到至少 90% 的细胞死亡。目前用于支气管镜冷冻治疗的冷冻剂主要包括二氧化碳、一氧化二氮和液氮。室温条件下，二氧化碳出高压储气瓶释放后会产生结晶，这些结晶对探头的操作有一定影响，但由于其安全、价格低廉，国内应用较多。一氧化二氮从高压储气瓶内到达探针头部，压力从高压变为大气压的过程使气体膨胀，从而保持冷冻探头顶端的温度在 -89℃，因其不形成结晶，故最为常用。液氮能使探头顶端最低温度达 -196℃。

2. 冷冻装置及冷冻探针　目前可以买到许多种冷冻手术的装置，但主要都包括三个必要的组成部分：一个操纵台，一个高压储气瓶，一个冷冻探针，探针与高压储气瓶通过一个传输管相连。冷冻探针的作用是在最短的时间内获得最低的温度促进组织细胞冻结。硬质冷冻探针只能配合硬质支气管镜使用，可弯曲冷冻探针则硬质支气管镜或可弯曲支气管镜均可使用。硬质冷冻探针更大，可以重新加温，因此可以快速解冻。可弯曲探针不能重新加温，会发生自发的溶解，因此冻融循环时间要更长，比起硬质冷冻探针，操作时间也相应延长了。可配合支气管镜使用的冷冻探针装置并不昂贵，售价大概是同类作用的激光装置的 10%～15%。

三、冷冻治疗的适应证及其应用

冷冻治疗是一项重要的支气管镜介入技术，尤其是对于肉芽增生性疾病、异物或者分泌物或者血凝块造成的气道阻塞。这些阻塞物在局部冷冻环境下冻结附着于冷冻探针上，撤回探针可带出这些东西。在许多情况下，冷冻治疗也用于缓解与呼吸道阻塞有关的症状。

（一）良性的气道阻塞

几十年来，冷冻探针成功取出了许多气道异物。易碎或多孔的生物性异物，比如血栓、黏液栓、食物残渣、坚果、药丸等有很好的冷冻吸附性，可以很轻易地吸附到探针上被带出体外。冷冻治疗对于移除金属质地的异物或者牙齿则不那么有效，因为这些东西不具有良好的冷冻吸附性。冷冻治疗还可以用于气道肉芽组织的处理、支气管内脂肪瘤和网状狭窄的处理。冷冻治疗对于主要由纤维组织构成的复杂良性狭窄效果不佳，因为纤维组织具有冷冻抗性。

（二）恶性气道阻塞

在美国，肺癌是男性癌症相关死亡第一大因素，是女性仅次于乳腺癌的第二大死亡因素。大约30%的肺癌患者在诊断时都有中央气道的疾病，表现为咯血、咳嗽和呼吸困难等。随着阻塞进展，出现肺不张和阻塞性肺炎。这一类患者往往不能手术治疗，尽管体外放疗可以减小肿瘤尺寸，但是它的作用缓慢而且受到总放射剂量的限制。全身化疗对于阻塞性的气道疾病也不是一个有效的方法，尤其是对于非小细胞癌。因此，直接快速的解除气道阻塞的气道介入治疗是有必要的。冷冻治疗对于息肉样病变以及生长深度小于10mm的小肿瘤治疗效果良好，但是这项技术对于黏膜下深层恶性肿瘤或转移性肿瘤造成的阻塞效果不佳，此时可能需要其他更快速的介入手段或植入呼吸道支架。不过，冷冻技术处理肿瘤再发及支架植入后肉芽组织增生则安全有效。

总的来说，对于呼吸道内阻塞，冷冻治疗比起能提供相同程度缓解的其他治疗手段如 Nd：YAG 激光、电切术或光动力疗法有其独特的特点和优势。就像之前讨论的那样，冷冻治疗的主要限制就是见效迟，而且必须在术后 5～10 日再次手术清除坏死组织。

（三）在恶性肿瘤上应用研究

自从梅奥诊所第一次在人类身上使用冷冻治疗后，在欧洲和美国有几个研究中心随后也开展这项手术，并且有一部分文献曾报道过他们在临床上使用冷冻手术缓解气道阻塞和咯血的经验。

1985 年，Homasson 和他的合作伙伴首次报道在 27 例气道狭窄患者身上进行冷冻治疗的结果。22例患者有恶性气道狭窄，其中 13 例（占 59%）经治疗后部分或者完全解决了狭窄，4 例患者在随后 1个月的随访中肿瘤被完全破坏或者消失。他们的结果看起来非常完满，但是在 5 例患者（占 18%）中出现技术障碍，他们使用 55cm 长的半刚性探针不能充分到达病灶。

随后，在 1990 年，Walsh 等报道了气道冷冻治疗的首次前瞻性研究。该研究纳入 33 例患者，平均年龄 71 岁，患有不宜手术的肺癌。冷冻治疗后呼吸困难的改善率为 37%，喘鸣的改善率为 56%，肺功能的改善率为 58%。支气管狭窄缓解率为 77%（以术者支气管镜下肉眼估测为依据），其中 24% 是在塌陷的基础上改善并通过影像学显示。在 9 例咯血患者中，6 例（占总数的 67%）术后咯血症状得到有效缓解。手术通过硬质支气管镜完成，完成用时 10～15min，没有严重的并发症。

Marasso 等在 1993 年报道了意大利都灵 170 例恶性肿瘤患者使用硬质探针的治疗经验。冷冻治疗缓解了 68% 的肺叶或者整肺的肺不张（78/115），呼吸困难症状的改善率为 81%，咯血症状缓解率为93%，71% 的患者血氧浓度较治疗前提高。

2004 年，来自英国哈尔菲尔德医院的 Maiwand 和 Asimakopoulos 报道了最大宗的病例研究，讲述了他们治疗 521 例有症状的、出现阻塞表现的恶性气道肿瘤患者的经验。大部分患者处于肿瘤Ⅲb 期或者Ⅳ期，不适宜外科手术治疗，39% 的患者既往有放疗史，平均随访期限为 18 个月（从 4～84 个月不等）。该研究发现，86% 的患者（521 例中的 448 例）冷冻治疗后其咳嗽、呼吸困难、咯血和胸痛等症状中至少有一个症状得到缓解。另外，研究发现术后有明显的肺功能改变，平均 FEV1 从 1.39L 升高至1.51L，FVC 从 1.93L 升高至 2.13L，并且卡氏评分（KPS）和 WHO 评分（PS）测定显示其体能状态得到改善。

（四）肺癌的联合治疗

对于不宜手术的肺癌患者，气道狭窄相关症状是并发症的重要预兆，比如阻塞性肺炎。若条件允许，推荐早期介入消除梗阻，因为随着症状缓解和功能改善，以及成功的呼吸道肿瘤消减或切除，有助于患者的后续治疗。另外，冷冻治疗和体外放疗被证明有协同作用。据一项研究报道，有 38 例患者参加了放疗后冷冻治疗，其中 26 例冷冻治疗后成功减瘤，65% 经过放疗后冷冻治疗没有肿瘤残余。比起传统的单用放疗仅 1/3 的患者肿瘤得到控制的情况，这种方法更值得推崇。放疗后冷冻治疗组的生存中位数是 397 日，显著高于没有冷冻治疗组（中位数为 144 日）。

冷冻治疗对于化疗也同样有增敏作用。1975 年，Benson 报道了化疗和冷冻治疗在 39 例晚期头颈部肿瘤患者中有明显的协同作用。Ikekawa 等通过小鼠模型验证了局部区域冷冻治疗后充血造成化疗药物在此堆积。这个理论被法国的一项研究进一步验证：肺癌患者经过冷冻治疗后，在肿瘤部位博来霉素的浓度提高了 30%。正如前述，这种药物截留现象可能与化疗或者冷冻治疗破坏了肿瘤局部的组织结构有关。

（五）早期肺癌的根治疗法

考虑到早期癌症或者原位癌的浸润深度和治疗方法的安全性，部分这类患者也可以使用冷冻治疗处理。法国一项多中心临床研究，对 35 例组织学确诊的表浅型支气管肿瘤患者进行了冷冻治疗，91% 的患者获得完全缓解。虽然 4 年内有 10 例患者复发，研究结果仍然支持将冷冻治疗作为临床首选的处理方法之一，这个结果可以与激光或电切术媲美。

四、冷冻治疗技术操作

术前常规准备和检查如胸片、胸部 CT、血气分析和肺功能测定等都是必要的。术前应该停止抗凝治疗，对有心内膜炎高危因素的患者应该术前使用抗生素。不管进行硬质支气管镜还是可弯曲支气管镜都需要标准的麻醉、心电监测，并且进行气道常规检查。

冷冻探针乙醇消毒后通过支气管镜的工作孔道进入，在可视化条件下，金属尖端垂直或水平与肿瘤直接接触，也可以插入肿瘤中，以便产生最大的冷冻效果。当使用可弯曲支气管镜时，使用长 ≥4mm 的探针，探头近端应与支气管镜末端保持一定距离，避免对镜头产生损伤。外生型气道肿瘤更适合冷冻治疗。在一个位点进行 3 个冻融循环，一次循环为 1~3 分钟。大多数冷冻过程均应在可视条件下完成，以防止冻伤周围正常的气道壁。探头周围形成结晶后，用力牵拉冷冻探头及支气管镜即能将冻结的病灶组织切下，并一同移出气道。大量出血并不经常遇到，而且多数情况下通过负压吸引即可清除。

五、冷冻治疗的优势

冷冻治疗对患者的影响较小，尤其老年人容易接受。由于没有高频电灼效应，因而可用于装有起搏器患者的治疗。在呼吸道应用方面，冷冻治疗被认为是非常安全的治疗手段且并发症少，发热作为术后并发症之一，据报道可以使用皮质醇类激素预防。一般来说，常规会发生反应性的气道水肿，但不严重，因为软骨限制了水肿组织扩大。术后主要并发症是延迟的脱落反应，这可能会导致咳嗽和呼吸困难加重，如果脱落碎片进入远端支气管可能会造成肺不张和气道内阻塞。所以，推荐术后 5~10 日内进行二次手术清扫。

冰冻和再结晶都有赖于细胞内含水量。软骨和纤维组织都是冷冻抵抗的，因此比起电烙术，冷冻治疗造成气道穿孔的概率显著减少。气道愈合后无瘢痕。冷冻治疗可以安全地在气道支架周围使用而不会损伤支架。同样重要的一点是，冷冻治疗费用低廉，容易掌握，方便广泛开展。

六、结论

冷冻治疗是一项有效的气道介入治疗手段，并且是处理气道狭窄的多种手段中很重要的一种。它可以有效缓解管腔内狭窄，缓解与呼吸道恶性肿瘤有关的呼吸困难及咯血。冷冻疗法比起其他治疗手段最主要的优势是价格便宜，使用简便，安全性高。冷冻治疗在某些气道异物的取出及控制清除气道内肉芽增生方面具有独特优势。但其主要缺点是常规的冷冻治疗不能立刻见效，止血效果也是延迟出现的，缺乏通用性并且需要重复手术。冷冻治疗的新指征是早期肺癌的治疗，对放疗和全身化疗的增强作用。与其他介入治疗方法相结合，冷冻治疗更能有效地发挥作用。

（毕晓燕）

参考文献

［1］李彦豪，何晓峰，陈勇．实用临床介入诊疗学图解［M］．北京：科学出版社，2014.

［2］Richard R. Heuser，Michel Henry. 周围血管介入学［M］．李雷，译．北京：科学出版社，2017.

［3］王茂强．急诊介入放射学［M］．北京：人民卫生出版社，2018.

［4］霍勇，方唯一．冠心病介入治疗培训教材［M］．北京：人民卫生出版社，2018.

［5］向定成．急诊冠状动脉介入治疗策略、技术及围术期处理［M］．北京：科学出版社，2017.

［6］陈义雄，陈勇．介入放射学［M］．北京：科学出版社，2017.

［7］霍勇，朱鲜阳，张玉顺．结构性心脏病规范化介入治疗［M］．北京：北京大学医学出版社有限公司，2017.

［8］范勇，程永德．呼吸系统介入放射学［M］．北京：科学出版社，2017.

［9］Arif Asif，等．介入病学［M］．刘炳岩，译．北京：科学出版社，2017.

［10］Steven D. Waldman. 疼痛介入治疗图谱［M］．刘国凯，吴安石，译．北京：北京大学医学出版社，2017.

［11］张闽光．中西医结合介入放射学［M］．北京：中国医药科技出版社，2017.

［12］陈纪林．冠状动脉分叉病变的介入治疗［M］．北京：人民卫生出版社，2017.

［13］杨仁杰，李文华，张靖，等．临床急症介入治疗学［M］．北京：人民卫生出版社，2017.

［14］王洪武．复杂疾病呼吸内镜介入治疗［M］．北京：科学出版社，2017.

［15］侯桂华，霍勇．心血管介入治疗实用技术［M］．北京：北京大学医学出版社，2017.

［16］陈左权．神经介入技术［M］．上海：上海科学技术出版社，2017.

［17］黄连军．先天性心脏病介入治疗［M］．北京：北京医科大学出版社，2016.

［18］刘斌．冠脉介入球囊与导引导丝的临床应用进展［M］，北京：科学技术文献出版社，2016.

［19］杨华．神经系统疾病血管内介入诊疗学［M］．北京：科学出版社，2016.

［20］王昌惠，范理宏．呼吸介入诊疗新进展［M］，上海：上海科学技术出版社，2015.